医学生・研修医のための

画像診断リファレンス

山下 康行
熊本大学大学院生命科学研究部放射線診断学分野 教授

医学書院

■山下康行(やましたやすゆき)

熊本大学大学院生命科学研究部放射線診断学分野教授．もともと消化器，泌尿器の画像診断が専門であるが，画像診断全般に関心がある．日本医学放射線学会では長年教育を担当する．同学会の『画像診断ガイドライン2013』(金原出版)では委員長として編纂に携わった．最近ではAIに興味を持っている．画像診断関係の著書，編著は10冊以上で，『肝胆膵の画像診断—CT・MRIを中心に』(学研メディカル秀潤社)，『ジェネラリストを目指す人のための画像診断パワフルガイド』(メディカルサイエンスインターナショナル)，『新版 これで完璧！MRI』(金原出版)，『レジデントのための画像診断の鉄則』(医学書院)などがある．2019年，日本医学放射線学会会長，日本磁気共鳴医学会大会長．

医学生・研修医のための画像診断リファレンス

発　　行	2018年3月15日　第1版第1刷Ⓒ
	2021年3月1日　第1版第3刷
著　　者	山下康行
発行者	株式会社　医学書院
	代表取締役　金原　俊
	〒113-8719　東京都文京区本郷1-28-23
	電話　03-3817-5600(社内案内)
印刷・製本	横山印刷

本書の複製権・翻訳権・上映権・譲渡権・貸与権・公衆送信権(送信可能化権を含む)は株式会社医学書院が保有します．

ISBN978-4-260-02880-6

本書を無断で複製する行為(複写，スキャン，デジタルデータ化など)は，「私的使用のための複製」など著作権法上の限られた例外を除き禁じられています．大学，病院，診療所，企業などにおいて，業務上使用する目的(診療，研究活動を含む)で上記の行為を行うことは，その使用範囲が内部的であっても，私的使用には該当せず，違法です．また私的使用に該当する場合であっても，代行業者等の第三者に依頼して上記の行為を行うことは違法となります．

JCOPY 〈出版者著作権管理機構　委託出版物〉
本書の無断複製は著作権法上での例外を除き禁じられています．複製される場合は，そのつど事前に，出版者著作権管理機構(電話 03-5244-5088，FAX 03-5244-5089，info@jcopy.or.jp)の許諾を得てください．

序

　現代の医療において，画像診断は多くの疾患の診療に不可欠であることは，疑う余地がありません．ところが，画像診断はほぼ全身をカバーするため，勉強する内容が非常に多く，多くの医学生，研修医の苦手とするところです．それではどのようにすれば画像診断に習熟できるのでしょうか．私が考えるに画像診断においては次の3つの事項が重要です．

1. 背景となる病態，病理を理解すること

　画像の理解には病態，病理の理解が最も重要で，その理解があれば自ずと画像の解釈も可能となります．ところが，多くの医学生や研修医にとって，画像診断はパターン認識に過ぎず，病態を理解したうえで行うダイナミックな診断の醍醐味に触れることは難しいようです．本書では，各領域の画像診断に必要な画像解剖，基本的考え方や鑑別へのアプローチを示すと同時に，できるだけシェーマを使って病態や画像の基本を理解できるようにしました．

2. 鑑別診断的なアプローチをすること

　例えば副腎に腫瘤を見た場合，さまざまな疾患が鑑別に挙がります．副腎腺腫が，あるいは癌がどのような所見をとるかという各論的な知識に加えて，"副腎に腫瘤があればどのような疾患を考えるか"という見方が大切です．これは画像診断独特の考え方です．そのためには症候，画像所見からどのような疾患の可能性が高いかを考える鑑別診断的なアプローチを行うことが重要です．本書では各章の冒頭に「〇〇のアプローチ」という項目を設けてまず鑑別すべき疾患を示すと同時に本文中にも随所に鑑別診断のヒントを提示しました．

3. 疾患を局所だけでなく，全身として捉えること

　専門医は得てして，自分の関心ある領域にしか目がいきません．ところが，画像にはターゲットとなる臓器以外に偶然所見を認めることが少なからずあります．思わぬ系統疾患が潜んでいることもあります．本書では複数の臓器にまたがった関連ある項目はできるだけそのつながりを明示して，広い範囲で画像診断を捉えることができるように努めました．

　本書は以上の3つのポイントに重点を置いて執筆しました．各領域の疾患はいずれも日常診療で比較的目にする疾患や臨床的に重要な疾患で，当然国家試験でもよく取り上げられるものばかりです．医学科や保健学科の学生や研修医のみならず，色々な領域の画像診断に興味ある医師，診療放射線技師，あるいはもう一度基礎から画像診断を見つめ直したい人など，画像診断に1人でも多くの人が親しんで欲しい，そんな思いで本書を執筆しました．

読影の幅が格段に広がることを請け合います．

　最後に本書の出版に当たって，私のわがままな要求を受け入れてくれた医学書院編集部の天野貴洋さん，分かりやすいシェーマを用意してくれた医学書院編集部の杉林秀輝さん，同制作部の成廣美里さんに心より感謝を申しあげます．

2018 年 3 月
山下康行

序 ……………………………… iii
本書の見方 ………………… x
略語一覧 …………………… xii

第1章 脳・脊髄

脳の画像解剖 …… 2

脳血管障害のアプローチ …… 4

1 脳梗塞
   くらべてみよう 静脈性梗塞／CADASIL (cerebral autosomal dominant arteriopathy with subcortical infarcts and leukoencephalopathy)／PRES (posterior reversible encephalopathy syndrome)
2 脳出血
3 くも膜下出血
4 脳動脈瘤
   くらべてみよう 椎骨脳底動脈解離
5 脳動静脈奇形
   くらべてみよう 海綿静脈洞硬膜動静脈瘻／海綿状血管奇形／アミロイド血管症
6 もやもや病

脳の腫瘍性病変のアプローチ …… 16

7 神経膠腫
8 髄膜腫
9 下垂体腺腫
   くらべてみよう 頭蓋咽頭腫／ラトケ囊胞／リンパ球性下垂体炎
10 松果体部腫瘍
11 髄芽腫
   くらべてみよう 上衣腫／血管芽腫
12 前庭神経鞘腫
   くらべてみよう 類表皮囊腫
13 転移性脳腫瘍
   くらべてみよう 髄膜播種（癌性髄膜炎）／脳悪性リンパ腫

広い範囲で脳を侵す疾患のアプローチ …… 30

14 脊髄小脳変性症
15 Alzheimer病，認知症性疾患
   くらべてみよう 進行性核上性麻痺／特発性正常圧水頭症
16 多発性硬化症
   くらべてみよう 視神経脊髄炎（Devic病）
17 頭蓋内感染症（髄膜炎，脳膿瘍ほか）
   くらべてみよう 単純ヘルペス脳炎／Creutzfeldt-Jakob病／進行性多巣性白質脳症

頭部外傷・先天性奇形のアプローチ …… 40

18 頭部外傷
   くらべてみよう 脳挫傷／びまん性軸索損傷
19 脳奇形
   くらべてみよう Chiari奇形／異所性灰白質／くも膜囊胞
20 神経線維腫症
21 結節性硬化症

脊髄画像のアプローチ …… 47

22 脊髄腫瘍
   くらべてみよう 脊髄播種／視神経脊髄炎
23 脊髄動静脈奇形，硬膜動静脈瘻
24 脊髄空洞症
25 腰仙部にみられる脊髄・脊椎奇形

MEMO 下垂体の発生とラトケ囊……23／von Hippel-Lindau病……26／閉塞性水頭症・^{123}I-MIBG心筋シンチグラフィ……35／神経皮膚症候群……40／その他の頻度の高い神経皮膚症候群……45／結節性硬化症の脳外病変……46

第2章　頭頸部　　53

頭頸部画像のアプローチ ……54

1. 副鼻腔・鼻腔腫瘍
2. 咽頭，口腔，喉頭腫瘍
   - くらべてみよう　扁桃周囲膿瘍，咽後膿瘍
3. 慢性副鼻腔炎
4. 眼窩，眼球腫瘍
5. 眼窩吹き抜け骨折
6. 唾液腺腫瘍
7. 慢性中耳炎，真珠腫
8. Basedow 病
9. 甲状腺癌
10. 副甲状腺機能亢進症
11. 頸部腫瘤，頸部リンパ節腫大

MEMO　甲状腺シンチグラフィ（^{131}I および ^{123}I）……57／顔面骨折の分類……63／Plummer 病・慢性甲状腺炎（橋本病）・亜急性甲状腺炎……66

第3章　胸部　　71

胸部画像のアプローチ ……72

1. 無気肺
2. 胸水
3. 気胸，縦隔気腫
4. 肺水腫

肺腫瘤性病変のアプローチ ……81

5. 非小細胞肺癌（腺癌，扁平上皮癌）
   - くらべてみよう　肺クリプトコッカス症
6. 肺小細胞癌
7. 転移性肺腫瘍
8. 良性肺腫瘍

肺非腫瘤性病変のアプローチ ……88

9. 肺炎
   - くらべてみよう　肺膿瘍／マイコプラズマ肺炎／ニューモシスチス肺炎，サイトメガロウイルス肺炎
10. 肺結核
    - くらべてみよう　粟粒結核／非結核性抗酸菌症
11. 肺アスペルギルス症
12. 好酸球性肺炎
13. 過敏性肺臓炎
14. サルコイドーシス
    - くらべてみよう　びまん性汎細気管支炎／肺胞蛋白症
15. 特発性間質性肺炎
    - くらべてみよう　膠原病による肺線維症／薬剤性肺障害
16. 肺気腫・慢性閉塞性肺疾患
17. リンパ脈管筋腫症 /Langerhans 組織球症
18. 気管支拡張症
19. 珪肺
20. 石綿（アスベスト）関連疾患
21. 肺分画症
22. 肺血栓塞栓症，肺梗塞

縦隔，胸膜，横隔膜病変のアプローチ ……108

23. 縦隔腫瘍
24. 悪性胸膜中皮腫
    - くらべてみよう　孤立性線維腫／慢性膿胸
25. 横隔膜ヘルニア
    - くらべてみよう　慢性膿胸

MEMO　私の胸部単純 X 線の読み方……73／板状無気肺……77／Kartagener 症候群……103／その他の塵肺……104／円形無気肺……105

第4章 心血管　115

心血管画像のアプローチ　116

1. 先天性心疾患
   - くらべてみよう 大動脈縮窄症／大血管の発生奇形
2. 弁膜症
   - くらべてみよう 左房粘液腫
3. 虚血性心疾患（心筋梗塞，狭心症）
4. 心筋疾患
   - くらべてみよう たこつぼ心筋症／収縮性心膜炎
5. 胸腹部大動脈瘤
6. 大動脈解離
7. 大動脈炎症候群（高安動脈炎）
   - くらべてみよう 炎症性大動脈瘤
8. 閉塞性動脈硬化症，末梢動脈疾患
   - くらべてみよう Buerger病（閉塞性血栓血管炎）

MEMO Bland–White–Garland症候群……**125**／線維筋性異形成……**130**

第5章 消化管　133

消化管画像のアプローチ　134

1. 食道癌
2. 食道アカラシア
3. 胃癌
4. 大腸癌
5. 消化管ポリープ
6. 消化管粘膜下腫瘍
7. 消化管悪性リンパ腫
8. 炎症性腸疾患
   - くらべてみよう 虚血性腸炎
9. 急性虫垂炎
10. 消化管憩室・憩室炎
    - くらべてみよう Meckel憩室
11. 腸閉塞（イレウス）
12. 腸重積
13. 消化管の軸捻転
14. 消化管穿孔
15. 腹膜炎，腹膜播種
16. 鼠径ヘルニア，内ヘルニア

MEMO Mallory–Weiss症候群とBoerhaave症候群……**139**／中毒性巨大結腸症……**147**

第6章 肝胆膵　159

肝画像のアプローチ　160

1. 肝癌
   - くらべてみよう 肝芽腫
2. 転移性肝腫瘍
3. 肝内胆管細胞癌
   - くらべてみよう 肝嚢胞腺腫・癌
4. 肝血管腫
5. 限局性結節性過形成
6. 肝嚢胞
   - くらべてみよう 肝細胞腺腫
7. 肝膿瘍
8. 脂肪肝
9. 急性肝炎，慢性肝炎，肝硬変
   - くらべてみよう 門脈圧亢進症／Budd–Chiari症候群

胆道系画像のアプローチ　175

10. 胆道結石
    - くらべてみよう 浮腫性胆嚢壁肥厚／胆嚢ポリープ
11. 急性胆嚢炎・慢性胆嚢炎
    - くらべてみよう 黄色肉芽腫性胆嚢炎
12. 胆嚢腺筋腫症
13. 胆嚢癌
14. 急性胆管炎・慢性胆管炎
15. 肝門部および肝外胆管癌
16. 総胆管嚢腫（先天性胆道拡張症），Caroli病

膵画像のアプローチ　184

17. 膵癌
    - くらべてみよう 腫瘤形成性膵炎
18. 膵神経内分泌腫瘍
19. 漿液性嚢胞腺腫，粘液性嚢胞腺腫
20. 粘液産生膵腫瘍（膵管内乳頭腫）
21. 急性膵炎・慢性膵炎
    - くらべてみよう 自己免疫性膵炎

MEMO 小児の腹部腫瘤の鑑別……162／粘液産生胆管腫瘍（胆管内乳頭状腫瘍）……182／選択的カルシウム動注負荷後肝静脈採血法……185／神経内分泌腫瘍……188

第7章 泌尿器　193

腎，副腎，後腹膜画像のアプローチ　194

1. 腎嚢胞
2. 多発性嚢胞腎
3. 腎癌
   くらべてみよう 血管筋脂肪腫／オンコサイトーマ／腎芽腫（Wilms 腫瘍）／急性腎盂腎炎，腎膿瘍
4. 腎動静脈奇形・瘻
   くらべてみよう 腎梗塞
5. 腎血管性高血圧
6. 副腎腺腫，副腎癌
   くらべてみよう 骨髄脂肪腫
7. 褐色細胞腫・傍神経節細胞腫
8. 神経芽腫
   くらべてみよう 副腎転移
9. 後腹膜腫瘍
   くらべてみよう 後腹膜線維症

尿路，前立腺，精巣画像のアプローチ　207

10. 尿路結石症
11. 腎盂尿管腫瘍
12. 馬蹄腎，その他の尿路奇形
13. 膀胱癌
    くらべてみよう 尿膜管癌
14. 前立腺癌
    くらべてみよう 前立腺肥大症
15. 精巣腫瘍
    くらべてみよう 停留睾丸

MEMO 経直腸超音波検査……208

第8章 女性　217

子宮，卵巣画像のアプローチ　218

1. 子宮筋腫
2. 子宮腺筋症，内膜症性嚢胞
   くらべてみよう 平滑筋肉腫
3. 子宮頸癌
4. 子宮体癌
5. 成熟嚢胞性奇形腫
6. 嚢胞腺腫，嚢胞腺癌
7. 悪性卵巣腫瘍
   くらべてみよう Krukenberg 腫瘍（悪性）／未分化胚細胞腫（悪性）／顆粒膜細胞腫（境界悪性）／線維腫・莢膜細胞腫（良性）／卵管卵巣膿瘍（良性）
8. 双角子宮，腟閉鎖

乳腺画像のアプローチ　231

9. 乳癌
10. 乳腺の良性腫瘤

MEMO 多嚢胞性卵巣……219／子宮癌肉腫……224／乳腺症・センチネルリンパ節生検……236

第9章 骨軟部　237

代謝性および系統的骨疾患のアプローチ　238

1. 骨粗鬆症，脊椎圧迫骨折
2. くる病，骨軟化症
3. 副甲状腺機能亢進症
   くらべてみよう 大理石病
4. 変形性関節症
5. 関節リウマチ
6. 痛風，偽痛風
7. 骨端症，離断性骨軟骨炎
8. 大腿骨内顆・大腿骨頭の特発性骨壊死

脊椎画像のアプローチ 249

- 9 椎間板ヘルニア
  - くらべてみよう Schmorl 結節
- 10 変形性脊椎症，脊柱管狭窄症
- 11 後縦靱帯骨化症，黄色靱帯骨化症
- 12 脊椎すべり症，分離症
- 13 化膿性脊椎炎，化膿性椎間板炎
- 14 強直性脊椎炎
  - くらべてみよう SAPHO 症候群

外傷性疾患のアプローチ 259

- 15 前・後十字靱帯断裂，内側側副靱帯断裂
- 16 膝関節半月板断裂
- 17 肩腱板断裂
  - くらべてみよう 反復性肩関節脱臼

骨，軟部の腫瘍性病変のアプローチ 264

- 18 良性骨腫瘍
- 19 巨細胞腫
  - くらべてみよう 動脈瘤様骨嚢腫
- 20 骨肉腫
- 21 Ewing 肉腫
- 22 転移性骨腫瘍
- 23 化膿性骨髄炎
- 24 良性軟部腫瘍
- 25 悪性軟部腫瘍
  - くらべてみよう 線維腫症

MEMO 骨軟化症と骨粗鬆症の違い……239 ／関節疾患の読影……239 ／脊柱管狭窄症……253 ／びまん性特発性骨増殖症……255 ／円板状半月板……260 ／軟骨肉腫……266

一般索引 …………………… 277
画像解剖索引 ……………… 286
サイン・所見索引 ………… 289

本文・表紙デザイン：遠藤陽一（デザインワークショップジン）

本書の見方

▶ 画像解剖を押さえる．
▶ 鑑別診断のためのアプローチ法を身につける．
▶ 各疾患の特徴的所見を実際の画像やシェーマで確認する．
▶ 画像の背景にある病態・病理を理解する．
▶ 関連疾患やよく似た所見を呈する疾患とくらべてみることにより鑑別のポイントを把握する．
▶ 講義や臨床研修で出会った疾患について一般索引，画像解剖索引，サイン・所見索引を使って調べる．

Point
冒頭にポイントとなる事柄をまとめています．

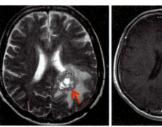

シェーマ
特徴的な画像所見はシェーマでわかりやすく示しています．

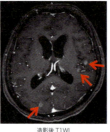

臨床と病理
画像の背景にある病態・病理をコンパクトに解説します．

○○のアプローチ
部位別・病態別に画像解剖と鑑別診断の流れを解説します．

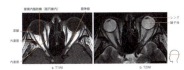

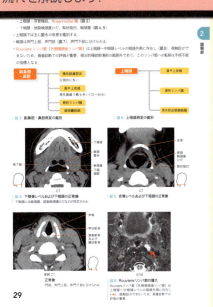

画像所見
押さえておくべき画像所見を解説します．特に重要なポイントは赤字で示しました．

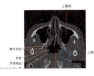

くらべてみよう
関連疾患やよく似た所見を呈する疾患も合わせて解説します．

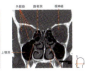

矢印
所見がみられる部位は矢印で丁寧に示します．

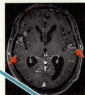
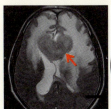
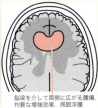
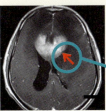

略語一覧

モダリティー関連

略語	英語	日本語
ADC	apparent diffusion coefficient	みかけの拡散係数
CT	computed tomography	コンピュータ断層撮影
CTA	CT angiography	CT血管撮影
DWI	diffusion weighted image	拡散強調像
FDG	fluorodeoxyglucose	フルオロデオキシグルコース
FLAIR	fluid-attenuated inversion-recovery	フレアー画像
HRCT	high resolution CT	高分解能CT
HU	Hounsfield unit	ハンスフィールド単位
IVU	intravenous urography	排泄性尿路造影
LAO	left anterior oblique position	第2斜位像
MIP	maximum intensity projection	最大値投影法
MPR	multi-planer reconstruction	多断面再構成法
MP-RAGE	magnetization prepared rapid gradient echo	
MRA	MR angiography	MR血管撮影
MRCP	MR cholangiopancreatography	MR胆管膵管造影
MRI	magnetic resonance imaging	磁気共鳴画像
PDWI	proton density weighted image	プロトン密度強調像
PET	positron emission tomography	陽電子放射断層撮影
RAO	right anterior oblique position	第1斜位像
RI	radioisotope	放射性同位元素
SPECT	single photon emission computed tomography	単一光子放射断層撮影
SPIO	super paramagnetic iron oxide	超常磁性酸化鉄
SSFP	steady-state free precession	定常状態自由歳差
STIR	short-TI inversion recovery	エスティーアイアール法
T1WI	T1-weighted image	T1強調像
T2WI	T2-weighted image	T2強調像
US	ultrasonography	超音波検査
VR	volume rendering	ボリュームレンダリング

解剖学的構造

略語	英語	日本語
ACL	anterior cruciate ligament	前十字靱帯
BHL	bilateral hilar lymphadenopathy	肺門縦隔のリンパ節
LAD	left anterior descending artery	前下行枝
LCA	left coronary artery	左冠状動脈
LCL	lateral collateral ligament	外側側副靱帯
LCX	left circumflex artery	回旋枝
LES	lower esophageal sphincter	下部食道括約筋
MCL	medial collateral ligament	内側側副靱帯
PCL	posterior cruciate ligament	後十字靱帯
RCA	right coronary artery	右冠状動脈
SCJ	squamocolumnar junction	円柱上皮の移行部
SVC	superior vena cava	上大静脈
UPJ	ureteropelvic junction	腎盂尿管移行部
VUJ	vesicoureteral junction	尿管膀胱移行部

疾患関連

略語	英語	日本語
ABPA	allergic bronchopulmonary aspergillosis	アレルギー性気管支肺アスペルギルス症
ACKD	aquired cystic disease of the kidney	後天性嚢胞腎
ACS	acute coronary syndrome	急性冠症候群
ADPKD	autosomal dominant polycystic kidney disease	常染色体優性多発性嚢胞腎
ARPKD	autosomal recessive polycystic kidney disease	常染色体劣性多発性嚢胞腎
AIP	acute intestitial pneumonia	急性間質性肺炎
ARDS	acute respiratory distress syndrome	急性呼吸窮迫症候群

ASD	…………	atrial septal defect：心房中隔欠損
ATP	…………	atypical epithelium：異型上皮
COP	…………	cryptogenic organizing pneumonia：特発性器質化肺炎
DAD	…………	diffuse alveolar damage：びまん性の肺胞障害
DM	…………	dermatomyositis：皮膚筋炎
DPB	…………	diffuse panbronchiolitis：びまん性汎細気管支炎
IPF	…………	idiopathic plmonary fibrosis：特発性肺線維症
LAM	…………	lymphangioleiomyomatosis：リンパ脈管筋腫症
LCH	…………	Langerhans cell histocytosis：ランゲルハンス細胞組織球症
MEN	…………	multiple endocrine neoplasia：多発性内分泌腫瘍症
MFH	…………	malignant fibrous histiocytoma：悪性線維性組織球腫
MMT	…………	mixed Müllerian tumor：Müller 管混合腫瘍
MPNST	…………	malignant peripheral nerve sheath tumor：悪性神経鞘腫
MSA	…………	multiple system atrophy：多系統萎縮症
NASH	…………	non-alcoholic steatohepatitis：非アルコール性脂肪性肝炎
NF1	…………	neurofibromatosis type 1：神経線維腫症 1 型
NF2	…………	neurofibromatosis type 2：神経線維腫症 2 型
NSIP	…………	non-specific interstitial pneumonia：非特異間質性肺炎
PAPVR	…………	partial anomalous pulmonary venous return：部分的肺静脈還流異常
PDA	…………	patent ductus arteriosus：動脈管開存
PID	…………	pelvic inflammatory disease：骨盤内感染症
PM	…………	polymyositis：多発性筋炎
PNET	…………	primitive neuroectodermal tumor：原始神経外胚葉性腫瘍
PS	…………	pulmonary stenosis：肺動脈弁狭窄
PSS	…………	progressive systemic sclerosis：全身性硬化症
PTLD	…………	posttransplant lymphoproliferative disorder：移植後リンパ増殖性疾患
SCA	…………	spinocerebellar degeneration：遺伝性脊髄小脳失調症
TGA	…………	transposition of great artery：大血管転位
TOF	…………	tetralogy of Fallot：Fallot 四徴
UIP	…………	usual interstitial pneumonia：通常型間質性肺炎
VSD	…………	ventricular septal defect：心室中隔欠損

その他

BAL	…………	broncho-alveolar lavage：気管支肺胞洗浄
CTR	…………	cardiothoracic ratio：心胸郭比
HPV	…………	human papillomavirus：ヒトパピローマウイルス
PMF	…………	progressive massive fibrosis：大陰影
PTA	…………	percutaneous transluminal angioplasty：経皮的血管形成術
TAE	…………	transcatheter arterial embolization：経カテーテル動脈塞栓術
TUR	…………	transurethral resection：経尿道的切除術
ULP	…………	ulcer-like projection：潰瘍様突出像

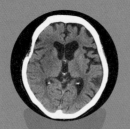

第 1 章

脳・脊髄

脳の画像解剖 ▶ P2
脳血管障害のアプローチ ▶ P4

1. 脳梗塞 ▶ P5
2. 脳出血 ▶ P9
3. くも膜下出血 ▶ P10
4. 脳動脈瘤 ▶ P11
5. 脳動静脈奇形 ▶ P13
6. もやもや病 ▶ P15

脳の腫瘤性病変のアプローチ ▶ P16

7. 神経膠腫 ▶ P18
8. 髄膜腫 ▶ P20
9. 下垂体腺腫 ▶ P21
10. 松果体部腫瘍 ▶ P24
11. 髄芽腫 ▶ P25
12. 前庭神経鞘腫 ▶ P27
13. 転移性脳腫瘍 ▶ P28

広い範囲で脳を侵す疾患のアプローチ ▶ P30

14. 脊髄小脳変性症 ▶ P32
15. Alzheimer病，認知症性疾患 ▶ P34
16. 多発性硬化症 ▶ P36
17. 頭蓋内感染症（髄膜炎，脳膿瘍ほか）▶ P37

頭部外傷・先天性奇形のアプローチ ▶ P40

18. 頭部外傷 ▶ P41
19. 脳奇形 ▶ P43
20. 神経線維腫症 ▶ P45
21. 結節性硬化症 ▶ P46

脊髄画像のアプローチ ▶ P47

22. 脊髄腫瘍 ▶ P48
23. 脊髄動静脈奇形，硬膜動静脈瘻 ▶ P50
24. 脊髄空洞症 ▶ P51
25. 腰仙部にみられる脊髄・脊椎奇形 ▶ P52

脳の画像解剖

- 灰白質は主に神経細胞，白質は神経線維より構成され，神経線維は髄鞘に囲まれる（図1）．髄鞘には脂質が多く含まれるため，CT値がやや低く，MRIのT1WIでやや高信号，T2WIでやや低信号である（図2, 3）．
- 淡蒼球や被殻，尾状核などの神経核は鉄の含有量が多いため，T2WIで低信号となる．
- 後頭蓋窩はCTでは骨からのアーチファクトのため評価が困難である．MRIでは骨からは信号が出ないため，後頭蓋窩の評価も容易である（図3）．
- 下垂体の大きさは個人差が大きく，特にホルモン分泌が盛んな新生児期，思春期，妊娠や産褥期には正常でもかなり肥大することがある（図4）．下垂体後葉にはオキシトシンと抗利尿ホルモンが貯蔵され，T1WIで高信号を呈するが，さまざまな原因で尿崩症が発症するとこの高信号が消失する．
- 脳動脈の支配領域を図5に示す．

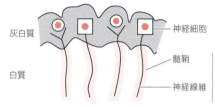

図1 脳の基本構造
白質は髄鞘に囲まれた神経線維から成り，髄鞘には脂質を含む．そのため，灰白質に比べてCTではやや低吸収，T1WIでやや高信号，T2WIでやや低信号となる．

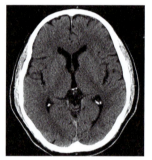

図2 単純CT正常像，63歳男性
CTではX線の吸収の差によって灰白質，白質，髄液などが区別される．正常でも松果体や脈絡叢に石灰化がみられる．

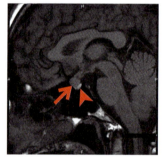

T1WI 矢状断像

図4 生理的下垂体肥大，23歳女性
下垂体は腫大している（→）．後葉の高信号域は正常に認められる（▶）．

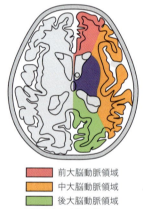

図5 脳動脈の支配領域
- 前大脳動脈領域
- 中大脳動脈領域
- 後大脳動脈領域
- 穿通枝領域

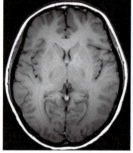
a. T1WI

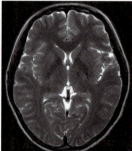
b. T2WI

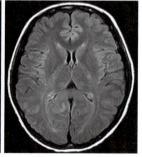
c. FLAIR

図3 MRI正常像，32歳女性
MRI（a, b）ではCTよりも明瞭に皮髄のコントラストがみられ，T2WI（b）で髄液は著明な高信号である．神経核は鉄の含有量が多いため，T2WIで低信号となる．FLAIR†（c）は選択的に髄液の信号を消したもので，脳脊髄液は低信号で，脳室周囲はやや高信号である．白質の病変の検出に優れる．

†：FLAIR法：水の信号が抑制されたT2WI類似画像で，髄液近傍病変の検出に有用．

脳でおさえておくべき構造物（図6）

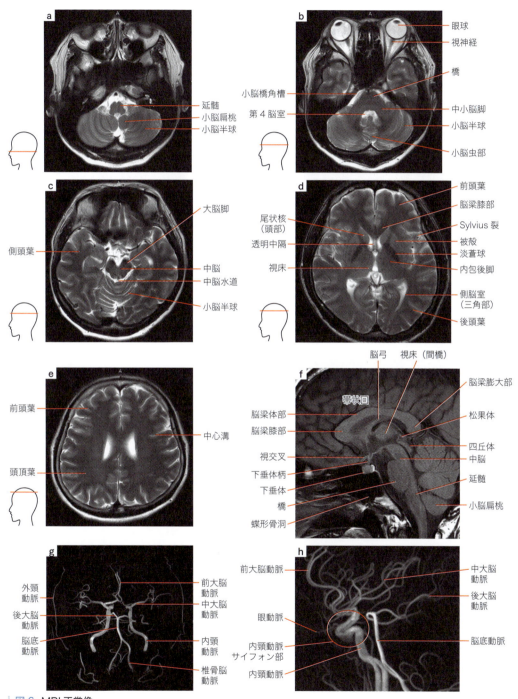

図6 MRI 正常像
a-e：T2WI
f：T1WI 矢状断像
g, h：MRA

脳血管障害のアプローチ

- 脳卒中の形で発症することが多いが，画像診断で偶然見つかったり，非特異的な症状で発症することもある．
- まずCTが施行されるが，最近は急性期でもMRIの施行頻度が高くなっている．
- CTでの出血の診断は容易であるが，超急性期の梗塞の所見はとらえるのが難しいこともある．
- 脳梗塞の診断では，MRIのDWIはきわめて有用．またMRAも有用な情報を提供する．

DWI（diffusion weighted image，拡散強調像）

- 液体の分子はランダムに運動しており（ブラウン運動），その程度は粘度，温度，組織構築（細胞内外水分，線維走行，細胞密度）などに影響される．そこで通常のパルス系列の前に拡散検出磁場をかけると，分子が全く動かない場合はベクトル的に磁場が打ち消され，信号が出てくるが，ブラウン運動によって運動している分子では位相がずれてしまい，運動の大きさに応じて信号が低下する（図1）．つまり，DWIでは水のように運動の大きなものからは低信号，膿瘍のように粘度が高いものからは高信号が出てくる．
- 一方，超急性期脳梗塞では，虚血によって細胞のミトコンドリアが傷害され，細胞膜のNa-Kポンプが働かなくなり，浸透圧の関係で細胞外の水が細胞内に移動し（細胞性浮腫），水の運動が制限されるようになる．そのため，超急性期の梗塞巣はDWIで高信号となる（表1）．

表1 DWIで高信号を呈する疾患

急性期脳梗塞（細胞浮腫）
脳膿瘍（高い粘稠度）
類表皮嚢腫（T2効果）
脳炎，Creutzfeldt-Jakob病（細胞傷害）
細胞密度の高い腫瘍（悪性リンパ腫，髄芽腫，胚腫など）

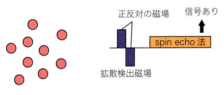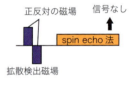

図1 分子の動きとDWI

MRA（MR angiography，MR血管撮影）とflow void/time of flight

- MRIでは血流信号は複雑である．ここではある断面に直交する血管を考えてみる．通常の撮像に用いるspin echo法ではRFパルスを印加してからエコー信号を得るまでに数十msecを要し，信号収集時には，血流部分は低信号となり，flow voidと呼ばれる．一方，gradient ehco法ではRFパルスの直後に信号を得ることが可能である．そのため，新鮮なスピンが流入する血流部分はむしろ高信号となる〔time of flight（TOF）効果〕．つまり，spin echo法では血流部分は無信号，gradient ehco法では高信号となる（図2）．
- MRAはgradient ehco法によって得られた血流の高信号を三次元処理して血管像を作成したもので，通常は造影剤を用いずに血流信号を得ることができる．一方，胸腹部や下肢のMRAではTOF効果が十分に発揮できないため，造影剤を併用することが多い．

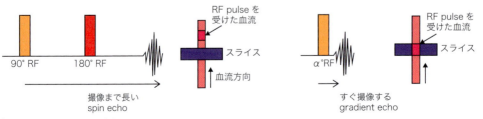

図2 パルス系列と血流信号

1 脳梗塞
brain infarction

- CT でも early CT sign により早期診断が可能
- DWI での高信号は早期診断に有用
- 発症 6 時間以内の超急性期は，CT では描出されないことがある

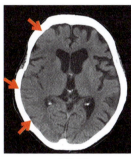
脳は腫大，
大脳皮髄境界は不明瞭化

a. 単純 CT

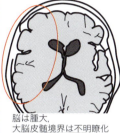

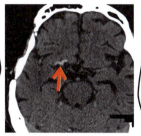
中大脳動脈に高吸収
(hyperdense MCA sign)

b. 単純 CT

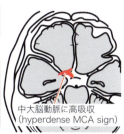

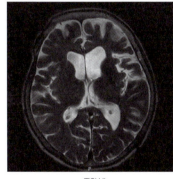

c. T2WI

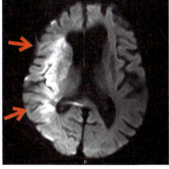

d. DWI

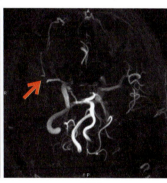

e. MRA

図1 右中大脳動脈支配領域の急性期梗塞，64歳女性

単純CT（**a**）では右前頭葉から側頭葉にかけて脳は腫大し，皮髄境界も不明瞭である（→）．**b**では右中大脳動脈起始部は高吸収を呈している（hyperdense MCA sign，→）．T2WI（**c**）では異常はみられないが，DWI（**d**）では右中大脳動脈の支配領域に高信号を認める（→）．MRA（**e**）では右中大脳動脈に閉塞を認める（→）．

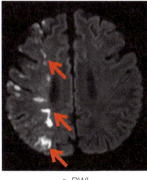

a. DWI

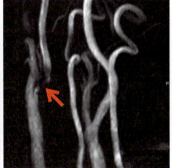

b. MRA

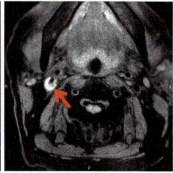

c. Blackblood 法 T1WI（プラークイメージ）

図2 右中大脳動脈領域の多発梗塞：右内頸動脈からの動脈原性塞栓，70歳男性

DWI（**a**）では中大脳動脈の支配領域に多数の小さな高信号域を認める（→）．MRA（**b**）では右内頸動脈起始部に強い狭窄がみられる（→）．プラークイメージ（**c**）で狭窄部のプラークは高信号を呈し（→），不安定プラークと考えられる．

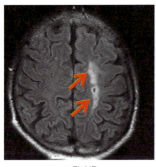

a. FLAIR　　　　　b. MRA

図3　左大脳分水嶺領域梗塞，62歳男性
FLAIR（a）では左大脳半球の分水嶺領域に多発性に陳旧性梗塞を認める（→）．MRA（b）では左の内頸動脈に強い狭窄を認める（→）．

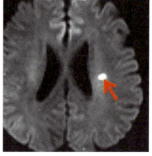

DWI

図4　左放線冠の急性期ラクナ梗塞疑い，47歳男性
左放線冠に卵円形の高信号域を認める（→）．

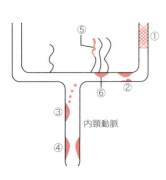

梗塞の範囲

図5　脳梗塞の分類
①心原性梗塞，②アテローム血栓性梗塞，③動脈原性梗塞症（A to A），④血行力学的脳梗塞，⑤ラクナ梗塞，⑥分枝粥腫型梗塞（BAD）．

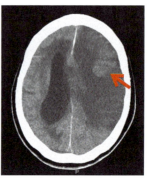

単純CT

図6　出血性梗塞，68歳男性
左半球の梗塞巣内に出血による高吸収域を認める（→）．

表　脳梗塞の臨床病型分類（米国 NINDS-III分類，1990）

臨床病型	発症機序	原因
心原性梗塞	塞栓性（①）	心原性（心房細動→左心耳血栓） 奇異性（右左シャント）
アテローム血栓性梗塞	血栓性（②） 塞栓性（動脈原性）（③） 血行力学的（④）	主幹部から皮質枝レベル プラーク破綻→遊離→末梢塞栓（A to A） 主幹動脈狭窄〜閉塞→灌流圧↓
穿通枝梗塞	細小動脈硬化（⑤） 血栓性（⑥） 塞栓性 血行力学的	穿通動脈細動脈硬化（ラクナ梗塞） 起始部血栓による分枝粥腫型（BAD）

3病型はほぼ同頻度．
①〜⑥は図5に対応．

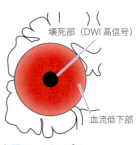

図7　ペナンブラ

> 臨床と病理

- 脳血管の動脈硬化や心臓内血栓などによる塞栓が原因で，発症機序と血管閉塞部位からみた臨床病型による分類が行われる（図5，表）．
  ①心原性梗塞（cardioembolic infarction）：心内血栓の遊離により起こる塞栓性梗塞（図1）．
  ②アテローム血栓性梗塞（atherothrombotic infarction）：大血管のアテローム性病変を基盤に起こる梗塞（図2）．
  ③動脈原性梗塞症（artery to artery infarction；A to A）：内頸動脈のプラークが破綻し，末梢に梗塞を起こしたもので，アテローム血栓性梗塞の一亜型．
  ④血行力学的脳梗塞（hemodynamic infarction）：多くはアテローム血栓性梗塞の1つで，内頸動脈などの大きな血管の狭窄・閉塞による各大脳動脈支配領域の境界の灌流圧低下によって生じる梗塞．watershed infarction（境界域梗塞）ともいわれる（図3）．
  ⑤ラクナ梗塞（lacunar infarction）：穿通動脈末梢の直径15mm未満の梗塞（図4）．
  ⑥分枝粥腫型梗塞（branch atheromatous disease；BAD）：穿通枝起始部の親動脈にみられるアテローム血栓によるもので，ラクナ梗塞よりやや大きく長軸方向に伸びる梗塞がみられる．
- ラクナ梗塞は白質に円形または類円形の病変，アテローム血栓性梗塞は白質または皮質を含んだ領域に比較的大きな病変，心原性梗塞は皮質を含む楔形のことが多い．
- 発症後1～3週間前後で血栓や塞栓が溶け，血管が再開通して出血が起こることがあり，出血性梗塞と呼ばれ（図6），臨床的にも症状の悪化がみられる．

> 画像所見

- 通常病変の範囲は脳血管の支配領域に一致する．
- 超急性期でも注意深くCTを観察すると，梗塞を示唆する所見が得られる．これはearly CT signと呼ばれ，次のような所見がみられる（図1）．
  ❶中大脳動脈の血管内高濃度〔hyperdense middle cerebral artery（MCA）sign〕
  ❷レンズ核の不鮮明化
  ❸島皮質（insula ribbon）の消失
  ❹大脳皮髄境界の不明瞭化
- 発症後，梗塞部位のCT値は低下→1～3週間後に一過性に周囲と等吸収となることあり（fogging現象．この時期に出血性梗塞を起こしやすい）→徐々に低下．
- T2WIやFLAIRで梗塞巣は高信号となるが，早期には等信号（図1c）である．
- DWIの高信号は細胞性浮腫を反映し，超急性期から梗塞巣を検出可能である（図1d）．発症後数時間～2週間程度みられる．
- 急性期には梗塞中心部の壊死部（DWIで高信号）の周囲に血流低下部を認め，ペナンブラと呼ばれる（図7）．急性期治療の目的はこのペナンブラを救済することである．
- 頸動脈のプラークはMRIで描出可能（プラークイメージ，図2c）

くらべてみよう

静脈性梗塞（venous infarction）

- さまざまな原因（感染症，凝固異常，妊娠，経口避妊薬，膠原病など）により，静脈洞内に血栓を生じ，脳静脈系の還流障害，梗塞を発症するもの．出血を伴うこともある．

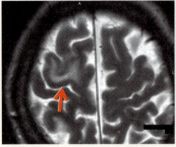
a. T2WI

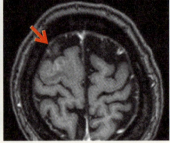
b. 造影 MP-RAGE

症例 大脳皮質静脈血栓症，49歳女性．T2WI（a）では大脳皮質下白質に高信号を認める（→）．造影 MP-RAGE（b）では皮質静脈の血栓によって近傍の皮質静脈の増強効果が不良である（→）．

CADASIL（cerebral autosomal dominant arteriopathy with subcortical infarcts and leukoencephalopathy）

- 若年者にみられる皮質下性の脳卒中を繰り返す常染色体優性遺伝性疾患．25歳前後に片頭痛，30～50歳代に脳卒中発作で発症する．
- T2WIで大脳皮質下～深部白質，基底核，視床，脳幹にほぼ対称性の高信号域を呈する．

症例 CADASIL，40歳男性．脳皮質下に多発性に高信号域を認める．左の基底核には出血に伴う低信号域を認める（→）．

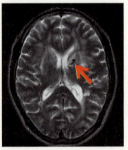
T2WI

PRES（posterior reversible encephalopathy syndrome）

- 血管内皮細胞傷害，血管透過性亢進，血管攣縮などによる自己調節能の破綻，血管性浮腫による可逆性脳症．頭痛，視力障害，麻痺，半盲，嘔気，意識障害などで発症．
- 原因として子癇前，腎不全や感染，ショック，自己免疫，癌に対する化学療法，シクロスポリンなど移植後使用される薬剤，高血圧などがある．
- 後頭葉，頭頂葉の皮質，皮質下白質に比較的左右対称性に T2WI，FLAIR で高信号．血管性浮腫のため DWI は等～低信号のことが多い．

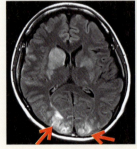
a. T2WI

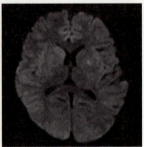
b. DWI

症例 PRES，30歳女性．T2WI（a）にて両側基底核や両側後頭葉の皮質下～皮質に高信号域を認め（→），脳の腫大を伴っている．DWI（b）では等信号である．

2 脳出血
brain hemorrhage

- CTでは早期には高吸収を示す
- MRIでは血腫の信号強度が経時的に変化する

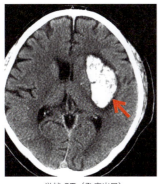 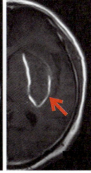 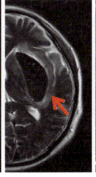 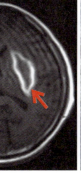 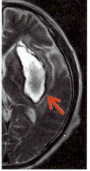

a. 単純CT（発症当日）　　b. T1WI（1週間後）　　c. T2WI（1週間後）　　d. T1WI（1か月後）　　e. T2WI（1か月後）

図1　左被殻出血，64歳男性
発症当日の単純CT（a）では，左の被殻を中心に高吸収の血腫がみられる（→）．周囲に軽度の浮腫を伴う．1週間後にはT1WI（b）で，血腫の辺縁は高信号で，大部分は脳と等信号（→），T2WI（c）では血腫の大部分は低信号を呈し（→），辺縁部はメトヘモグロビン，中心部はデオキシヘモグロビンと考えられる．1か月後にはT1WI（d）で辺縁部高信号（→），T2WI（e）で全体は高信号，辺縁部に低信号を認め（→），細胞外メトヘモグロビンと考えられる．

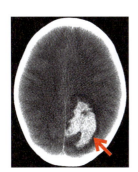

単純CT

図2　左脳動静脈奇形破裂による脳出血，8歳女児
左頭頂葉に周囲に浮腫を伴った血腫を認める（→）．

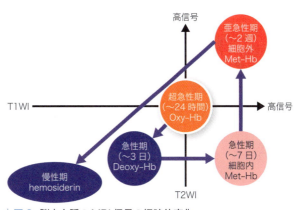

図3　脳内血腫のMRI信号の経時的変化
Met-Hb：メトヘモグロビン，Oxy-Hb：オキシヘモグロビン，Deoxy-Hb：デオキシヘモグロビン，hemosiderin：ヘモジデリン

臨床と病理

- 高血圧性の40%は被殻・外包，30%は視床に生じ，橋・小脳に10%，大脳皮質下に10%程度みられる．
- 視床出血は脳室穿破を起こしやすい．
- 出血が高血圧性として典型的でない場合は，癌の転移や他の血管障害〔脳動脈瘤，脳血管奇形（図2），出血性梗塞，静脈洞血栓，もやもや病，アミロイド血管症（→14頁）など〕，凝固系異常，薬物使用を疑う．

画像所見

- 単純CTで，急性期には高吸収の腫瘤を示す（図1）．
- MRIでは血腫内ヘモグロビンの生化学的変化に影響され，経時的に信号が変化する（図1, 3）．亜急性期の血腫はメトヘモグロビン（Met-Hb）のT1短縮効果によりT1WIで高信号を呈し，慢性期の血腫はヘモジデリンのT2短縮効果によりT2WIで低信号を示す．

3 くも膜下出血
subarachnoid hemorrhage

- 単純CTで，くも膜下腔の高吸収域の存在の有無，進展範囲を評価
- FLAIRも診断に有用

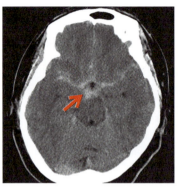
a. 単純CT（脳底槽の断面）

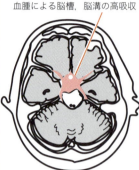
血腫による脳槽，脳溝の高吸収

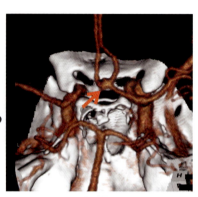
b. CTA

図1 動脈瘤破裂に伴うくも膜下出血，45歳男性
単純CT（a）では鞍上槽，脳溝に血腫による高吸収域がびまん性に認められる（→）．CTA（b）では前交通動脈中央に動脈瘤を認める（→）．

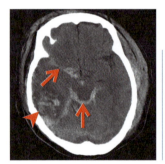
単純CT

図2 外傷性くも膜下出血，60歳女性
鞍上槽，迂回槽，Sylvius裂などに広汎な外傷性くも膜下出血を認める（→）．右側頭葉には斑状の高信号域と低信号域を認め（▶），脳挫傷と考えられる（→42頁）．

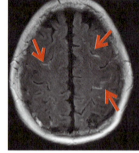
FLAIR

図3 両側多発内頸動脈瘤によるくも膜下出血，67歳女性
脳溝に高信号域を認める（→）．単純CTで明らかでなかったくも膜下出血が，FLAIRでは明瞭．

臨床と病理
- くも膜下腔内の出血で（図2），脳室内にみられることもある．
- くも膜下出血の原因は外傷性が最も多く，次に脳動脈瘤破裂が多い．その他，動静脈奇形やもやもや病も原因になる．
- 脳動脈瘤を除く非外傷性くも膜下出血の原因には，脳血管奇形，脳腫瘍などがある．
- 合併症として❶再出血，❷血管攣縮による梗塞，❸血腫による髄液の吸収障害に伴う水頭症などがみられる．

画像所見
- 単純CTで脳槽，Sylvius裂，脳溝に高吸収域を認める（図1, 2）．
- 急性期のくも膜下出血のCTによる診断能は高いが，亜急性期や慢性期の診断能は低い．
- FLAIRがCTより診断に有用な場合がある（図3）．
- 画像診断が難しい場合は，脳脊髄液検査で血性髄液を証明する．

4 脳動脈瘤
cerebral aneurysm

- Willis動脈輪の血管分岐部に好発する
- 巨大動脈瘤は腫瘍性病変とまちがえないように！

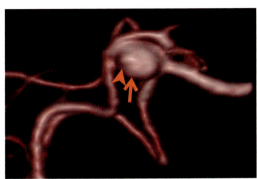
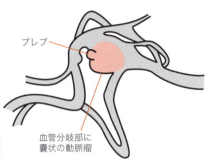

CTA

図1 前交通動脈瘤，65歳男性
前交通動脈に広い基部を有する動脈瘤を認める（→）．動脈瘤底部にブレブを認める（▶）．

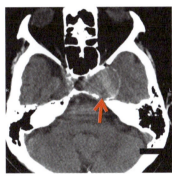
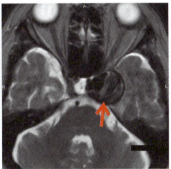
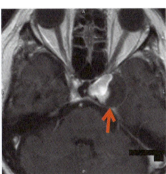

a. 単純CT　　　b. T2WI　　　c. 造影後T1WI

図2 左内頸動脈瘤（巨大動脈瘤），74歳女性
トルコ鞍左側に単純CT（a）で淡い高吸収の腫瘤を認め，辺縁には石灰化がみられる（→）．T2WI（b）では低信号を呈する（→）．造影後T1WI（c）では内側は血管と同程度に増強されているが，外側は血栓のため増強効果を認めない（→）．

臨床と病理

- 嚢状と紡錘状に分けられ，破裂するとくも膜下出血を発症する．
- 嚢状動脈瘤は血管分岐部に生じやすい（図1）．
- Willis動脈輪（前交通動脈部，内頸動脈-後交通動脈分岐部，中大脳動脈分岐部，脳底動脈頂部）に多く，20％は多発性である．
- 嚢状動脈瘤の発生には加齢，血流による物理的圧力など多因子が関与し，遺伝や家族歴の関連〔Ehlers–Danlos症候群，神経線維腫症1型（NF1），線維筋性異形成（FMD），多発性嚢胞腎（polycystic kidney disease）〕も知られる．
- 年間の破裂率は1～2％で，瘤径が10 mmを超えると破裂しやすい．まれに小さな径でも破裂する．
- 径25 mm以上の動脈瘤は巨大動脈瘤と呼ばれ（図2），圧迫による神経症状，水頭症をきたしやすい．
- 感染性動脈瘤は感染性心内膜炎に合併することが多く，末梢脳動脈にみられる．

> **画像所見**

- 未破裂脳動脈瘤はMRAでスクリーニングされ，径3mm以上あれば同定可能．
- CTでは，やや高吸収の腫瘤として認められる．壁に石灰化を伴う場合がある．
- 造影CTや造影MRIにて瘤内腔と瘤内血栓が区別可能である（図2）．
- 動脈瘤はT1WI・T2WIでは瘤内の複雑な流れを反映しさまざまな信号を呈す．
- 精査は血管造影やCTAで行う．3D血管造影も有用．

> **くらべてみよう**

椎骨脳底動脈解離（vertebral basilar artery dissection）

- 特発性あるいは軽度の外傷などによる動脈の内膜破綻によって血管が解離し，血管腔が拡張することがあり，20〜40歳代の男性の椎骨動脈に好発する．
- 椎骨脳底動脈の血管の狭窄ならびに壁内血腫を認める．

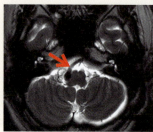
a. T2WI

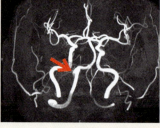
b. MRA

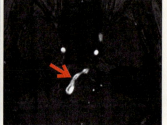
c. MRA原画像

 症例　右椎骨動脈解離，53歳男性．T2WI（a）で右の椎骨動脈の紡錘状拡張を認める（→）．MRA（b）では一部壁不整も認める（→）．原画像（c）では解離が明らかである（→）．

5 脳動静脈奇形
arteriovenous malformation

- MRI では脳実質内に多数の不規則な flow void としてみられる
- 脳出血や脳動脈瘤を合併する

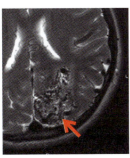 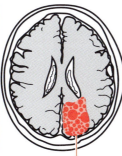 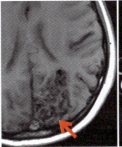 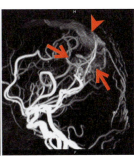

a. T2WI　　nidus による多数の flow void　　b. T1WI　　c. MRA 側面像

図1 脳動静脈奇形, 20歳男性
左頭頂葉に血管の拡張, 蛇行を伴った nidus を認め, T2WI（a）, T1WI（b）では flow void として描出されている（→）. MRA（c）では左中大脳動脈（→）, 左後大脳動脈が拡張し, 動静脈奇形に関与している. 流出静脈として上矢状洞（▶）に灌流している.

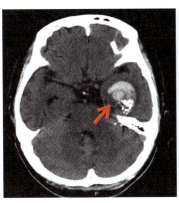 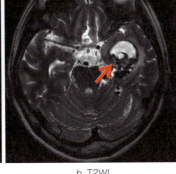

a. 単純CT　　　　　　b. T2WI

図2 出血を伴った脳動静脈奇形, 61歳女性
単純CT（a）では左側頭葉内に高吸収と低吸収による混在点状の石灰化を伴った血腫を認める（→）. T2WI（b）では腹側は高信号, 背側は低信号で, flow void も伴っている（→）.

臨床と病理
- 動静脈が毛細血管が介在せず直接交通する病態で, nidus と呼ばれる異形成の血管の集簇がある. 約10%に脳動脈瘤を合併.
- 20〜40歳で脳出血（図2）, けいれん, 神経脱落症状で発症することが多い.
- 約2%は多発性であるが, 遺伝性〔Rendu–Osler–Weber 症候群, Wyburn–Mason 症候群〕もみられる.

画像所見
- MRI で nidus は脳実質内に多数の不規則な flow void としてみられ, その近傍に流入動脈や流出静脈が管状や蛇行した flow void としてみられる（図1）.
- MRI は病変周囲のグリオーシスやヘモジデリン沈着を鋭敏に検出する.
- 血管造影により, 流入血管, nidus, 早期の静脈描出, 動脈瘤の合併などを評価する.

くらべてみよう

海綿静脈洞硬膜動静脈瘻（cavernous sinus dural arteriovenous fistula）

- 外傷や動脈瘤の破裂による頸動脈の硬膜動脈と海綿静脈洞の交通．dural CCF とも呼ばれる．
- 中年女性に好発し，眼球充血，複視，耳鳴で発症することが多い．
- 上眼静脈，海綿静脈洞は拡大し，MRI で海綿静脈洞に flow void がみられる．
- 血管造影では海綿静脈洞の早期描出，上眼静脈への逆流がみられる．

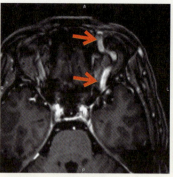

a. 造影後 T1WI

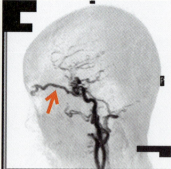

b. 造影 MRA 側面像

 海綿静脈洞硬膜動静脈瘻，63歳女性．造影後 T1WI（a）では左上眼静脈の著明な拡張を認める（→）．MRA（b）にて動脈相早期から左海綿静脈洞部と左上眼静脈（→）が描出されている．

海綿状血管奇形（cavernous vascular malformation）

- 海綿状血管腫（cavernous angioma）と呼ばれていたが，腫瘍ではなく血管奇形の 1 つ．
- さまざまな時期の出血のため，T2WI で低〜高信号の混在した病変を認める．多発することも多い．

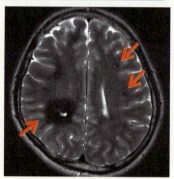

T2WI

症例 多発性の海綿状血管奇形，18歳女性．脳に多発性に低信号の病変がみられる（→）．中心部には高信号域もみられる．

アミロイド血管症（amyloid angiopathy）

- 皮質，皮質下，髄膜の中小動脈に特異的にアミロイドβ蛋白が沈着し，くも膜下出血や脳出血，白質病変の原因となる．
- 高血圧のない高齢者の皮質，皮質下に T2*WI[†]や磁化率強調像で多発性の低信号域を認める．

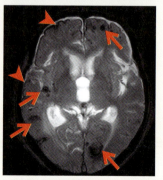

T2*WI

 アミロイド血管症，80歳男性．両側大脳皮質下に低信号域が多発し（→），陳旧性の微小出血が原因と考えられる．両側大脳表面に沿って低信号域がみられ（▶），脳表ヘモジデリン沈着症が疑われる．

[†]：T2*WI は grandient echo 法による T2 系の画像で磁場の不均一に敏感なため，出血の描写に優れる．

6 もやもや病
moyamoya disease

▶ 両側内頸動脈終末部～前・中大脳動脈近位部の閉塞と"もやもや血管"に注目する

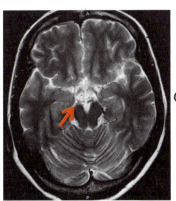
a. T2WI

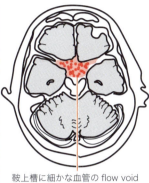
鞍上槽に細かな血管の flow void がみられ, 中大脳動脈は同定不可

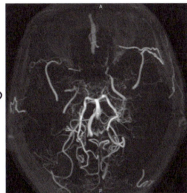
b. MRA

図1 もやもや病, 41歳女性
両側前頭葉に陳旧性梗塞を認める. T2WI (a) では両側中大脳動脈がみられず, 鞍上槽に細かな血管の flow void がみられる (→). MRA (b) では Willis 動脈輪および前大脳動脈, 中大脳動脈の中枢側は描出されていない. 両側中大脳動脈に閉塞性変化があり, その周囲にいわゆるもやもや血管を多数認める.

臨床と病理

- 小児～若年成人に好発する原因不明の脳血管閉塞性疾患. 両側内頸動脈終末部から Willis 動脈輪の閉塞性変化がみられ, その近傍の基底核などに "もやもや血管" と呼ばれる異常血管網（拡大した穿通枝を介した側副血行路）が発達.
- 発症様式は小児では一過性脳虚血発作や脳梗塞, 成人の約半数は脳出血で発症.

画像所見

- 単純 CT では小児では脳梗塞に一致して低吸収域や脳萎縮, 成人では脳内や脳室内の出血部に高吸収域がみられる.
- T1WI・T2WI では, 内頸動脈や中大脳動脈水平部の flow void が不明瞭化し, 基底核や鞍上槽のもやもや血管部に一致して異常な flow void を認める（図1）.
- FLAIR で脳表の側副血管による高信号を認める（ivy sign[†], 図2）.
- MRA では両側内頸動脈終末部から Willis 動脈輪の閉塞がみられる.

†: ivy とは "ツタ" のことで, 脳表をはうツタの意味.

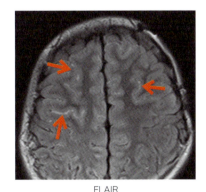
FLAIR

図2 もやもや病, 14歳男性
脳溝に脳表の側副血管による高信号がみられる (ivy sign, →).

脳の腫瘍性病変のアプローチ

- 脳の腫瘍性病変をみた場合は，❶年齢（小児か成人），❷局在（図1），❸画像所見から鑑別を考える．
- 局在として図1の部位に大別される．
- 腫瘍がある程度大きい場合，脳実質内発生（intra-axial）か，実質外発生（extra-axial）かが問題となる（20頁）．

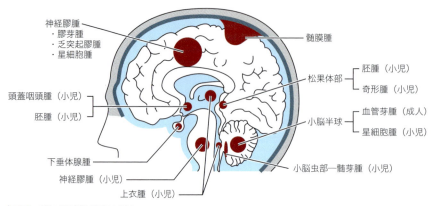

図1 脳の腫瘍性病変の局在

テント上脳実質内腫瘍の鑑別（表1）

- 多くの腫瘍がリング状増強効果を呈するが，その鑑別として19頁の表1に示す疾患が挙がる．
- また，浸潤性の腫瘍では脳梁を介して左右対称性に広がる（butterfly pattern を示す）場合は❶膠芽腫，❷悪性リンパ腫を考える．

表1 テント上脳実質内腫瘍の鑑別

- 星細胞系腫瘍（膠芽腫，退形成性星細胞腫，びまん性星細胞腫），乏突起膠腫
- 転移性脳腫瘍
- 悪性リンパ腫
- 基底核胚細胞腫，（退形成性）上衣腫，supratentotial PNET・DIG/DIA など

後頭蓋窩脳実質内腫瘍の鑑別（表2，3）

- 後頭蓋窩の腫瘍は小児に多い傾向がある
- 小児および成人ではそれぞれ表2，3に示す疾患が挙がる．
- 小児では表3に示すように鑑別を進める．

表2 後頭蓋窩脳実質内腫瘍の鑑別

小児	成人
・星細胞腫†	・転移性腫瘍
・髄芽腫	・血管芽腫
・上衣腫	

†：毛様細胞性が多い．

表3 小児後頭蓋窩腫瘍の鑑別

	石灰化	CT	T2WI	DWI	脳室外進展	播種
星細胞腫	20%	低～等吸収	高信号	等信号	少ない	少ない
髄芽腫	10～20%	高吸収	等信号	高信号	少ない	多い
上衣腫	50%	等吸収	等～高信号	等信号	多い	ときどきあり

小脳橋角部腫瘍の鑑別（表4）

・小脳橋角部腫瘍では前庭神経腫が多く，髄膜腫もこれに次ぐ．時に類表皮囊腫もみられる．

表4 小脳橋角部腫瘍の鑑別

前庭神経鞘腫	内耳道と連続する腫瘤，内耳道の拡大
髄膜腫	近接硬膜の肥厚（dural tail sign），骨肥厚
類表皮囊腫	脳脊髄液と類似した腫瘤，増強効果なし，DWIで高信号

下垂体・下垂体近傍腫瘍の鑑別（表5）

・下垂体およびその近傍の腫瘍では下垂体腺腫の頻度が高いが，そのほか多くの種類の腫瘍が発生する．また動脈瘤も重要な鑑別疾患である．

表5 下垂体・下垂体近傍の腫瘍の鑑別

・下垂体腺腫（最も多い）
・ラトケ囊胞
・頭蓋咽頭腫
・胚細胞腫
・Langerhans細胞組織球症
・髄膜腫
・星細胞腫
・過誤腫

※巨大動脈瘤も要鑑別（→11頁）

多発脳腫瘍，広範進展する腫瘍の鑑別（表6）

脳に多発性に結節性病変を認める場合，転移のことが多いが，それ以外には次の疾患も鑑別に挙がる．

表6 多発性脳腫瘍，広範進展する腫瘍の鑑別

・脳転移（大多数）
・悪性リンパ腫
・神経膠腫症
・血管内リンパ腫

7 神経膠腫
glioma

- ▶膠芽腫：不整なリング状増強効果を示し，内部に出血や壊死
- ▶退形成性星細胞腫：境界不明瞭，浮腫を伴い不均一な増強効果
- ▶星細胞腫：造影効果はほとんどなし，毛様細胞性星細胞腫は囊胞合併，充実成分は増強
- ▶乏突起膠腫：石灰化を伴うことが多い

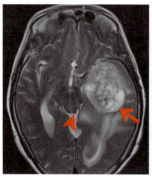
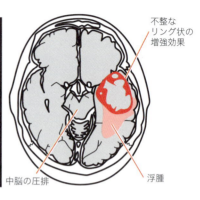

a. T2WI　　　　b. 造影 T1WI

図1 膠芽腫，77歳女性
T2WI（**a**）では左側頭葉に不均一な高信号の腫瘤を認め，周囲には浮腫による高信号がみられる（→）．病変の mass effect により，右方への正中偏位がみられ，鉤ヘルニアを伴い，中脳がやや圧排されている（▶）．造影 T1WI（**b**）では不整なリング状の増強効果がみられる（→）．

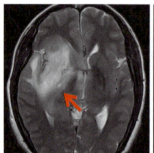
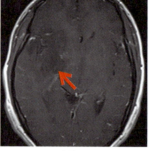
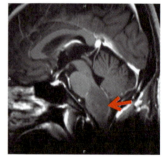

a. T2WI　　　b. 造影 T1WI　　　造影 T1WI 矢状断像

図2 退形成性星細胞腫，27歳女性
T2WI（**a**）では島から基底核部にやや不均一な高信号を認める（→）．造影 T1WI（**b**）では増強効果は軽微である（→）．

図3 脳幹部のびまん性星細胞腫，46歳男性
延髄は腫大する．増強効果はほとんどみられない（→）．

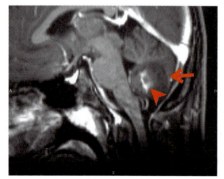
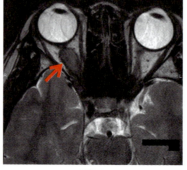

造影 T1WI 矢状断像　　　　T2WI

図4 小脳の毛様細胞性星細胞腫，8歳女児
小脳虫部に囊胞性病変を認め（→），囊胞壁の一部に増強効果がみられる（▶）．

図5 視神経の毛様細胞性星細胞腫，13歳女性
右視神経は腫大し，T2WI で灰白質と同程度の信号である（→）．

臨床と病理

1. 膠芽腫（glioblastoma，WHO分類のgrade Ⅳ）
- 高齢者に多く，最も悪性度が高い脳腫瘍の1つ．予後は1年未満と不良．
- 組織学的に核異型，細胞分裂，血管新生が多く，壊死がみられる．
- 発生形式として，一次性（de novo），二次性（gradeのより低い星細胞腫から膠芽腫へ脱分化）がある．

2. 退形成性星細胞腫（anaplastic astrocytoma，WHO分類のgrade Ⅲ）
- 40～50歳代に好発し，性差はみられない．
- 組織学的には星細胞腫に退形成性変化が加わったものである．壊死は基本的にみられない．

3. 星細胞腫（astrocytoma，WHO分類のgrade Ⅱ）
- 40歳までの若年成人に好発し，けいれんで発症することが多い．
- 浸潤性に発育するが，周囲脳組織の破壊や，細胞の異型性，核分裂像は少ない．

4. 毛様細胞性星細胞腫（pilocytic astrocytoma，WHO分類のgrade Ⅰ）
- 小児に好発し，小児の後頭蓋窩腫瘍で最も頻度が高い．
- テント下では小脳半球や虫部に好発し，囊胞形成や壁在結節がみられる．テント上では視路や視床下部に多く，充実性が多い．

5. 乏突起膠腫（oligodendroglioma）
- 30～40歳代に好発する．前頭葉に多く，脳表に向かって浸潤する．
- 低悪性度（grade Ⅱ）のことが多いが，退行性（grade Ⅲ）のものもみられる．
- 組織学的に囊胞性変化，出血を伴い，腫瘍内や周囲に著明な石灰化を認める．

画像所見

- 膠芽腫は造影にてリング状増強効果がみられ（図1b，表1），壁は不整で内部壊死を示す吸収域や信号域がみられる．脳梁を介して左右に広がる（butterfly pattern）こともある．
- 退形成性星細胞腫は境界不明瞭で，浮腫を伴い，不均一な異常増強効果を認める（図2）．
- 星細胞腫は境界明瞭で，T2WIで高信号，T1WIで低信号を示し，造影効果，浮腫，mass effectはほとんどない（図3）．
- 毛様細胞性星細胞腫は境界明瞭な腫瘤で（図4, 5），石灰化を20％に伴う．小脳病変は囊胞と増強される壁在結節，視路や視床下部の病変は増強される充実成分のみのことが多い．
- 乏突起膠腫は皮質下にみられ，粗大な石灰化を伴うことが多い．
- 神経膠腫の悪性度の鑑別は表2を参照．

表1 リング状増強効果の鑑別
①膠芽腫
②転移性脳腫瘍
③脳膿瘍
④血腫
⑤脳壊死

表2 神経膠腫の鑑別

低悪性度	高悪性度
・若年者	・高齢者
・弱い増強効果	・強く不規則な増強効果

8 髄膜腫
meningioma

▶造影 T1WI での dural tail sign, T2WI での peritumoral band

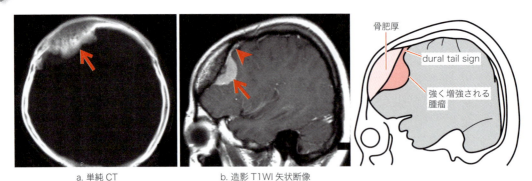

図1 左前頭部髄膜腫, 28歳女性
単純CT (a) では右前頭骨に比較的広い範囲の骨肥厚がみられる (→). 造影T1WI (b) では骨肥厚部に広基性に接し, 強く増強される腫瘤を認める (→). 辺縁に dural tail sign もみられる (▶).

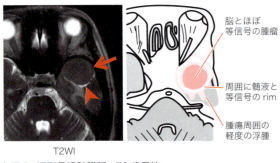

図2 蝶形骨縁髄膜腫, 79歳男性
左の側頭窩に境界明瞭な脳とほぼ等信号の腫瘤を認める (→). 周囲に髄液と等信号の rim がみられる (▶). 腫瘍周囲の浮腫は軽度である.

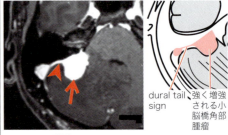

図3 右小脳橋角部髄膜腫, 49歳男性
右小脳橋角部に腫瘤がみられ, 錐体骨の硬膜と広く接する (→). dural tail sign もみられる (▶).

臨床と病理

- 頭蓋内脳実質外腫瘍のなかで最も高頻度. 中年女性に好発.
- 90%はテント上 (傍矢状洞, 円蓋部, 蝶形骨縁など), 10%はテント下に発生する.
- WHO分類では grade I〜III に分けられ, 大部分は grade I で予後良好 (まれに悪性あり).

画像所見

- CTでやや高吸収の腫瘤. 石灰化や骨肥厚を伴うことあり (図1a).
- T1WI・T2WIで灰白質とほぼ等信号 (図2). 造影にて強い増強効果がみられ, dural tail sign と呼ばれる硬膜の肥厚像を認める (図1b).
- 腫瘤と脳実質の間に髄液がみられ, T2WIで高信号を呈する (peritumoral band). 脳実質外腫瘍の有力なサインである (図2).
- 外頸動脈の硬膜動脈が栄養血管のことが多く, 1点から放射状に腫瘍血管がみられ, sunburst pattern と呼ばれる.
- 小脳橋角部の髄膜腫は神経鞘腫との鑑別が問題となる (→27頁), 強く造影され, dural tail sign を認めることが多い.

9 下垂体腺腫
pituitary adenoma

▶ 微小腺腫にはダイナミック MRI で同定可能
▶ 大腺腫は視交叉や海綿静脈洞に進展

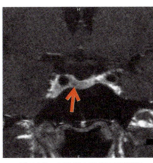

ダイナミック造影 T1WI 冠状断像

図1 下垂体腺腫（microadenoma），51 歳男性
造影による増強効果は周囲の正常下垂体と比較して低い（→）．

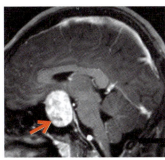

造影後 T1WI 矢状断像

図2 下垂体腺腫（GH・PRL 同時産生腫瘍），20 歳男性
トルコ鞍内から鞍上部にかけて造影で不均一に増強される腫瘍性病変を認める（→）．

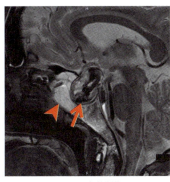 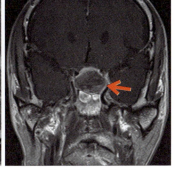

a. T2WI 矢状断像　　　b. 造影後 T1WI 冠状断像

図3 下垂体卒中，31 歳男性
トルコ鞍内から鞍上部に造影後 T1WI 冠状断像（b），T2WI（a）で不均一な信号を認め（→），大部分は血腫と考えられる．内部の増強効果はみられなかった．蝶形骨洞に T2WI で高信号の液体貯留を認める（▶）．

| 表 トルコ鞍上部腫瘤の鑑別

	石灰化	充実成分	囊胞成分	T1WI
下垂体腺腫	まれ	多い	比較的多い	充実部は等信号
頭蓋咽頭腫	多い	多い	多い	囊胞は高信号が多い
ラトケ囊胞	比較的まれ	なし	ある	囊胞は高信号が多い
星細胞腫	まれ	多い	少ない	充実部は低信号

そのほか巨大動脈瘤や髄膜腫も鑑別に挙がる．

臨床と病理

- 下垂体前葉由来の腫瘍．サイズが 10 mm 以下は微小腺腫（microadenoma，図1），大きいものは大腺腫（macroadenoma，図2, 3）と呼ばれる．
- ホルモン産生性腫瘍とホルモン非産生性腫瘍に分けられ，産生ホルモンはプロラクチン（PRL）＞成長ホルモン（GH）＞副腎皮質刺激ホルモン（ACTH）の順である．
- 大腺腫は視交叉や視神経を圧排し，視野障害（両耳側半盲），視力障害，頭痛でみつかることが多く，微小腺腫はホルモンに伴う症状でみつかる．
- 腫瘍内出血のため，頭痛，視力障害，意識障害を起こすことがある（下垂体卒中，図3）．
- トルコ鞍上部にみられる腫瘤の鑑別を表に示す．

画像所見

- 大腺腫は，CT や非造影の MRI で診断できるが，微小腺腫はダイナミック MRI（造影剤を急速静注し，経時的に同一断面を撮像）が有用．
- MRI にて視神経，視交叉の圧排の状態，海綿静脈洞などへの進展を評価する．
- 石灰化の頻度はまれ（2%以下）で，CT での石灰化の有無は頭蓋咽頭腫との鑑別に有用．

くらべてみよう

頭蓋咽頭腫（craniopharyngioma）

- 小児に多い鞍上部腫瘍で，ラトケ囊の遺残上皮が腫瘍化したもの．
- 組織学的にエナメル上皮型と乳頭型に分けられ，前者は 5〜15 歳に，後者は 50 歳以上の成人に多い．
- エナメル上皮型は石灰化，囊胞を伴った充実成分（造影で増強効果）あり．
- 乳頭型では石灰化や囊胞が少なく，造影で増強される充実成分が主体．

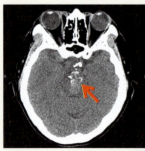 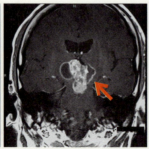 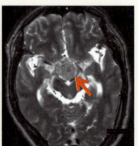

a. 単純CT　　　　b. 造影後 T1WI 冠状断像　　　　c. T2WI

症例

a, b：頭蓋咽頭腫（エナメル上皮型），39歳男性．単純CT（**a**）では鞍上部に石灰化を伴った腫瘤を認める（→）．造影後（**b**）に鞍内から鞍上部によく造影される充実部と囊胞成分を認める（→）．
c：頭蓋咽頭腫（乳頭型），52歳男性．鞍上部〜第3脳室内に，T2WI にて軽度高信号の充実性の腫瘤性病変を認める（→）．

ラトケ嚢胞（Rathke cleft cyst）

- トルコ鞍内にみられる嚢胞性病変．時に鞍上部に進展．
- 通常，無症候性．下垂体機能障害，視機能障害や頭痛を呈することがある．
- 組織学的に内皮が1層の円柱上皮である．内容液のムチンによってT1WIでは高信号のことが多い．
- 石灰化は嚢胞壁に10〜15%にみられる．

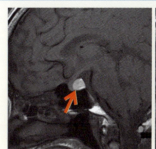
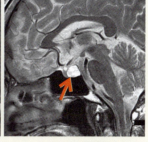

a. T1WI 矢状断像　　b. T2WI 矢状断像

 ラトケ嚢胞，65歳女性．トルコ鞍内に嚢胞性病変がみられる（→）．内容液の粘稠度が高いため，T1WI（a）およびT2WI（b）で高信号を呈する．

リンパ球性下垂体炎（lymphocytic hypophysitis）

- 自己免疫が関与した下垂体の炎症．下垂体前葉にみられ，妊婦や産褥期女性に好発するリンパ球性腺下垂体炎と，男女とも広い年齢層でみられ後葉や下垂体柄を侵し，尿崩症がみられるリンパ球性漏斗神経下垂体炎がある．
- 下垂体・下垂体柄の腫大を認め，均一に強く増強される．硬膜肥厚を認めることもある．

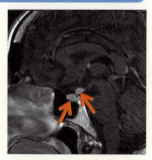

造影 T1WI 矢状断像

 リンパ球性漏斗神経下垂体炎，41歳女性．鞍内から鞍上部，下垂体柄によく増強される腫瘤を認める（→）．

⊙下垂体の発生とラトケ嚢

- 下垂体前葉（腺性）は咽頭上皮の続きであるラトケ嚢から発生する（**図4**）．上皮の遺残が前葉と後葉の中間部に認められることがあり，ラトケ嚢胞と呼ばれる．
- 頭蓋咽頭腫はラトケ嚢の遺残上皮が腫瘍化したものである．

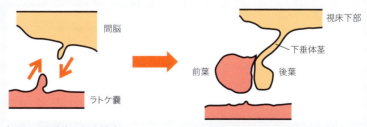

図4　下垂体の発生機序
下垂体前葉（腺性下垂体の一部）は咽頭上壁の続きまでラトケ嚢から発生する．一方，後葉（神経下垂体の一部）は間脳がラトケ嚢の背面に沿って突出することで生じる．

10 松果体部腫瘍
pineal tumors

POINT ▶ 胚腫は松果体部など鞍上部の腫瘍．T1WI・T2WI で脳灰白質と等信号，均一な強い増強効果を認める

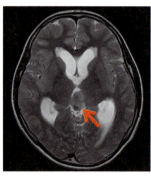
a. T2WI

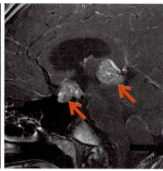
b. 造影 MP-RAGE 矢状断像

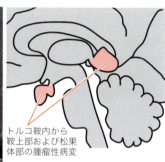
トルコ鞍内から鞍上部および松果体部の腫瘤性病変

図1 松果体胚腫，14歳男性
T2WI（a）ではトルコ鞍内から鞍上部，松果体部に腫瘤性病変がみられる（→）．造影（b）により不均一に増強されている（→）．腫瘍による軽度の閉塞性の水頭症もみられる（a）．

表 胚細胞系腫瘍の種類と腫瘍マーカーによる鑑別

	AFP	HCG
胚腫（germinoma）	−	＋／−
奇形腫（teratoma）	＋／−	−
胎児性癌（embryonal carcinoma）	−	−
卵黄嚢腫瘍（yolk sac tumor）	＋	−
絨毛癌（choriocarcinoma）	−	＋

卵黄嚢腫瘍，奇形腫では AFP が上昇，絨毛癌では HCG が上昇．

臨床と病理
- 松果体およびその周囲から発生する腫瘍は，胚細胞系腫瘍（表）と松果体実質腫瘍に分けられ，前者が大多数．
- 胚細胞系腫瘍（germ cell tumor）は播種を伴いやすく，腫瘍マーカーが上昇．
- 胚腫は本邦に多く，思春期に好発．松果体部腫瘍の約 2/3 を占める．
- 胚腫の 80％は松果体（大部分は男性），20％は鞍上部に発生（男女ほぼ同数）．
- 中脳水道の圧排による水頭症，思春期早発，四丘体の圧排による Parinaud 徴候などで発症．

画像所見
- 境界明瞭な腫瘍で，T1WI・T2WI で脳灰白質とほぼ等信号を示し，造影効果を認める（図1）．
- 胚腫以外の胚細胞系腫瘍は囊胞などを伴い不均一．
- 奇形腫は脂肪，絨毛癌は出血を伴うことが多い．
- 播種は造影 MRI で結節状に強く増強される．

11 髄芽腫
medulloblastoma

▶単純 CT で高吸収，DWI で高信号を呈する．T2WI では等〜淡い高信号，造影にて増強される

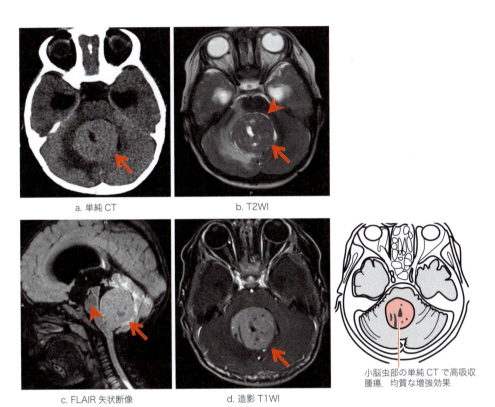

a. 単純 CT　　b. T2WI

c. FLAIR 矢状断像　　d. 造影 T1WI

小脳虫部の単純 CT で高吸収腫瘍，均質な増強効果

図 1　髄芽腫，17 歳男性
小脳虫部に単純 CT（a）で高吸収の腫瘍を認め（→），周囲には低吸収域がみられる．T2WI（b），FLAIR（c）で腫瘍は内部に嚢胞を伴い，脳とほぼ等信号（→）．脳幹や小脳半球を圧排し，右小脳半球には浮腫を認める．T2WI（b）では腫瘍腹側に髄液を認め（▶），第 4 脳室背側〜小脳虫部由来の腫瘍と考えられる．FLAIR（c）では脳幹の圧排を認める（▶）．造影 T1WI（d）では実質部はほぼ均質に造影されている（→）．

臨床と病理

- 小児後頭蓋窩腫瘍のなかで 2 番目に多い（75％は 10 歳以下に発症）．胎児性腫瘍に分類され，悪性度が高い（WHO 分類の grade IV）．
- 小脳虫部に好発し，進行が速く，第 4 脳室を圧排して水頭症をきたしたり，高頻度に髄膜播種がみられる．
- テント上の類似の腫瘍は PNET（primitive neuroectodermal tumor）と呼ばれ，非常に予後不良．

画像所見

- 単純 CT で高吸収（図 1a），石灰化はまれ．
- T2WI で脳と比べ等信号〜淡い高信号（図 1b）．DWI で高信号を示し，高い細胞密度を反映．
- 造影で通常，淡い増強効果を示す（図 1d）．播種は造影 T1WI で結節状の増強効果．
- 小脳正中に位置し，第 4 脳室を充満するため星細胞腫や上衣腫との鑑別がしばしば問題となる．

くらべてみよう

上衣腫（ependymoma，WHO分類のgrade II）

- 小児の後頭蓋窩腫瘍のなかで3番目に多く，5〜10歳に好発．
- 2/3は後頭蓋窩（第4脳室），1/3はテント上（側脳室）にみられる．
- 第4脳室発生の腫瘍は，Luschka孔，Magendie孔を介して小脳橋角槽や大槽に進展．
- 単純CTで約50%に石灰化を認める．
- T2WIで不均一な高信号を呈し，造影T1WIで不均一に増強．
- 髄膜播種もみられ，増強効果を示す．

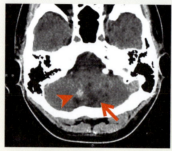 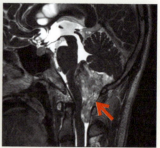

a. 単純CT　　　　　　　　　b. T2WI矢状断像

症例 上衣腫，22歳男性．単純CT（a）では後頭蓋窩正中に低吸収の腫瘍を認め（→），石灰化を伴っている（▶）．T2WI（b）で第4脳室内に脳より高信号の病変を認める（→）．

血管芽腫（hemangioblastoma）

- 若年者に多く，3/4は孤発性，1/4はvon Hippel-Lindau病に関連する．
- 小脳半球に好発し，脊髄や網膜にもみられる．
- 嚢胞と強く増強される壁在結節，もしくは充実性腫瘍を認める．血流が豊富なため，MRIではflow voidとしてみられることあり．

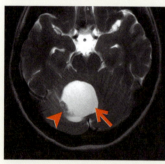 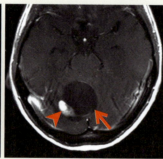 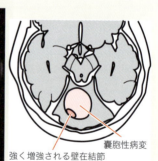

a. T2WI　　　　　　　　b. 造影T1WI　　　　　強く増強される壁在結節／嚢胞性病変

症例 von Hippel-Lindau病に伴う血管芽腫，49歳女性．小脳に嚢胞状病変がみられる（→）．腫瘍本体である壁在結節に増強効果がみられる（▶）．

⊙ von Hippel-Lindau病

癌抑制遺伝子である *VHL* 遺伝子（3p25）の変異による常染色体優性遺伝の神経皮膚症候群．小脳や脊髄の血管芽腫以外に多臓器に腫瘍の合併（網膜血管芽腫，腎癌，副腎褐色細胞腫，膵神経内分泌腫瘍など）がみられる．

12 前庭神経鞘腫
vestibular schwannoma

- 内耳道内から小脳橋角槽に連続する，よく増強される腫瘤
- 内耳道は拡大することがある

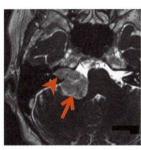
a. T2WI

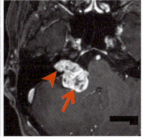
b. 造影 T1WI

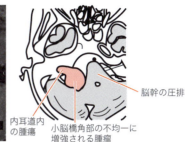
脳幹の圧排
内耳道内の腫瘍
小脳橋角部の不均一に増強される腫瘤

図1 前庭神経鞘腫，59歳女性
T2WI（a）では小脳橋角部に不整な信号の病変を認め，脳幹，小脳を圧迫している（→）．造影T1WI（b）では腫瘍は著明な増強効果を示す（→）．腫瘍は内耳内に進展している（▶）．

臨床と病理
- 小脳橋角部で最多．内耳道内のみに限局する腫瘍もある．
- 神経線維腫症2型（NF2）では通常，両側性．
- 耳鳴，難聴，顔面神経麻痺で発症，大きくなると脳幹や小脳を圧排し，水頭症をきたす場合もある．

画像所見
- CTでは内耳道の拡大を認める．石灰化はまれ．
- T1WIで低信号，T2WIで高信号を示し（図1a），内部に嚢胞を伴うことあり．
- 造影T1WIで強く増強され，内耳道内に限局していたり，内耳道と連続する腫瘤としてみられる（図1b）．
- 小脳橋角部の髄膜腫と鑑別が問題となる（→20頁）．

くらべてみよう

類表皮嚢腫（epidermoid cyst）

- 小脳橋角部に好発し，第4脳室，鞍上部，Sylvius裂，脊椎にもみられる．
- 外胚葉の上皮成分の封入により生じる先天性と，外傷などにより上皮成分の迷入によって起こる後天性がある．
- 壁は扁平上皮で，内部にケラチンやコレステリンがみられ，肉眼的に真珠腫とも呼ばれる．

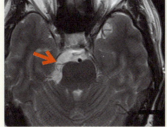
a. T2WI

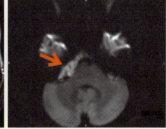
b. DWI

- 通常，脳脊髄液と等信号で，造影にて増強効果なし．脳実質の圧排所見で本疾患が疑われる．
- DWIでは高信号で特徴的．

類表皮嚢腫，45歳女性．T2WI（a）では右の小脳橋角部は拡大し，脳幹を圧排している（→）．腫瘤は均一な高信号を呈し，脳脊髄液と分離できない．DWI（b）で著明な高信号を呈する（→）．

13 転移性脳腫瘍
metastatic brain tumor

POINT
▶ 造影にて結節状やリング状の増強効果を示す
▶ 播種では脳表の増強効果がみられる

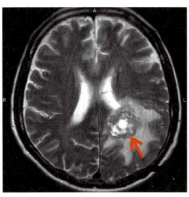
a. T2WI

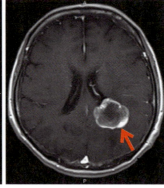
b. 造影後 T1WI

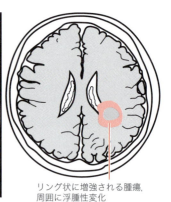
リング状に増強される腫瘍，周囲に浮腫性変化

図1 転移性脳腫瘍（原発：食道癌），61歳男性
T2WI（a）では左頭頂葉の腫瘍は不均一で（→），周囲に浮腫性変化を伴っている．造影後 T1WI（b）ではリング状の増強効果を認める（→）．

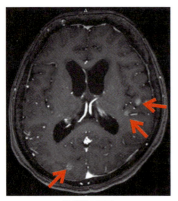
造影後 T1WI

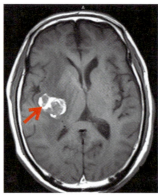
a. T1WI

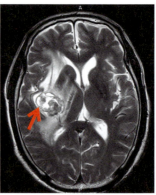
b. T2WI

図2 多発性の転移性脳腫瘍（原発：肺癌），58歳女性
脳内に多発性に腫瘍を認める．小さな腫瘍は点状（→）．T2WI ではいずれもはっきりしなかった．

図3 出血を伴った転移性脳腫瘍（原発：甲状腺癌），68歳女性
右基底核に T1WI（a）では高信号，T2WI（b）では不均一な腫瘤を認め（→），周囲には浮腫もみられる．

臨床と病理

- 脳腫瘍全体の約 15～20％を占める．原発巣の治療効果の向上に伴い増加傾向にある．
- 原発巣としては肺癌が最も多く，乳癌や大腸癌がこれに次ぐ．悪性黒色腫はまれだが，脳転移を起こしやすい．
- 多くは血行性転移で，多発性でテント上の皮髄境界部に多い．
- 腫瘍内に壊死，液化，出血（図3），囊胞化がみられることも多い．
- 腎癌，絨毛癌，悪性黒色腫などの多血性腫瘍は出血を伴うことも多い．

画像所見

- 造影にて結節状やリング状増強効果を示す（図1）．
- 造影MRIは造影CTより転移巣の検出能が高く（図2），転移を疑う場合の第一選択の検査法．
- 多発性の場合が多く，腫瘍の大きさのわりに脳浮腫が強い．
- 一般に腫瘍のMR信号は非特異的だが，悪性黒色腫では出血がなくてもT1WIで高信号を示す．ムチン産生腺癌ではT2WIで低信号がみられる．

くらべてみよう

髄膜播種（meningeal seeding，癌性髄膜炎）

- 原発巣として肺癌や乳癌が多い．
- 脳表軟膜に造影効果がみられる．画像上は他の髄膜炎との鑑別は困難（→37頁）．

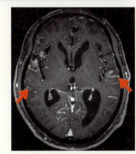

造影後 T1WI

 癌性髄膜炎（悪性黒色腫），65歳男性．大脳脳溝内に造影後T1WIで強い増強効果を認める（→）．

脳悪性リンパ腫（brain malignant lymphoma）

- 脳原発性と二次性の脳浸潤に分けられる．大部分は非ホジキンB細胞リンパ腫で，近年増加傾向．
- 臓器移植後やAIDSなどの免疫能低下者に多い．免疫抑制剤によってEBウイルスが賦活され，発生することがある（posttransplant lymphoproliferative disorder；PTLD）．
- 原発性リンパ腫は深部灰白質や脳室周囲，脳梁に好発．
- 造影にて均一な強い増強効果を示すが，灌流画像では相対的脳血流量（rCBV）は高くない．
- 脳内に多発することが多い．脳梁を介して対称性に広がる（butterfly pattern）こともあり，膠芽腫との鑑別が必要（→19頁）．
- DWIで高信号（低いADC値）を示す．
- 血管内にリンパ腫を認め，多発性の梗塞巣を呈することあり（血管内リンパ腫症）．

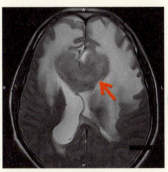 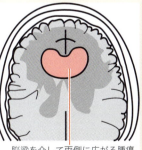 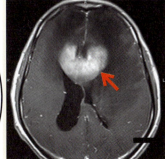

a. T2WI　　　　脳梁を介して両側に広がる腫瘍，均質な増強効果，周囲浮腫　　　　b. 造影T1WI

 脳悪性リンパ腫，71歳男性．T2WI（a）では，脳梁を介してbutterfly状に両側前頭葉に広がる比較的低信号の腫瘍を認める（→）．周囲白質には広範な浮腫がみられる．造影T1WI（b）では均一に増強（→）．

広い範囲で脳を侵す疾患のアプローチ

- 変性，代謝，脱髄，感染症などさまざまな疾患が脳を侵す．特定の解剖部位に特徴的な信号変化や形態変化を示すことがあり，神経学的所見，血液生化学的検査所見と合わせて診断する．原因不明のものも多いが，現在の知見で各疾患の位置づけを把握しておくことが重要である．

1. 変性疾患（図1）

- 神経細胞が徐々に侵されていく疾患の総称．非遺伝性はほとんど原因不明であるが，遺伝性疾患では遺伝子異常が明らかにされつつある．変性の主座により図1のように考える．

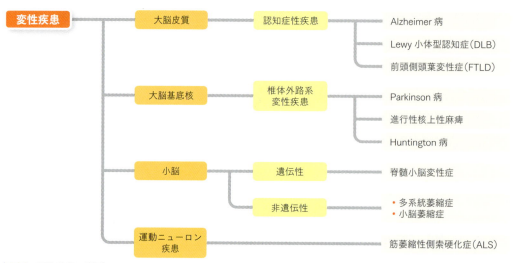

図1 変性疾患の鑑別

2. 脱髄疾患（図2）

- 白質の髄鞘およびoligodendrogliaがさまざまな原因で障害されるもの．

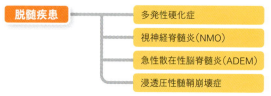

図2 脱髄疾患の鑑別

3. 感染症（図3）

- ウイルス，細菌，真菌，結核などが原因で，脳実質あるいは髄膜が侵されるもの．

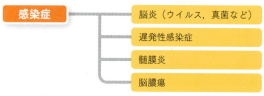

図3 感染症の鑑別

4. 代謝異常および中毒性疾患（図4）

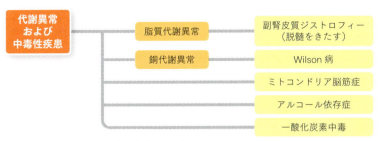

図4 代謝異常および中毒性疾患の鑑別

両側基底核異常の鑑別診断

- 血管周囲腔の拡張，両側性のラクナ梗塞，低酸素血症，一酸化炭素中毒，Creutzfeldt-Jakob病，慢性肝障害，Wilson病などの代謝性疾患など多くの疾患でみられる（図5）．

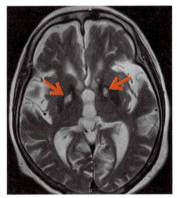

図5 一酸化炭素中毒による両側淡蒼球の異常信号域，89歳女性
両側淡蒼球に対称性の高信号域を認める（→）．

T2WI

両側基底核の強い石灰化の鑑別

- 両側の基底核の石灰化は正常でもみられるが，程度が強い場合，次のような疾患を考える．
  - 副甲状腺機能低下症（偽性も含む）
  - 甲状腺機能低下症などの代謝性疾患
  - Fahr病（図6）

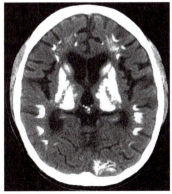

図6 Fahr病，39歳女性
両側基底核，視床，尾状核に広汎に石灰化を認める．

単純CT

14 脊髄小脳変性症
spinocerebellar degeneration (SCD)

- 脳幹，小脳の萎縮
- MSA-C 型では T2WI で橋に十字状の高信号域
- MSA-P 型では被殻萎縮や鉄沈着

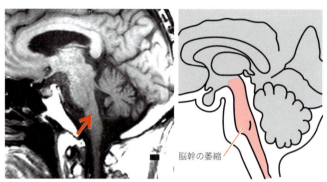

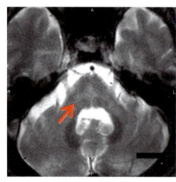
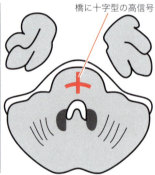

a. T1WI 矢状断像

b. T2WI

図1 オリーブ橋小脳萎縮症（MSA-C），78歳男性
T1WI 矢状断像（a）で橋尾側の萎縮が目立つ（→）．T2WI（b）では小脳は萎縮し，橋に十字型の高信号がみられる（→）．

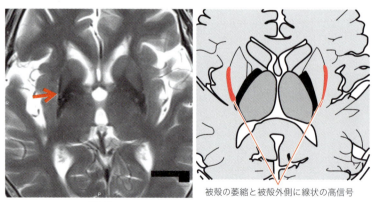

T2WI

図2 線条体黒質変性症（MSA-P），70歳女性
両側被殻（特に右）の萎縮があり，被殻外側に線状の高信号域がみられる（→）．

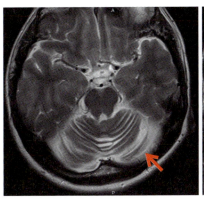
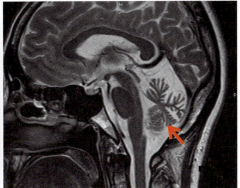

a. T2WI　　　　　　　　　　　　b. T2WI 矢状断像

図3　遺伝性脊髄小脳失調症（SCA）6，42歳女性
小脳半球に萎縮を認める（→）．

表　脊髄小脳変性症の分類

	孤発性	遺伝性
脊髄小脳型（脳幹，小脳の求心路の変性）	多系統萎縮症（MSA）[†]	SCA1, 2, 7
小脳脊髄型（脳幹，小脳の遠心路の変性）		Machado-Joseph, DRPLA
純粋小脳型（小脳皮質の変性）	皮質性小脳萎縮症（CCA）	SCA5, 6
脊髄型（脊髄の変性）		Friedreich 失調症，家族性痙性対麻痺

[†]：多系統萎縮症はMSA-C（OPCA，小脳症状が主），MSA-P（SND, Parkinson症状が主）およびShy-Drager症候群に分けられる．

臨床と病理

- 脊髄小脳変性症は孤発性（非遺伝性）と遺伝性があり，67％は孤発性．孤発性の脊髄小脳変性症には多系統萎縮症（MSA）と皮質性小脳萎縮症があり，多系統萎縮症が64％を占める（表）．
- MSAはオリーブ橋小脳萎縮症（OPCAもしくはMSA-C，80％），Shy-Drager症候群（SDS，15％）および線条体黒質変性症（SNDもしくはMSA-P，5％）の3病型に分類．
- MSA-C型（OPCAに相当）は小脳症状で発症し，MSA-P型（SNDに相当）はパーキンソン症状で発症する．いずれの場合も初期から自律神経障害あり．
- 遺伝性脊髄小脳失調症（SCA）は本邦ではSCA3（Machado-Joseph病），SCA6，SCA31，DRPLA（歯状核赤核淡蒼球ルイ体萎縮症）の順に多い．

画像所見

- 脳幹（特に橋下部），小脳の萎縮（図1〜3）．
- MSA-C型では脳幹（特に橋下部），小脳の萎縮に加え，T2WIで橋に十字型の高信号域（cross sign，図1），MSA-P型では被殻萎縮や鉄沈着（図2），T2WIでの被殻外側部の線状高信号域．

15 Alzheimer病，認知症性疾患
Alzheimer's disease and dementia

> POINT
> ▶ Alzheimer病：海馬〜頭頂葉の萎縮・血流低下
> ▶ 前頭側頭葉変性症：強い前頭葉，側頭葉の萎縮・血流低下
> ▶ Lewy小体型認知症：萎縮は軽度だが，後頭葉の萎縮・血流低下・^{123}I-MIBGの心筋への集積低下

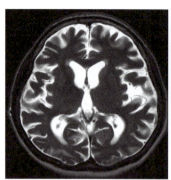
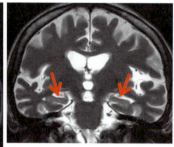
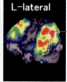
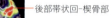

a. T2WI　　b. T2WI冠状断像　　c. 脳血流SPECT画像（3D-SSP画像，血流低下部が描出されている）

図1　Alzheimer病，49歳女性
MRI（a, b）では脳は全体的に萎縮し，海馬の萎縮もみられる（→）．3D-SSP（3D stereotactic surface projections）画像（c）では標準脳に比較して両側後部帯状回楔前部，側頭葉〜頭頂連合野，前頭葉の著明な血流低下を認める．

表　認知症をきたす疾患の鑑別

	萎縮部位および血流低下	特徴
Alzheimer病	海馬，頭頂葉後部	
前頭側頭葉変性症（Pick病）	前頭葉，側頭葉に強い	人格変化が目立つ
Lewy小体型認知症	海馬，扁桃体，後頭葉に軽度	^{123}I-MIBGの心筋への集積低下
脳血管性認知症	特異的萎縮なし	大脳白質，基底核の脳血管障害

臨床と病理

- 認知症の原因としてはAlzheimer病が最も多く，それ以外に前頭側頭葉変性症，Lewy小体型認知症（DLB），脳血管性認知症が代表的（表）．そのほか皮質基底核変性症，進行性核上性麻痺，正常圧水頭症，Creutzfeldt-Jakob病なども原因となる．
- 病理組織学的には神経細胞の脱落，老人斑（βアミロイド），神経原線維変化（tau蛋白）がみられ，全般的脳萎縮を示す．

画像所見

- 病早期にはCTやMRIでは異常所見はないが，進行すると脳血流低下や萎縮が起こる．
- Alzheimer病では海馬・扁桃体や頭頂葉後部の萎縮，側頭頭頂葉，後部帯状回の血流低下がみられる（図1）．
- アミロイドPETはアミロイド斑の早期検出に有用．
- 前頭側頭葉変性症では強い前頭葉，頭頂葉の萎縮や血流低下を認める．
- Lewy小体型認知症では萎縮は軽度だが，後頭葉の萎縮，血流低下を認め，^{123}I-MIBGの心筋集積低下が特徴的．

くらべてみよう

進行性核上性麻痺（progressive supranuclear palsy；PSP）

- 初老期に発症する原因不明の変性疾患．易転倒性，核上性注視麻痺，パーキンソニズム，認知症などを認める．
- 中脳被蓋，上丘の萎縮（矢状断像で中脳被蓋の上方への膨らみが消失する：皇帝ペンギンサイン）．

 症例　進行性核上性麻痺，72歳女性．中脳被蓋の萎縮を認める（→，皇帝ペンギンサイン）．

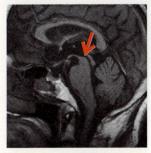

T1WI 矢状断像

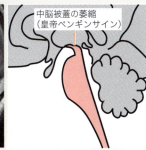

中脳被蓋の萎縮（皇帝ペンギンサイン）

特発性正常圧水頭症（idiopathic normal pressure hydrocephalus；iNPH）

- 髄液循環障害が原因で脳室拡張をきたし（髄液圧は正常），歩行障害・認知障害・尿失禁などを呈する症候群．可逆性の認知症の原因の1つとして重要．
- くも膜下出血，髄膜炎，外傷などによるくも膜の癒着が原因の，脳室外のくも膜下腔での髄液吸収障害による交通性水頭症（二次性）が90％，特発性は10％．

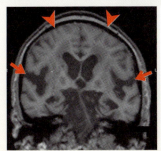

T1WI 冠状断像

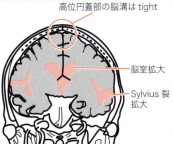

高位円蓋部の脳溝は tight　脳室拡大　Sylvius 裂拡大

- 特発性では脳室拡大〔Evans index（側脳室前角幅／頭蓋内腔幅）＞0.3〕と Sylvius 裂開大がみられる一方，高位円蓋部の脳溝は狭小化する．
- 二次性では Sylvius 裂開大なし．
- 髄液の上衣下拡散により脳室周囲に T2WI，FLAIR で高信号域（periventricular lucency；PVL）がみられる．
- 脳槽シンチグラフィでは早期から脳室内に RI の逆流がみられたり，24時間後も Sylvius 裂や半球間裂前方，脳室に集積が残存する．

 症例　iNPH，78歳男性．脳室拡大がみられ，Sylvius 裂も拡大している（→）．そのわりに高位円蓋部の脳溝は tight である（▷）．Evans index＞0.3 を満たし，脳梁角は約80度と鋭角となっている．

⦿閉塞性水頭症

閉塞部より上位の脳室が拡大する疾患で，先天性のほかに腫瘍による圧迫，髄液の分泌過剰，吸収障害によるものがある．急性期の水頭症では脳室が丸みを帯びて拡大し，くも膜下腔は狭小化し，PVL がみられる．

⦿ 123I-MIBG 心筋シンチグラフィ

心筋の交感神経終末に集積する．Parkinson 病や Lewy 小体型認知症では交感神経系の機能低下がみられ，取り込みが低下する．

16 多発性硬化症
multiple sclerosis (MS)

▶ 脳室周囲や脳梁，脳幹，脊髄の T2WI 高信号（脱髄斑）
▶ 視神経脊髄炎は視神経炎＋脊髄炎＋脳室周囲の脳病変

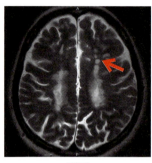

T2WI

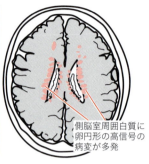

側脳室周囲白質に卵円形の高信号の病変が多発

図1 多発性硬化症，39 歳女性
側脳室周囲白質に卵円形の高信号病変が多発する（→）．

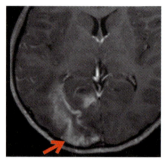

造影 T1WI

図2 tumefactive MS，8 歳女児
右後頭葉に脳回に沿ったリング状の増強効果域を認める（→）．腫瘍性病変との鑑別が問題となる．

臨床と病理

- 自己免疫，ウイルス感染との関連が考えられており，白質領域に脱髄斑（プラーク）が時間的，空間的に多発する．
- 好発年齢は 15〜50 歳でやや女性に多く，脳室周囲や脳梁，視神経，脳幹，脊髄に好発．

画像所見

- T2WI で脳室周囲白質に卵円形（脳室壁と垂直方向）の高信号域（図1）．
- 活動性病変は造影 T1WI で増強効果を示す．
- mass effect をもち，脳腫瘍のような像を呈することもある（tumefactive MS，図2）．
- 慢性期に病変が空洞化した場合は T1WI で低信号，T2WI で高信号を示す．治療により異常信号域がすべて消失する場合あり．

くらべてみよう

視神経脊髄炎（neuromyelitis optica；NMO，Devic 病）

- 細胞に水を透過させる蛋白質（アクアポリン4）を攻撃する抗体が血中に出現する自己免疫性疾患．
- 球後視神経炎と急性横断性脊髄炎＋脳病変．
- 脊髄病変は3椎体以上にわたり脊髄中心管周囲に T2WI で高信号．
- 脳病変はアクアポリン4が分布する第3，4脳室や中脳水道周囲，視床下部，延髄背側および視神経に認める．

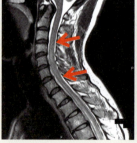

a. T2WI 矢状断像

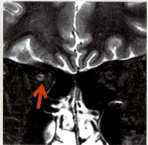

b. STIR 冠状断像

症例 NMO，51 歳女性．T2WI（a）では頸髄はやや腫大し，脊髄に高信号域を認める（→）．STIR（b）で右視神経に高信号域を認める（→）．

17 頭蓋内感染症（髄膜炎，脳膿瘍ほか）
intracranial infection (meningitis, brain abscess)

POINT
- ▶ 髄膜炎：脳槽やくも膜下腔の狭小化と増強効果
- ▶ 脳膿瘍：リング状増強効果，DWI で高信号

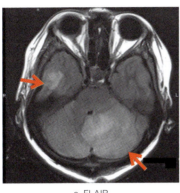
a. FLAIR

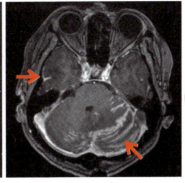
b. 造影 T1WI

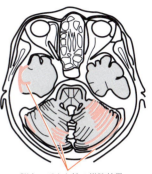
脳表のびまん性の増強効果

図1　クリプトコッカス性髄膜脳炎，34 歳女性
FLAIR（a）で大脳，小脳に高信号域を認める（→）．造影 T1WI（b）で小脳半球表面および両側側頭葉の髄膜のびまん性の増強効果がみられる（→）．

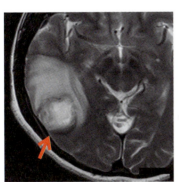
a. T2WI

周囲に浮腫
リング状の被膜
内腔は DWI で著明な高信号

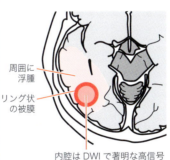
b. 造影 T1WI

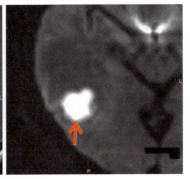
c. DWI

図2　脳膿瘍，47 歳女性
T2WI（a）で低信号のリング状の被膜を認め（→），周囲には浮腫が著明である．造影 T1WI（b）で被膜はリング状に増強される（→），DWI（c）では内容液は著明な高信号を呈し（→），脳腫瘍との鑑別に有用である．

臨床と病理

1. 髄膜炎
- 軟膜，くも膜の感染症で，化膿性，ウイルス性，結核性，真菌性，癌性（→29頁）に分けられる．
- 化膿性は，小児ではインフルエンザ菌，髄膜炎菌，成人では肺炎球菌が多い．
- 結核性では，脳底髄膜炎を起こし，穿通動脈の閉塞による脳梗塞を合併することがある．

2. 脳膿瘍
- 脳実質の限局性化膿性炎症で，血行性（感染性心内膜炎からが多い），髄膜炎からの二次感染が多い．
- 原因菌はレンサ球菌，ブドウ球菌，大腸菌など．
- 最初は脳実質の炎症で皮髄境界に生じ，周囲被膜が形成され，内部に膿を入れる．
- 被膜の内側は細胞浸潤や肉芽組織，外側は反応性のグリオーシスから成る．
- 不定愁訴で画像検査を施行され，初めてみつかることもある．

画像所見

1. 髄膜炎
- 脳底槽やくも膜下腔の狭小化と造影剤による脳表の増強効果を認める（図1, 2）．
- 水頭症や脳梗塞，硬膜下水腫を合併することがある．

2. 脳膿瘍
- 壁は薄く，造影にてリング状増強効果（図2b）を示す．転移や膠芽腫と鑑別を要する．
- T2WIで壁はフリーラジカルにより低信号を示す（図2a）．
- 内腔の膿は高い粘稠度のため，DWIで著明な高信号（低ADC値）を示す（図2c）．

くらべてみよう

単純ヘルペス脳炎（herpes simplex encephalitis）

- 1型単純ヘルペスウイルスの感染による出血性壊死性脳炎．
- 小児から成人まで広い年齢層でみられ，精神症状が強い．
- 病変は大脳辺縁系（側頭葉，前頭葉底部，島皮質，帯状回）に好発，頻度は一側性＞両側性．
- 側頭葉に好発し，T2WIで高信号や局所の腫大がみられる．出血を合併することあり．
- 不整な増強効果あり．

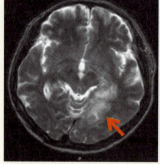
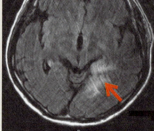

a. T2WI　　　b. FLAIR

症例 単純ヘルペス脳炎，65歳男性．左側頭葉内側から左後頭葉内側にかけて高信号病変がみられる（→）．造影効果は認めなかった．

Creutzfeldt–Jakob 病（Creutzfeldt–Jakob disease；CJD）

- 初老期に好発し，ミオクローヌスと急速に進行する認知症を特徴とする．
- プリオン蛋白の感染によって起こり，病理学的には大脳白質と基底核の神経細胞消失とグリオーシス，海綿状変化である．
- 孤発性・家族性・医原性・変異型〔ウシ海綿状脳症（bovine spongiform encephalopathy；BSE）の感染〕に大別され，多くは孤発性．
- 急速に進行する大脳萎縮が特徴．
- 病初期から T2WI，FLAIR，DWI で皮質や基底核・視床に高信号域．

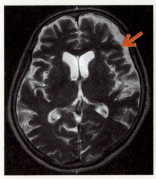
a. T2WI

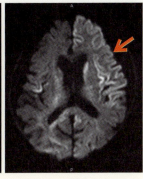
b. DWI

症例　Creutzfeldt–Jakob 病，79 歳女性．T2WI（a）で左の前頭葉を中心に萎縮を認める（→）．DWI（b）では皮質優位の高信号域がみられる（→）．

進行性多巣性白質脳症（progressive multifocal leukoencephalopathy；PML）

- JC ウイルスの感染による．大脳皮質下白質などに，広範な脱髄巣を形成．
- AIDS（aquired immunodeficiency syndrome）の 4〜7％でみられ，中枢神経系の日和見感染として最多．
- 大脳皮質下白質に多発性に T1WI で低信号，FLAIR，T2WI で高信号の病変を認める．増強効果なし．

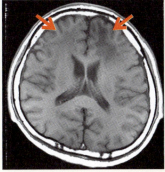
a. T1WI

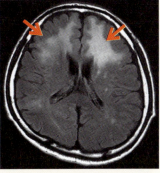
b. FLAIR

症例　進行性多巣性白質脳症，47 歳男性．両側前頭葉皮質下白質に広範に T1WI（a）で低信号域，FLAIR（b）で高信号域を認める．

頭部外傷・先天性奇形のアプローチ

頭部外傷の鑑別

- 頭部の外傷は，傷の程度や部位により，打撲による皮下血腫（こぶ），帽状腱膜下血腫，骨膜下血腫，挫創，骨折，頭蓋内出血（硬膜外，硬膜下，脳内血腫），脳挫傷などが挙げられる．
- 脳震盪のような意識障害が6時間以上続く場合，びまん性軸索損傷を疑う．
- 硬膜は頭蓋骨に固く付着しており（図1），硬膜外血腫は境界明瞭で，凸レンズ状だが，硬膜下血腫は境界不明瞭な三日月型となることが多い（表）．

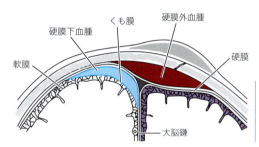

図1 頭蓋内血腫の発生部位
硬膜は頭蓋骨に固く付着している．そのため硬膜外血腫（硬膜と頭蓋骨の間）は境界明瞭で，凸レンズ状だが，硬膜下血腫（硬膜とくも膜の間）は境界不明瞭な三日月型となることが多い．また硬膜下血腫は縫合線は越えるが，大脳鎌や小脳テントは越えない．

表 硬膜外血腫と硬膜下血腫の鑑別

	血腫の形態	破綻血管	頭蓋骨骨折の合併
硬膜外血腫	凸レンズ型で限局性，境界明瞭 正中（大脳鎌）を越えることあり 縫合線は越えない	硬膜動脈	多い
硬膜下血腫	三日月状で脳表に沿って進展，境界不明瞭 正中（大脳鎌）を越えないが，縫合線は越えることあり	架橋静脈	

先天性奇形の鑑別

- 成因によって図2のように分ける．

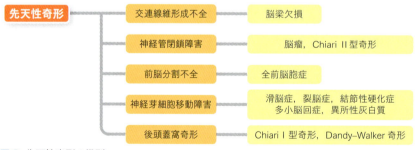

図2 先天性奇形の鑑別

⦿神経皮膚症候群

外胚葉の発生異常のため，神経と皮膚に異常を認める遺伝性疾患．常染色体優性遺伝が多い．神経線維腫症，結節性硬化症，von Hippel-Lindau病，Sturge-Weber症候群などが代表的．

18 頭部外傷
head injury

> ▶硬膜外血腫：凸レンズ型で限局性，骨折を合併することあり
> ▶硬膜下血腫：三日月型または凸レンズ型で脳表に沿う．時に鏡面形成がみられる

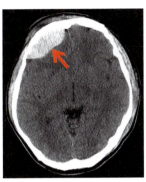
a. 単純CT

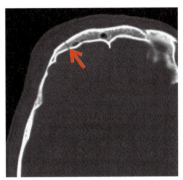
b. 単純CT 骨条件

図1 硬膜外血腫，26歳男性
単純CT（a）では右前頭部に頭蓋骨に接する凸レンズ型の高吸収域がみられ（→），硬膜外血腫の特徴的所見である．骨条件（b）では頭蓋骨に骨折がみられる（→）．

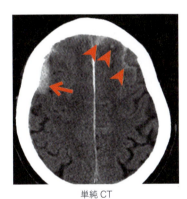
単純CT

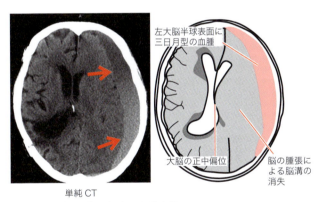
単純CT

図2 急性硬膜下血腫，64歳男性
右前頭部に急性硬膜下血腫を認める（→）．左前頭葉に脳挫傷を認め，外傷性のくも膜下出血も合併している（▶）．

図3 左慢性硬膜下血腫，82歳女性
左大脳半球表面に広汎に広がる三日月型の血腫を認める（→）．左側脳室は圧排され，右方向への正中偏位もみられる．

臨床と病理

1. 硬膜外血腫（extradural hematoma）
- 外傷性が多く，中硬膜動脈や硬膜静脈洞の破綻によって生じ，頭蓋骨骨折を伴う（図1）．
- 受傷直後に意識清明期（lucid interval）がみられることがある．
- 通常テント上に発生し，側頭から頭頂部に好発する．
- 小児では後頭蓋窩にみられることがあり，テント上下に広がりやすい．

2. 硬膜下血腫（subdural hematoma）
- 急性は外傷性が多く，慢性は軽微な外傷後などに数週間経ってから生じやすく高齢者に多い．
- 小児にみられた場合，虐待の可能性を考える．
- 脳表と硬膜静脈洞を結ぶ架橋静脈（bridging vein）や小皮質動脈（静脈）の破綻による．

- 急性硬膜下血腫は脳挫傷を伴うことが多く，受傷直後より意識障害がみられることが多い．
- 脳動脈瘤破裂，シャント後，低髄圧，凝固系異常，幼児虐待でもみられる．
- 脳の腫張によって，脳ヘルニアを合併することがある．
- 硬膜下水腫から硬膜下血腫に移行することがある．

画像所見（→ 40 頁の図 1 および表）

- 硬膜外血腫は単純 CT で凸レンズ型の高吸収域または高吸収/低吸収域を示す（図 1a）．
- 硬膜下血腫は単純 CT で三日月型，または凸レンズ型の高吸収域，低吸収域や液面形成がみられることがある（図 2，3）．
- 硬膜下血腫は硬膜とくも膜の間にあり（→ 40 頁の図 1），正中には矢状鎌があるため正中を越えない．
- 一方，硬膜外血腫は骨と硬膜の間にあり正中を越えて広がることがある．
- 単純 CT の骨条件で骨折の有無，範囲を評価する（特に硬膜外血腫において，図 1b）．
- 受傷直後の CT では血腫が少量の場合や同定できない場合があるため，経過観察が必要．

くらべてみよう

脳挫傷（cerebral contusion）

- 脳が頭蓋骨に衝突し衝撃側に起こる直撃損傷（coup injury）と反対側に起こる対側損傷（contrecoup injury）がある．
- 側頭葉前部，前頭葉下面，Sylvius 裂の上下の皮質に好発．
- 脳皮質は白質に比べ血管に富むため，出血を伴いやすい．
- 急性期には，CT で脳浮腫による低吸収域内に点状ないし斑状の出血による高吸収域を認める．

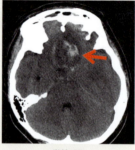

単純 CT

 脳挫傷，18 歳女性．前頭葉底部正中に出血を伴った低吸収域を認める（→）．周囲脳は腫脹している．

びまん性軸索損傷（brain contusion and diffuse axonal injury；DAI）

- 頭部の回転加速により脳白質にみられる剪断損傷（shearing injury）．CT ではあまり所見がないにもかかわらず，意識障害が遷延する場合に疑う．
- 脳梁，中脳，橋上部，内包，傍矢状部の大脳皮質下白質に好発し，MRI で脳挫傷や出血がみられる．
- 微小出血の検出には T2*WI が有用．非出血例では DWI も早期検出に有用．

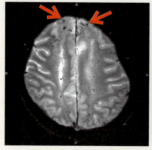
T2*WI

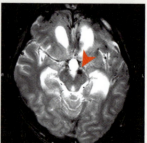
T2*WI

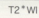 びまん性軸索損傷，19 歳男性．脳内に多発性に微小血腫と考えられる低信号を認める（→）．中脳左腹側にも小血腫を認める（▶）．

19 脳奇形
brain malformation

▶脳梁形成不全：部分欠損では後方が欠損．脂肪腫を合併することがある
▶Dandy–Walker 奇形：第 4 脳室の囊胞状拡張，小脳虫部の欠損

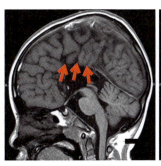
a. T1WI 矢状断像

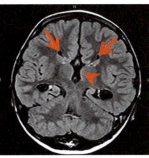
b. FLAIR 冠状断像

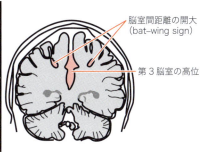
脳室間距離の開大（bat–wing sign）
第 3 脳室の高位

図 1 脳梁欠損症，6 歳男児
T1WI 矢状断像（a）では脳梁の欠損を認め，帯状回が第 3 脳室に向かって放射状に走行している（→）．FLAIR 冠状断像（b）では脳室間距離の開大（いわゆる "bat–wing sign"，→），第 3 脳室の高位がみられる（▶）．

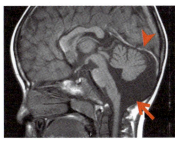
a. T1WI 矢状断像

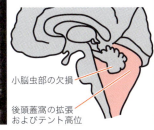
小脳虫部の欠損
後頭蓋窩の拡張およびテント高位

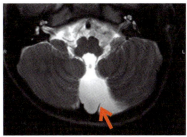
b. T2WI

図 2 Dandy–Walker 奇形，2 歳男児
後頭蓋窩の拡張（→）およびテント高位を認める（▶）．小脳虫部下部は欠損している．

臨床と病理

1．脳梁形成不全
- 脳梁線維の交叉障害による脳奇形で，脳梁欠損と低形成がある．
- 脳梁は膝部前部から膨大部（splenium）に向かって形成され，最後に吻部が生じる．そのため，脳梁膨大部・体部後部の形成不全が多い．
- 他の奇形や脂肪腫，半球間囊胞を合併することあり．

2．Dandy–Walker 奇形
- 小脳虫部完全欠損あるいは低形成，第 4 脳室の囊胞状拡張，後頭蓋窩の拡大が 3 徴である．
- 80％に水頭症をきたし，しばしば中枢神経（脳梁形成不全，多小脳回症など）や多臓器奇形を合併する．
- 囊胞と小脳低形成のみを認めるものを Dandy–Walker complex と呼ぶ．

画像所見

1．脳梁形成不全
- MRI 矢状断像で帯状回の形成不全による半球内側面の脳回の放射状配列がみられる（図 1a）．
- 第 3 脳室が挙上し，左右の側脳室が離解して冠状断像で bat–wing sign を呈する（図 1b）．
- 脳梁膨大部・体部後部の形成不全に伴い，三角部から後角の拡張がみられる．

2. Dandy-Walker 奇形

- 小脳虫部の欠損あるいは低形成，小脳半球低形成（図2）．
- 第4脳室は嚢胞状に拡張し，小脳テントは挙上し，後頭蓋窩は増大している．

くらべてみよう

Chiari 奇形（Chiari malformation）

- I〜III型に分類され，I型は頭蓋脊椎移行部の骨形成不全，II型，III型は神経管閉鎖障害による先天脳奇形である．
- Chiari I型奇形は小脳扁桃が大孔より5mm以上尾側に偏位し，脊髄空洞症を高頻度に合併（→51頁）．
- Chiari II型奇形（Arnold-Chiari 奇形）は後頭蓋窩が低形成で，小脳や延髄の偏位や変形，中脳蓋の変形，テント上奇形，二分脊椎や脊髄髄膜瘤，水頭症を伴う．

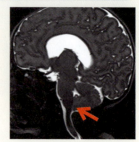
T2WI 矢状断像

 Chiari II型奇形，13歳女性．後頭蓋窩が小さく，脳幹は下垂している（→）．小脳テントや静脈洞交会は低位で，脳梁の形成不全を伴っている．

異所性灰白質（ectopic gray matter）

- 神経芽細胞の遊走障害により，白質内に灰白質が取り残されたもの．
- てんかんや認知機能障害がみられる．

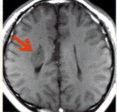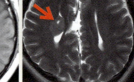

a. T1WI　　b. T2WI

 異所性灰白質，24歳男性．右側脳室壁に接してT1WI（a），T2WI（b）で灰白質と等信号の腫瘤を認める（→）．脳梁欠損も合併し，側脳室が平行に走行する．

くも膜嚢胞（arachnoid cyst）

- 先天性の嚢胞で，嚢胞の被膜はくも膜から成り，内部に髄液と同様の液体を含む．
- 発生部位は中頭蓋窩が最も多く，Sylvius 裂，後頭蓋窩，大脳円蓋部表面などにもみられる．
- 脳脊髄液と等信号強度の腫瘤で mass effect は通常軽微．
- 類表皮嚢腫との鑑別が問題となるが，類表皮嚢腫はDWIで高信号となる．

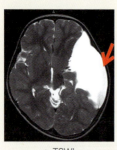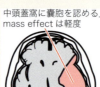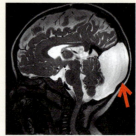

中頭蓋窩に嚢胞を認める．
mass effect は軽度

a. T2WI　　　　　　　　　　　　b. T2WI 矢状断像

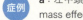 a：左中頭蓋窩のくも膜嚢胞，3歳男児．左中頭蓋窩にT2WIで著明な高信号の嚢胞を認める（→）．mass effect を認め，左大脳半球を内側に圧排している．
b：後頭蓋窩のくも膜嚢胞，1歳男児．後頭蓋窩にT2WIで著明な高信号の嚢胞を認める（→）．小脳虫部の欠損や低形成は認めない（Dandy-Walker 奇形との違い）．

20 神経線維腫症
neurofibromatosis

POINT
- NF1：視神経や脳脊髄の神経膠腫を合併し，深部灰白質や白質の過誤腫様病変
- NF2：両側聴神経鞘腫が特徴的

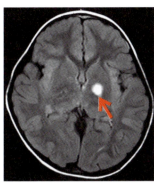 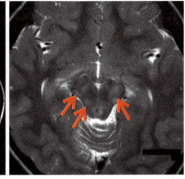 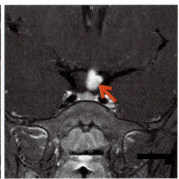

a. FLAIR　　　　　　　　　　b. T2WI　　　　　　　　　　c. 造影 T1WI 冠状断像

図1　NF1，過誤腫様病変と視神経膠腫疑い，5歳女児
FLAIR（a）で左淡蒼球，T2WI（b）で中脳に高信号の腫瘤様病変（過誤腫様病変）を認める（→）．造影 T1WI（c）では視索に強く均一な増強効果を認める腫瘍（神経膠腫）がみられる（→）．

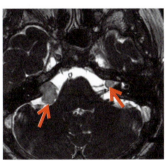 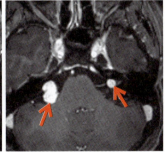

a. T2WI　　　　　　　　b. 造影 T1WI

図2　NF2，53歳女性
右小脳橋角部および左の内耳道内に T2WI（a）で脳より高信号，造影 T1WI（b）にて均一に増強される腫瘤がみられる（→）．

臨床と病理
- いずれも常染色体優性遺伝だが，半数が突然変異で発症．
- NF1（von Recklinghausen 病）は全身に神経線維腫が多発，骨格異常（側彎，四肢の偽関節など）を合併．
- NF2 は両側聴神経鞘腫．他の脳神経や末梢神経の神経鞘腫，髄膜腫や脊髄上衣腫，若年性白内障も合併．

画像所見
- NF1 では中枢神経に視神経膠腫，脳脊髄の神経鞘腫，深部灰白質や白質に過誤腫様病変がみられる（図1）．
- NF2 では，造影 MRI で両側性の聴神経鞘腫（図2）．

memo　その他の頻度の高い神経皮膚症候群

⦿ von Hippel–Lindau 病
　→ 26 頁

⦿ Sturge–Weber 症候群
　軟膜の血管腫により脳回に沿った石灰化（tram–track sign），顔面血管腫を認める．

21 結節性硬化症
tuberous sclerosis

▶脳室壁の石灰化（上衣下結節），上衣下巨細胞性星細胞腫，皮質結節が特徴的

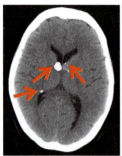
a. 単純 CT

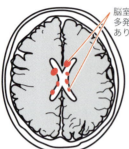

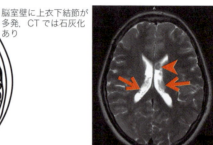
b. T2WI

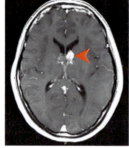

c. FLAIR

d. 造影 T1WI

図1 結節性硬化症，24歳女性
単純 CT（a）では石灰化した上衣下結節が多発（→），T2WI（b）では脳室壁に多発性に結節を認める（→）．石灰化が強い結節は低信号である（▶）．FLAIR（c）では皮質結節が高信号を呈している（→，▶）．造影 T1WI（d）では左側脳室前角内に上衣下巨細胞性星細胞腫がみられ，増強効果を呈している（▶）．

臨床と病理

- 多臓器に過誤腫や腫瘍が発生する神経皮膚症候群．常染色体優性遺伝だが，孤発例が多い（70％）．
- 脳のほか，皮膚，眼，肺，腎，心臓などに病変を合併する．
- 上衣下巨細胞性星細胞腫は本症の5〜15％にみられ，上衣下結節が腫瘍化したものと考えられている．Monro 孔付近に好発する．

画像所見

- 側脳室壁から脳室内に突出する石灰化を伴った上衣下結節（図1a）．
- T2WI や FLAIR で高信号の皮質結節や白質病変（図1b, c）．
- 造影にて上衣下巨細胞性星細胞腫は強く増強される（図1d）．

⊙結節性硬化症の脳外病変
肺のリンパ脈管筋腫症（→102頁）と腎の血管筋脂肪腫（→199頁）の頻度が高い．

脊髄画像のアプローチ

脊髄の正常解剖

- 外側（白質）は脂質に富むミエリンのため，T1WIで白っぽく，T2WIでは髄液に比して黒っぽい．
- 脊髄神経は神経根として椎間孔を通って脊柱管外へ出る（図1）．
- 脊髄は肋間動脈の枝である根動脈から分岐する1本の前脊髄動脈と2本の後脊髄動脈から栄養される（図2）．Adamkiewicz動脈は根動脈のなかで最大のものであり，Th9～12の間で起始する．
- 胎生期は脊髄は仙骨レベルまでみられるが，生後2か月でL1～2レベルとなる．脊髄の頭側移動が阻止されると脊髄が低位に留まる（係留脊髄→52頁）．

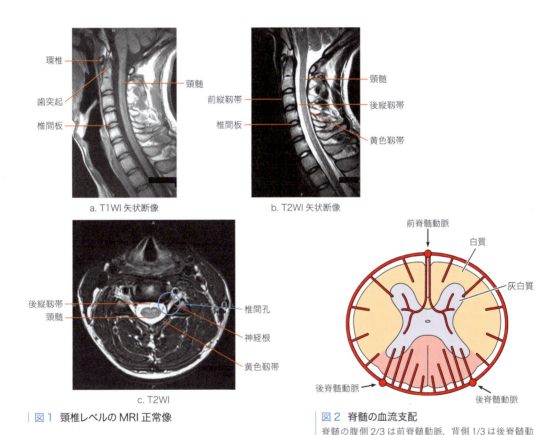

図1 頸椎レベルのMRI正常像

図2 脊髄の血流支配
脊髄の腹側2/3は前脊髄動脈，背側1/3は後脊髄動脈に灌流される．

脊髄病変の鑑別診断

- 主な脊髄内病変を図3に示す．

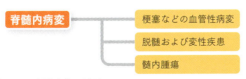

図3 脊髄病変の鑑別

22 脊髄腫瘍
spinal tumors

POINT
- 髄内腫瘍：脊髄の腫大
- 神経鞘腫：ダンベル型，椎間孔は拡大
- 髄膜腫：dural tail sign 陽性

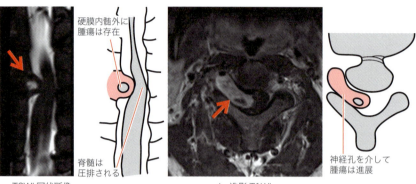

a. T2WI 冠状断像　　　　　　　　　b. 造影 T1WI

図1　硬膜内髄外腫瘍・神経鞘腫，61歳男性
T2WI（a）で硬膜内髄外に腫瘍を認め，内部に囊胞変性がみられる（→）．脊髄は腫瘍により左側へ圧排されている．造影T1WI（b）では，腫瘍は良好に造影され右椎間孔を介して脊柱管の内外に進展している（ダンベル型，→）．

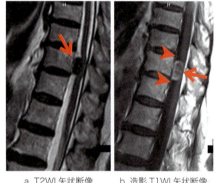

a. T2WI 矢状断像　　b. 造影 T1WI 矢状断像

図2　硬膜内髄外腫瘍・髄膜腫，75歳女性
T2WI（a）で硬膜内で脊髄を前方から圧排する腫瘍を認める（→）．造影T1WI（b）では腫瘍は良好に増強され（→），硬膜に広く接しており，dural tail sign もみられる（▶）．

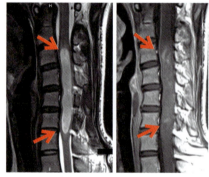

a. T2WI 矢状断像　　b. 造影後 T1WI 矢状断像

図3　髄内腫瘍・上衣腫，50歳女性
T2WI（a）で脊髄は腫大し，髄内に高信号を呈する境界明瞭な腫瘍を認める（→）．造影後T1WI（b）ではまだら状の軽度の増強効果を認める（→）．

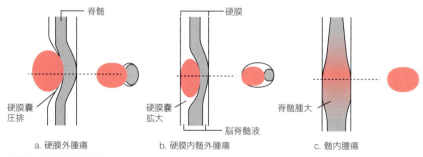

a. 硬膜外腫瘍　　b. 硬膜内髄外腫瘍　　c. 髄内腫瘍

図4　脊髄腫瘍の分類

臨床と病理

- 脊髄腫瘍は**硬膜外腫瘍**，**硬膜内髄外腫瘍**，**髄内腫瘍**に分けられ（図4），この分類から腫瘍がおおよそ推定可能．
  - 硬膜外腫瘍（全体の40％）：頻度順に転移性腫瘍＞神経鞘腫．
  - 硬膜内髄外腫瘍（同50％）：頻度順に神経鞘腫＞髄膜腫（中年女性に好発）．
  - 髄内腫瘍（同10％）：上衣腫，星細胞腫，血管芽腫で90％を占める．
- 神経鞘腫は，後根から発生することが多く，硬膜内外に広がるが，髄膜腫は硬膜内に限局することが多い．
- 神経鞘腫は神経線維腫症2型（NF2）の患者では多発する．
- 髄内腫瘍では上衣腫が最も多く（60％，中年に好発），星細胞腫が続く（30％，小児では最も多い）．

画像所見

- 神経鞘腫：椎間孔は拡大し，硬膜内外にわたる腫瘍では**ダンベル型**を示す（図1）．囊胞変性が多い．
- 髄膜腫：CTで石灰化を認めることあり．硬膜と広く接し，**dural tail sign** 陽性（図2）．
- 神経鞘腫と髄膜腫の鑑別は表参照．
- 髄内腫瘍：脊髄は腫大し，T2WIで高信号（図3），周囲には浮腫がみられる．空洞症を伴うこともある．
- 上衣腫：造影にて境界は明瞭で強い増強効果，腫瘍内部に囊胞または壊死による高信号がみられる（図3）．
- 星細胞腫：境界不明瞭で，出血や囊胞成分は少なく，増強効果は弱い．
- 髄内腫瘍の鑑別に梗塞や脱髄も挙がる．

表　神経鞘腫と髄膜腫の一般的な鑑別点

	部位と形態	囊胞や壊死	石灰化
神経鞘腫	硬膜内髄外や硬膜外，ダンベル型	＋	－
髄膜腫	硬膜内髄外，dural tail sign 陽性	－	＋

くらべてみよう

脊髄播種（spinal dissemination）

- 脳脊髄液を介した悪性腫瘍のくも膜下腔への転移．
- 播種をきたす脳腫瘍：髄芽腫，上衣腫，松果体腫瘍，脈絡叢乳頭腫（癌），膠芽腫．
- 転移性播種をきたしやすい原発巣：肺癌，乳癌，悪性黒色腫，白血病，悪性リンパ腫．
- 髄液検査では陰性のことも多く，画像診断は重要．
- 造影にて脊髄表面に沿って広汎に増強効果がみられるものと，結節状の病変が多発する場合がある．

症例　膠芽腫治療後の脊髄播種，60歳男性．脊髄表面にびまん性に厚い増強効果を認める（）．

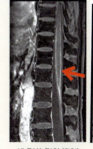
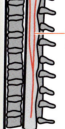

造影後脂肪抑制 T1WI 矢状断像

脊髄表面の厚い増強効果

視神経脊髄炎（neuromyelitis optica；NMO） →36頁

23 脊髄動静脈奇形，硬膜動静脈瘻
spinal arteriovenous malformation (AVM), dural arteriovenous fistula (AVF)

▶ 脊髄周囲に多数の flow void，脊髄は腫大

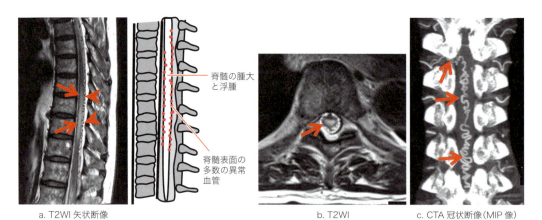

a. T2WI 矢状断像　　　　　　　　　　　　　　b. T2WI　　　　c. CTA 冠状断像 (MIP 像)

図1 脊髄硬膜動静脈瘻，73 歳男性
T2WI 矢状断像 (a) にて脊髄周囲に flow void を複数認め (▶)，脊髄は腫大し，髄内に T2WI (a, b) にて高信号域がみられる (→)．CTA (c) では脊柱管内に拡張・蛇行する異常血管を認める．肋間動脈由来の feeder が右椎間孔から脊柱管内へ流入し，拡張した異常血管と連続している (→)．硬膜動静脈瘻の shunt point が疑われる．

表 脊髄動脈奇形の分類

	発症年齢および形式	好発部位	短絡部位	出血合併
硬膜内 AVM	若年者に急激に発症（おそらく先天性）	全前脊髄	脊髄内（髄内）や表面（髄外）	あり
硬膜 AVF	高齢男性に緩徐に発症（おそらく後天性）	下部胸椎-腰椎	椎間孔付近の硬膜	なし

臨床と病理

- 先天性と考えられる硬膜内 AVM と後天性と考えられる硬膜 AVF に大別され，硬膜内 AVM は脊髄内の髄内 AVM と脊髄表面の髄外 AVM に分けられる（表）．
- 硬膜 AVF は高齢男性が，全体の 7 割を占める．

画像所見

- 脊髄は腫大し，静脈うっ血による浮腫のため T2WI で高信号を示す（図1a）．
- 脊髄周囲に多数の異常血管による小さな無信号域（flow void）がみられる（図1a）．
- AVM では異常血管の塊（nidus）が脊髄内や脊髄辺縁に認められ，しばしば出血を合併する．

24 脊髄空洞症
syringomyelia

▶脊髄内の境界明瞭な空洞，脳脊髄液と等信号

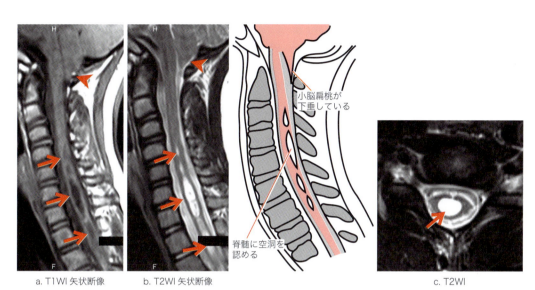

a. T1WI 矢状断像　　b. T2WI 矢状断像　　　　　　　　　　　　　　　　c. T2WI

図1　Chiari I 型奇形に伴う脊髄空洞症，18 歳女性
脳幹と小脳虫部が大後頭孔より下垂している（➤）．頸髄は腫大し，脊髄空洞症を伴っている（→）．

臨床と病理

- 脊髄内に水に満たされた空洞を総称した病態．空洞と脳脊髄液との交通の有無で，交通性（先天奇形，髄膜炎が原因）と非交通性（脊髄の髄内腫瘍，外傷やくも膜炎後による）に分類される．
- 解離性感覚障害，上肢・体幹の筋力低下や筋萎縮が主症状．

画像所見

- MRI にて空洞は，脊髄実質と境界明瞭で，髄液と等信号を呈する（図1）．
- 空洞は分葉状，内部に隔壁がみられ，脊髄は腫大することが多い．
- 原因疾患，特に腫瘍の有無の診断が重要．

25 腰仙部にみられる脊髄・脊椎奇形
cord and spinal anomalies in the lumbosacral region

▶二分脊椎は脂肪腫，係留脊髄，髄膜瘤を高頻度に合併

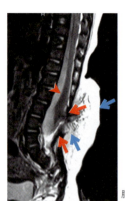

a. T2WI 矢状断像

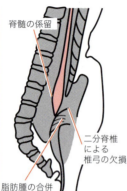

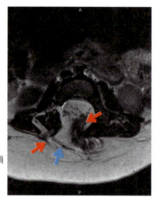

b. T2WI

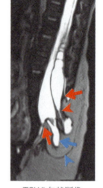

T2WI 矢状断像

図1 二分脊椎・脊髄脂肪腫・係留脊髄，2歳2か月女児
椎弓正中部に骨欠損を認め，二分脊椎の所見である（→）．皮下から脊柱管内に脂肪腫を認める（→）．脊髄円錐部はL3まで認められ，係留脊髄の所見である（a，▶）．

図2 二分脊椎・髄膜瘤・脂肪腫
仙骨背面の骨欠損がみられ（→），同部から係留された脊髄（▶），硬膜に囲まれた髄膜瘤（→），脂肪腫（▶）が後方に脱出している．脊髄内には空洞を認める．

臨床と病理

- 腰仙部にみられる奇形では二分脊椎，脊髄瘤・脊髄髄膜瘤，皮膚洞，脊髄脂肪腫，係留脊髄，仙尾骨奇形腫などが代表的疾患で，互いに合併する．

1. 二分脊椎

- 潜在性のものから，嚢胞が皮下に突出するもの（脊髄髄膜瘤，脊髄髄膜嚢腫），完全に脊椎が開放するもの（脊椎破裂）まである．
- 潜在性二分脊椎は，腰仙部に皮膚洞，色素沈着過剰部，多毛部などの皮膚病変を認める．脂肪腫や係留脊髄を合併する．

2. 髄膜瘤

- 髄膜とくも膜下腔が二分脊椎を通って外に突出し，薄い皮膚に覆われた状態．脊髄の脱出を伴うと脊髄髄膜瘤，脂肪腫を伴うと脂肪髄膜瘤という．
- 硬膜内の腫瘤（脂肪腫や類表皮嚢腫）や係留脊髄をしばしば合併．

3. 係留脊髄

- 脊髄移動を阻害する因子（脂肪腫，髄膜瘤など）によって脊髄の頭側移動が阻害されたもの．
- 新生児期，乳児期に腰仙部皮膚のくぼみ（dimple）で発見される．この皮膚のくぼみと硬膜嚢の交通を皮膚洞という．

画像所見

- 二分脊椎は単純X線やCTで椎弓の骨欠損部として認められる（図1）．
- 髄膜瘤は腰仙部皮下に髄液と等信号の嚢胞として描出される（図2）．
- 係留脊髄では脊髄円錐は下垂し（L2下縁より下），太く短い終糸によって係留（図1）．
- 脊髄脂肪腫はT1WIおよびT2WIで高信号を呈する（図2）．

第 2 章

頭頸部

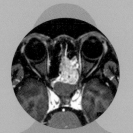

頭頸部画像のアプローチ ▶P54

1. 副鼻腔・鼻腔腫瘍 ▶P58
2. 咽頭, 口腔, 喉頭腫瘍 ▶P59
3. 慢性副鼻腔炎 ▶P61
4. 眼窩, 眼球腫瘍 ▶P62
5. 眼窩吹き抜け骨折 ▶P63
6. 唾液腺腫瘍 ▶P64
7. 慢性中耳炎, 真珠腫 ▶P65
8. Basedow病 ▶P66
9. 甲状腺癌 ▶P67
10. 副甲状腺機能亢進症 ▶P68
11. 頸部腫瘤, 頸部リンパ節腫大 ▶P69

頭頸部画像のアプローチ

画像解剖および疾患の鑑別

1. 眼窩

- 眼窩内は脂肪で満たされ，前方に眼球やレンズ，後方に外眼筋や視神経がある（図1, 2b）．眼窩，眼球疾患の鑑別は62頁参照．

2. 副鼻腔・鼻腔，口腔および咽頭

- 副鼻腔は鼻腔に隣接した骨内の空洞で，鼻腔と交通する．上顎洞，前・中篩骨蜂巣，前頭洞は中鼻道に開口する．後篩骨洞は上鼻道へ開口する（図2）．
- 上顎洞の鼻腔への開口部（ostiomeatal unit）はCTのMPR画像によって評価できる（図2b）．
- 副鼻腔，鼻腔では主に図3の疾患を鑑別する．

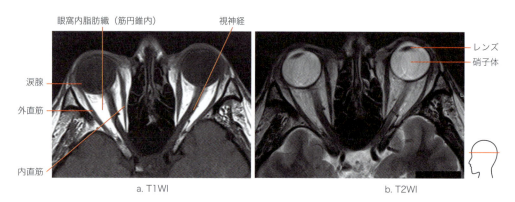

図1 眼窩の正常像
眼窩内は脂肪で満たされる．外眼筋に囲まれた部分を筋円錐と呼ぶ．正中に視神経を認める．眼球は水分が豊富で，T1WI（a）で低信号，T2WI（b）で高信号である．筋円錐上外側に涙腺が存在する．

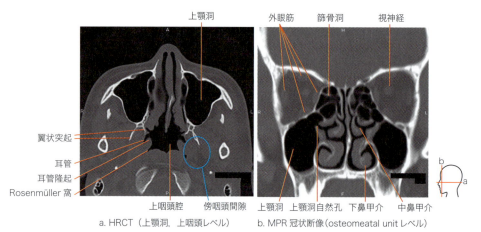

図2 副鼻腔・上咽頭および眼窩の正常像
正常では上顎洞粘膜は描出されない．上咽頭にはRosenmüller窩がみられる．上咽頭の外側は傍咽頭間隙と呼ばれ，多くの血管，神経が存在する．中鼻道は中鼻甲介と下鼻甲介の間にあり，前頭洞，篩骨洞，上顎洞の開口部がみられ，ostiomeatal unitと呼ばれる．

- 咽頭は上，中，下に区分され次の構造が指標となる．
  - 上咽頭：耳管隆起，Rosenmüller窩（図2）
  - 下咽頭：披裂喉頭蓋ひだ，梨状陥凹，喉頭蓋（図4, 5）
- 上咽頭では主に図6の疾患を鑑別する．
- 喉頭は声門上部，声門部（図7），声門下部に分けられる．
- Rouviereリンパ節（外側咽頭後リンパ節）は上咽頭〜中咽頭レベルの咽頭外側に存在し（図8），視触診ができないため，画像診断での評価が重要．根治的頸部郭清術の範囲外であり，このリンパ節への転移は手術不能の指標となる．

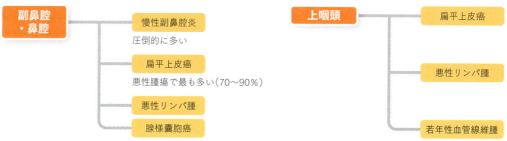

図3 副鼻腔・鼻腔病変の鑑別

図6 上咽頭病変の鑑別

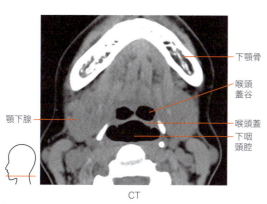

図4 下顎骨レベルおよび下咽頭の正常像
下咽頭には喉頭蓋，披裂喉頭蓋ひだなどが同定される．

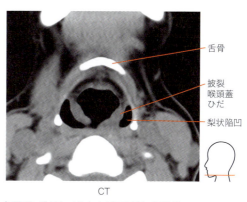

図5 舌骨レベルおよび下咽頭の正常像

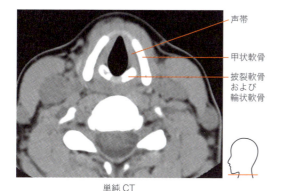

図7 声帯レベルの正常像
喉頭は声帯によって声門部，声門上部，声門下部に分けられる．

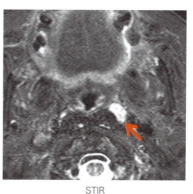

図8 Rouviereリンパ節の腫大
Rouviereリンパ節（外側咽頭後リンパ節）は上咽頭〜中咽頭レベルの咽頭外側に存在し（→），視触診ができないため，画像診断での評価が重要．

3. 唾液腺

- 唾液腺では耳下腺が最も大きく，脂肪沈着が強いため，CT で低吸収，MRI の T1WI・T2WI で高信号（図 9）.
- 耳下腺にみられる腫瘤では図 10 に示すものが多い.

4. 中耳および側頭骨

- 側頭骨では HRCT で蝸牛や耳小骨の詳細が評価可能（図 11）.
- 慢性中耳炎や真珠腫の診断が重要.

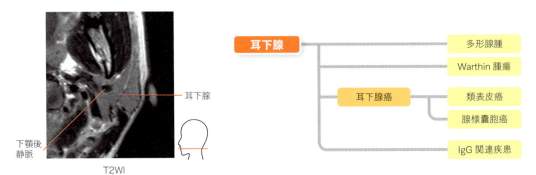

図 9　耳下腺の正常像
耳下腺は成人では脂肪沈着が強く，T1WI・T2WI で比較的高信号である．顔面静脈（実際には見えないので，下顎後静脈）で浅葉と深葉に分けられる.

図 10　耳下腺病変の鑑別

a. 外耳道中央レベル　b. 内耳道中央レベル　c. 冠状断像

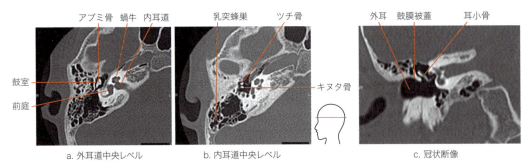

図 11　中耳の正常像 HRCT
鼓室内には耳小骨がみられる．側頭骨には中耳（鼓室や耳小骨など），内耳（蝸牛，半規管，前庭など）が同定される．耳小骨はツチ骨，キヌタ骨，アブミ骨が同定される．耳道上壁から鼓室外側壁に移行する部分は骨性の突出を示し，鼓膜被蓋（scutum）と呼ばれ，真珠腫では脱灰，鈍化がみられる.

5. 甲状腺

- 甲状腺はヨードを含むため，単純 CT でも吸収値は高い．造影にて均一に強く増強される（図12）．
- 甲状腺シンチグラフィでは甲状腺は前頸部中央に蝶形の集積像としてみられる．峡部は厚さが薄いため通常描出されない．放射能濃度は左右ほぼ等しく，均一な分布を示す（図13）．
- 副甲状腺は甲状腺の背側に 4 腺存在するが，通常は CT や MRI で描出されない．
- びまん性の甲状腺の腫大は主に図14 の疾患でみられる．
- 結節性の甲状腺腫では図15 のような疾患が鑑別に挙がる．

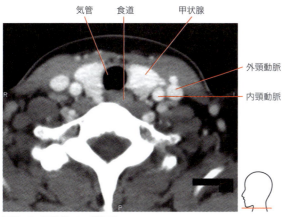

図12 甲状腺 CT 横断像
正常甲状腺はヨードを多く含むため，単純 CT でも高吸収値を呈し，強く増強．4 つの副甲状腺は甲状腺背側に存在し，通常は同定困難．

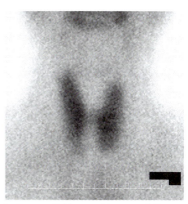

図13 甲状腺シンチグラフィ正常像
甲状腺は左右ほぼ等しく，均一な分布を示す．峡部は厚さが薄いため通常描出されない．

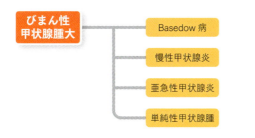

図14 びまん性甲状腺腫大の鑑別

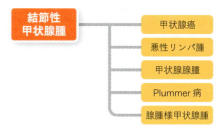

図15 結節性甲状腺腫の鑑別

- ◉甲状腺シンチグラフィ（^{131}I および ^{123}I）
  - ^{131}I は甲状腺の被曝が大きいため，甲状腺機能亢進症や甲状腺癌の治療（内照射）に用いられ，^{123}I は診断目的で用いられる．
  - ^{123}I 摂取率 24 時間値は，甲状腺機能をよく反映する．甲状腺機能亢進症では増加し，甲状腺機能低下症では減少する．亜急性甲状腺炎では ^{123}I 摂取率はほぼ 0 となる．

1 副鼻腔・鼻腔腫瘍
paranasal, nasal tumors

POINT
▶ 上顎洞癌は骨破壊がみられることが多い
▶ 若年性血管線維腫，嗅神経芽細胞腫は強い増強効果

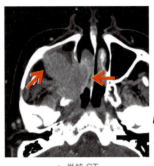
a. 単純 CT

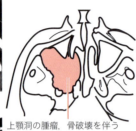
上顎洞の腫瘤，骨破壊を伴う

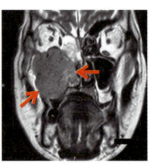
b. T2WI 冠状断像

図1 上顎洞癌，63歳男性
右上顎洞内に病変がみられ（→），上顎洞内側壁は破壊されている．腫瘍は鼻腔や眼窩まで浸潤している．

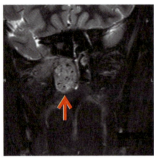
T2WI 冠状断像

上咽頭〜鼻腔の腫瘤，内部に多数の flow void

図2 右鼻副鼻腔若年性血管線維腫，18歳男性
右鼻腔内から上咽頭に腫瘤を認める（→）．豊富な血流に伴う多数の flow void がみられる．

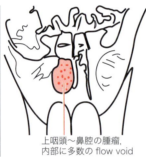
造影 T1WI

図3 嗅神経芽細胞腫，51歳女性
篩骨洞に強い増強効果を有する腫瘍を認める（→）．

臨床と病理
- 大多数が扁平上皮癌で，上顎洞癌が多い（図1）．発症部位は鼻腔30％，篩骨洞10％である．小唾液腺由来（腺様嚢胞癌，腺癌，類表皮癌など）もみられる．
- 若年性血管線維腫は若年男性にみられる良性腫瘍で，局所浸潤性が強い（臨床的悪性）．
- 嗅神経芽細胞腫は嗅神経から発生するまれな腫瘍．好発年齢は10〜20歳代と50〜60歳代の二峰性．

画像所見
- 癌は画像上非特異的で，慢性副鼻腔炎との鑑別が困難だが，骨破壊を伴い，眼窩，鼻腔，頬部に進展することがある（図1）．
- 副鼻腔炎に比して水分量が乏しいため，T2WI での信号がやや低い．
- 若年性血管線維腫は血管が豊富で，強い造影効果や flow void を認める（図2）．
- 嗅神経芽細胞腫は副鼻腔から頭蓋内に腫瘤を認め，強い増強効果あり（図3）．

2 咽頭, 口腔, 喉頭腫瘍
pharyngeal, oral and laryngeal tumor

- ▶病期診断が重要
- ▶上咽頭癌, 舌癌, 下咽頭癌はリンパ節転移の頻度が高い

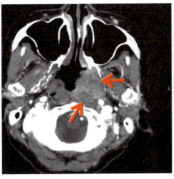

a. 造影 CT 　　b. 造影 T1WI 冠状断像

図1 上咽頭癌, 73 歳女性
上咽頭左側に腫瘤がみられる (→). Rosenmüller 窩は消失している. 造影 T1WI (b) で左海綿静脈洞尾側や卵円孔にも進展がみられ, 左内頸動脈は腫瘍に取り囲まれている (→).

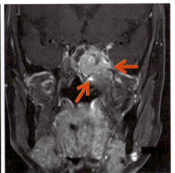

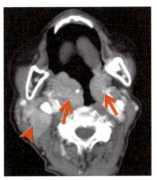

造影 CT

図2 中咽頭 (扁桃) の悪性リンパ腫, 86 歳女性
両側扁桃に比較的均一に増強される腫瘤を認める (→). 右頸部の内深頸領域に腫大リンパ節を認める (▶).

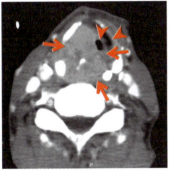

造影 CT

図3 下咽頭癌, 71 歳男性
右の梨状陥凹を中心に不均一に増強される腫瘤を認める (→). 腫瘍により気道は左側へ強く圧排され, 狭窄している (▶).

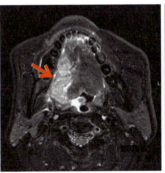

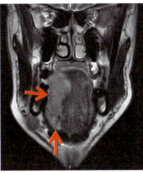

a. STIR 　　b. ダイナミック MRI 冠状断像

図4 舌癌 (cT4N2M0), 47 歳男性
右舌縁に STIR (a) で高信号の腫瘤を認める (→). ダイナミック MRI (b) で, 口腔底ではオトガイ舌筋〜顎舌骨筋間への浸潤がみられる (→).

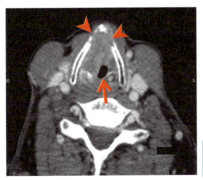

造影 CT

図5 声門癌, 62 歳男性
声門レベルでは前交連をまたいで, 両側の声門に腫瘍を認め, 気道は狭窄している (→). 一部, 甲状軟骨に溶骨性変化を認める (▶).

臨床と病理

- 扁平上皮癌が多く，高齢男性に好発．上咽頭や中咽頭では悪性リンパ腫もみられる（図2）．

1. 上咽頭腫瘍

- 中国や東南アジアに多く，EBウイルスとの関連も指摘されている．
- 癌（低分化癌）が70％，残りが悪性リンパ腫．
- Rosenmüller窩を含む後側壁からの発生が多く，耳管の閉塞をきたす．神経周囲進展，頭蓋底浸潤も多い．
- 約90％に初診時にリンパ節転移がみられる（原因不明の頸部リンパ節転移で発見されることも多い）．

2. 喉頭癌

- 声門（60〜70％，男性が多い）＞声門上（30〜40％，女性が多い）＞声門下（数％）の順に多い．
- 声帯にリンパ管は存在しないため，声門癌T1ではリンパ節転移はない．声門上癌ではリンパ節転移は約50％，対側転移も約30％の頻度．
- 前交連部では粘膜が直接甲状軟骨を覆っているため，同部に進展すると高頻度に軟骨浸潤をきたす（図5）．

3. 中咽頭・下咽頭・口腔癌

- 中咽頭腫瘍は口蓋扁桃や舌根に多く，扁平上皮癌と悪性リンパ腫（図2）がほぼ同数．
- 下咽頭腫瘍は梨状陥凹に多く（図3），食道癌を高率に合併する．
- 口腔では舌癌が多く，歯肉癌が次ぐ．
- 舌癌は舌縁に多く（図4），リンパ節転移の頻度が高い．

画像所見

- 画像所見は非特異的であるが，造影で比較的強く増強される．
- 癌と悪性リンパ腫は鑑別困難であるが，リンパ腫は壊死が少なく，均質な内部構造．
- 上咽頭癌ではRosenmüller窩が消失（図1）．
- 上咽頭腫瘍や中咽頭腫瘍は頭蓋内神経孔を介して頭蓋内へ進展する．
- 喉頭癌では深部（粘膜下）進展の範囲，内視鏡では確認困難な声門下進展，頸部リンパ節転移を評価．
- 喉頭癌では根治的放射線療法での治癒率の低い予後不良群（3 mL以上の高容積病変，喉頭軟骨2つ以上に硬化性変化，甲状軟骨破壊）の特定が重要．予後不良群は手術が必要となる．

くらべてみよう

扁桃周囲膿瘍，咽後膿瘍（peritonsillar abscess, retropharyngeal abscess）

- 扁桃周囲膿瘍は扁桃腺の感染が周囲に波及したもの．若年成人に好発．起炎菌はレンサ球菌やブドウ球菌が多い．
- 咽後膿瘍は幼児に好発．咽頭炎からの波及が多いが，外傷や異物が原因のこともある．
- しばしば他の頸部間隙にも炎症が及び，多間隙膿瘍となる．炎症が尾側へ進展し，縦隔炎を併発することがある．

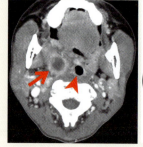

造影CT

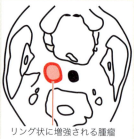

リング状に増強される腫瘤

症例 右咽頭扁桃膿瘍，39歳女性．右咽頭扁桃部に周囲がリング状に増強される腫瘤を認める（→）．周囲との境界は明瞭で，明らかな周囲への浸潤は認めない．咽喉頭はやや左側に偏位している（▶）．

3 慢性副鼻腔炎
chronic sinusitis

▶ 冠状断での上顎洞自然孔（osteomeatal unit）の評価が重要
▶ 真菌症では T2WI で低信号の腫瘤形成

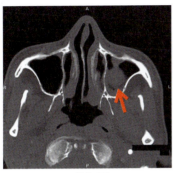
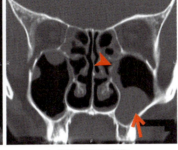
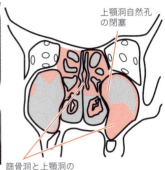

a. 単純 CT　　　　　　　　　b. 単純 CT 冠状断像

図1 慢性副鼻腔炎，44 歳男性
篩骨洞と上顎洞に粘膜肥厚を疑う軟部陰影がみられる（→）．周囲の骨構造に変化はなく，慢性副鼻腔炎を疑う．冠状断（b）では上顎洞自然孔（osteomeatal unit）が粘膜肥厚によって閉塞している（▶）．

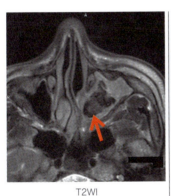
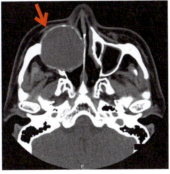
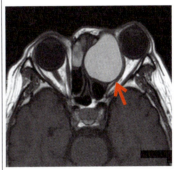

　　　T2WI　　　　　　　　　単純 CT　　　　　　　　　　T1WI

図2 慢性浸潤性真菌性副鼻腔炎，78 歳男性
左上顎洞に内部に低信号の部分を有する腫瘤様病変を認める（→）．

図3 術後頰部囊胞，63 歳男性
右上顎洞周囲に骨の膨張性変化を伴った軟部腫瘤を認める（→）．周囲の骨破壊がみられ，眼窩内に進展している．

図4 左篩骨洞の粘液囊胞，74 歳女性
篩骨洞左側に境界明瞭な囊胞性病変を認める（→）．内容液は高信号を呈している．左眼窩は外側に圧排されている．

臨床と病理

- 上顎洞開口部の閉塞が原因で，アレルギー性では両側性，細菌性では一側性のことが多い．
- 真菌性の原因としてはアスペルギルスが多く，上顎洞，篩骨洞に好発する．
- 第 2 小臼歯から第 2 大臼歯の根部は上顎洞に突出するため，これらの炎症，抜歯後に上顎洞炎をきたすことがある（歯性上顎洞炎）．
- 上顎洞の根治術後の術後頰部囊胞は上顎洞下部（図3）や頰骨側にみられる．

画像所見

- 副鼻腔粘膜の肥厚，鼻茸や冠状断での上顎洞自然孔（osteomeatal unit）の閉塞を認める（図1）．
- 真菌性は CT で高吸収，T2WI で低信号の腫瘤を認める．これはマンガンによると考えられている（図2）．
- 粘液囊胞は眼窩内に進展し，眼球を圧排することがある（図4）．

4 眼窩，眼球腫瘍
orbital and eyeball tumors

- 筋円錐内外および涙腺由来に分けて鑑別
- リンパ系腫瘍や IgG4 関連疾患も好発
- 網膜芽細胞腫は石灰化あり

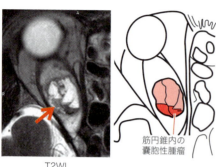

図1 右眼窩内の神経鞘腫，54歳男性
右眼窩内に視神経を圧排する，境界明瞭だが内部不均一な腫瘤を認める（→）．

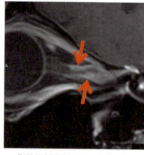

図2 髄膜腫，42歳女性
左眼窩先端部の視神経周囲に増強される構造がみられる（→）．視神経の染まりは弱い（tram-track sign）．

臨床と病理

- 筋円錐内および筋円錐外，涙腺由来に分類される．
  - 筋円錐内：血管腫，神経膠腫，神経鞘腫（図1），髄膜腫（図2）
  - 筋円錐外：皮様嚢腫，リンパ増殖性疾患，悪性リンパ腫（MALTリンパ腫含む）
  - 涙腺腫瘍：リンパ腫，多形腺腫
- 眼窩内には MALT リンパ腫（図3）や IgG4 関連疾患（炎症性偽腫瘍）も発生する．
- 眼球腫瘍は血管の豊富な脈絡膜に発生する．原発性腫瘍は，小児では網膜芽細胞腫（図4），成人では悪性黒色腫や血管腫，転移性腫瘍がみられる．

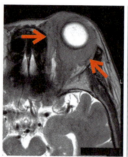

図3 左眼窩内に充満する MALT リンパ腫，70歳女性
左眼窩には T2WI で脳と等信号の病変が充満（→）．内部は均一であるが，辺縁は不整．

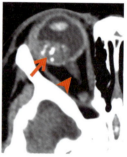

図4 右網膜芽細胞腫，1歳女児
左眼球内に点状の石灰化を有する腫瘤を認める（→）．腫瘍は硝子体よりやや高吸収で，視神経も肥厚している（▶）．

画像所見

- 視神経膠腫は視神経が腫大する．
- 神経鞘腫は紡錘形で視神経を圧排する（図1）．神経鞘に沿って進展する．
- 髄膜腫は視神経を中心に紡錘状を呈し，腫瘍内に造影効果の乏しい視神経が走行する所見（tram-track sign）がみられる（図2）．
- 皮様嚢腫は CT，MRI にて脂肪成分を有する嚢胞性腫瘤として認められる．
- リンパ増殖性疾患は眼窩内腫瘤として認められたり，びまん性に眼窩内脂肪織に浸潤する（図3）．
- 網膜芽細胞腫は眼球内の結節性病変として認められ，CT で石灰化あり（図4）．

5 眼窩吹き抜け骨折
blowout fracture

▶眼窩内圧上昇による下壁, 内側壁の骨折. 眼窩内脂肪, 外眼筋脱出を伴う

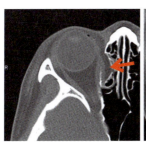
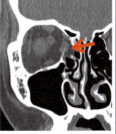
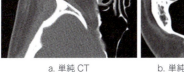

a. 単純 CT　　　　b. 単純 CT 冠状断像　　　　CT 冠状断像

図1　眼窩内側壁吹き抜け骨折, 26 歳女性
右眼窩内側壁に吹き抜け骨折を認め, 右篩骨洞側へ眼窩内脂肪織が脱出している (→). 内側直筋は内側に偏位し, 骨折断端が内側直筋筋腹に陥入している.

図2　左眼窩底の欠損, 21 歳男性
左眼窩から眼窩底の欠損部を介して左上顎洞に眼窩脂肪織が突出している (→).

眼窩脂肪織の上顎洞への突出. 下直筋を伴うこともある

臨床と病理
- 顔面の外傷に伴い<u>眼窩内圧上昇</u>によって眼窩壁が破綻し, 眼窩内脂肪や外眼筋が脱出する.
- 眼窩下壁および内側壁に多い.
- 外眼筋が嵌頓すると, <u>複視</u>が起こる.
- 骨折自体は必ずしも緊急を要しないが, 視神経血腫は失明の原因となるため, 緊急減圧の適応である.

画像所見
- 眼窩から<u>下壁</u>, <u>内側壁</u>に骨折ならびに眼窩内脂肪, <u>外眼筋</u>の脱出を認める (図1, 2).
- 眼球破裂, 球後部出血ならびに他の合併損傷を認めることもある.

⊙顔面骨折の分類
顔面骨の骨折には頬骨骨折, 上顎骨骨折, 下顎骨骨折, 前頭骨骨折などがみられる. 上顎骨の骨折は骨折線の位置によって Le Fort 分類が行われ (図3), Le Fort II 型の頻度が高い.

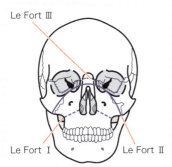

図3　Le Fort 分類
上顎骨の骨折は骨折線の位置によって Le Fort 分類が行われ, Le Fort II 型 (上顎骨の中央部の打撲で生じるピラミッド型骨折) の頻度が高い.

6 唾液腺腫瘍
salivary gland tumor

- 多形腺腫の頻度が最も高く，中年女性に多い
- Warthin 腫瘍は中年男性に多く，多発傾向，早期濃染，唾液腺シンチグラフィで集積あり

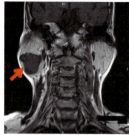
a. T1WI 冠状断像

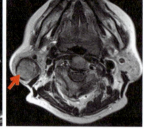
b. T2WI

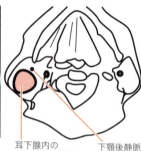
耳下腺内の境界明瞭な腫瘤　下顎後静脈

図1 多形腺腫，74歳女性
右耳下腺下極にT1WI（a）で低信号，T2WI（b）で耳下腺と等信号の分葉状腫瘤を認める（→）．周囲との境界は比較的明瞭で，T2WI（b）で周囲に被膜と思われる低信号域を認める．

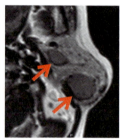
a. T1WI

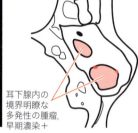
耳下腺内の境界明瞭な多発性の腫瘤，早期濃染＋

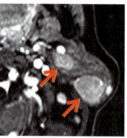
b. ダイナミック MRI 早期相

図2 Warthin 腫瘍，47歳男性
T1WI（a）では左耳下腺に多発性の境界明瞭な腫瘤を認める（→）．ダイナミックMRI（b）で早期に濃染されている（→）．後期相では wash out がみられた．

臨床と病理

- 頻度は耳下腺≫小唾液腺＞顎下腺＞舌下腺．
- 耳下腺には多形腺腫（図1），Warthin 腫瘍（図2），類上皮癌，腺様囊胞癌がみられ，80％は良性（その90％が多形腺腫）で20％が悪性（粘表皮癌）．
- 多形腺腫は良性混合腫瘍で耳下腺浅葉に好発し，30～50歳代の女性に多い．
- Warthin 腫瘍は耳下腺内リンパ節より発生し，耳下腺下極に好発し，50歳以上の男性に多い．
- 腺様囊胞癌は悪性度の高い腫瘍で60歳代に多く，三叉神経に沿った神経周囲進展を高頻度に認める．

画像所見

- 多形腺腫は辺縁平滑でT1WIで低信号，T2WIで高信号を呈する（図1b）．
- Warthin 腫瘍は多発，両側性のことがあり，T2WIで低信号．唾液腺シンチグラフィで集積がある．
- ダイナミックMRIでは多形腺腫は漸増パターン，Warthin 腫瘍は早期濃染，後期 washout パターン．

7 慢性中耳炎，真珠腫
cholesteatoma

POINT
▶ 中耳の HRCT が有用
▶ 真珠腫は上鼓室内に軟部陰影を認め，鼓膜被蓋が鈍化し，耳小骨が脱灰する

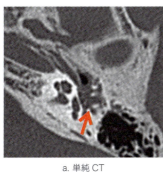

a. 単純 CT　　　b. 単純 CT 冠状断像

図1　左上鼓室の慢性中耳炎，12 歳男児
左上鼓室に耳小骨を取り囲むように軟部陰影を認める（→）．

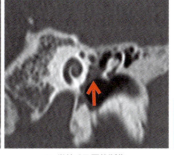

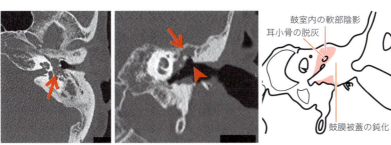

a. 単純 CT　　　b. 単純 CT 冠状断像

図2　左真珠腫，75 歳女性
Prussak 腔内に軟部陰影を認め（→），鼓膜被蓋の鈍化も認められる（▶）．

臨床と病理

1. 慢性中耳炎
- 急性中耳炎後や外傷によって鼓膜の穿孔が閉鎖せずに中耳に慢性的細菌感染が持続するもの．
- 鼓膜の穿孔に加えて長期間の炎症により，耳小骨や中耳にも障害がみられ，難聴をきたす．

2. 真珠腫
- 慢性中耳炎における角化重層扁平上皮の落屑（類上皮腫と同一のケラチン）から成る肉芽形成．
- 上鼓室型（弛緩部）真珠腫は Prussak 腔に多く，癒着型（緊張部）は後鼓室に多い．
- 顔面神経麻痺や頭蓋内に進展することもある．

画像所見

- 中耳の HRCT が診断に有用．
- 慢性中耳炎は中耳（鼓室内）に軟部陰影を認め，鼓膜は肥厚，陥凹している．乳突蜂巣は発育不良のことが多い（図1）．
- 上鼓室真珠腫は上鼓室内に軟部陰影を認め，鼓膜被蓋（scutum）の鈍化，耳小骨の脱灰がみられる（図2）．

8 Basedow 病
Basedow disease

▶ 甲状腺はびまん性に腫大
▶ 眼症では外眼筋肥大

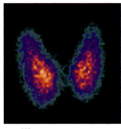
a. ¹²³I 甲状腺シンチグラフィ

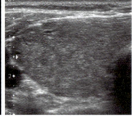
b. US

図1 Basedow 病, 23 歳女性
甲状腺シンチグラフィ (a) では甲状腺は腫大し, ヨードの取り込みも亢進している. US (b) では甲状腺はびまん性に腫大し, 内部はやや不整.

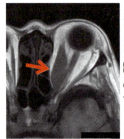
a. STIR

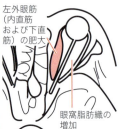

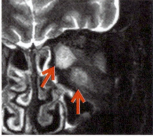
b. T1WI 冠状断像

図2 甲状腺眼症
両側の眼窩脂肪織は増加し, 左眼球はやや突出している. 左外眼筋 (内直筋および下直筋) の肥大を認める (→). 肥大は筋腹が中心である. STIR (a) では内直筋は高信号を呈している.

臨床と病理

- TSH レセプター抗体が甲状腺を刺激しホルモンの分泌過剰をきたす自己免疫疾患.
- 甲状腺はびまん性に腫大し, 無痛性で比較的軟らかい.
- 甲状腺眼症は, 成人の眼球突出の原因として最も頻度が高い. 通常, 両側性だが片側性のこともある.

画像所見

- 甲状腺はびまん性に腫大し, CT 値は低下する.
- 甲状腺シンチグラフィでヨード取り込みが増加する (図1a).
- US では内部エコーは正常あるいは低下し, 血流の増加がみられる (図1b).
- 甲状腺眼症では眼窩内脂肪の増生, 外眼筋の肥大 (下直筋, 内直筋が多い), 涙腺の腫大を認める (図2).

⊙ **Plummer 病**
機能性の腺腫で, 甲状腺シンチグラフィでヨード取り込みが局所的に増加 (hot nodule).

⊙ **慢性甲状腺炎 (橋本病)**
自己免疫の機序により甲状腺の慢性炎症, 機能低下をきたす. 甲状腺は腫大するが, シンチグラフィでのヨード取り込みは低下することが多い. 悪性リンパ腫を合併することがある.

⊙ **亜急性甲状腺炎**
発熱, 頸部痛が強く, 甲状腺機能は亢進する. シンチグラフィでヨードの取り込みは著明に低下する (Basedow 病との鑑別).

9 甲状腺癌
thyroid carcinoma

- 画像での質的診断は困難で，針生検が必要
- 乳頭癌では石灰化が高頻度

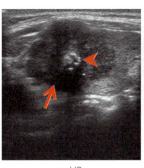
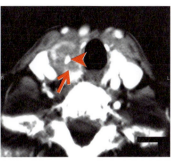
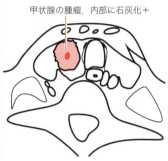

a. US　　　　　　　　　b. 造影 CT

図1　甲状腺癌（乳頭癌），81歳女性
US（**a**）では甲状腺右葉に分葉状で内部エコー不均一な腫瘤を認める（→）．内部に石灰化を伴っている（▶）．造影 CT（**b**）では周囲より低信号で（→），中心に石灰化がみられる（▶）．

臨床と病理

- 乳頭癌が最も多く55〜80％，そのほか濾胞癌，未分化癌，髄様癌などがみられる．
- 乳頭癌はリンパ節転移が多く（図2），濾胞癌は血行性転移が多い．
- 原発巣が小さくてもリンパ節転移や肺転移を認めることも少なくない．
- 髄様癌は多発性内分泌腫瘍症（multiple endocrine neoplasia；MEN）でみられることが多い．
- 高分化腺癌で，若年者，血行性転移のない者は予後良好で肺転移があっても進行は遅い．
- 未分化癌は乳頭癌などの脱分化したものが多く，進行が速く予後はきわめて不良．
- 若年者では放射性ヨード（^{131}I）によって甲状腺癌発症のリスクが高くなると考えられている．

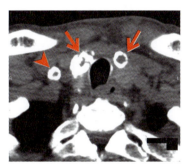

単純 CT

図2　甲状腺癌（乳頭癌），71歳女性
甲状腺内に多発性に石灰化を伴った結節を認める（→）．また転移リンパ節にも石灰化がみられる（▶）．

画像所見

- CT や MRI での質的診断は困難であり，US 下の針生検が必要．
- 乳頭癌では微細，粗大石灰化を認めることが多い（図1，2）．転移巣にも石灰化を認めることがある（図2）．
- 石灰化，囊胞変性，出血があっても悪性とは限らず，良性腫瘍でみられることも多い．
- 高分化腺癌（乳頭癌，濾胞癌）は ^{201}Tl シンチグラフィの後期相で取り込みがみられる．
- 髄様癌は ^{131}I-MIBG の取り込みを認める．
- CT で周囲臓器進展，リンパ節転移，肺転移などを評価するが，転移陽性でも所見がみられないことも多い．

10 副甲状腺機能亢進症
hyperparathyroidism

▶多血性，T2WIで高信号，^{131}I–MIBGの取り込みがみられる

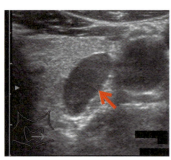
a. US

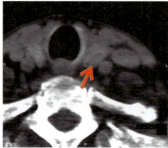
b. 単純CT

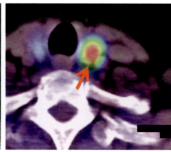
c. 副甲状腺シンチグラフィ（^{131}I–MIBG）とCTとのfusion画像

図1 副甲状腺腺腫，55歳男性
US（a）で甲状腺左葉背側に低エコーの辺縁明瞭な結節を認める（→）．CT（b）でも甲状腺左葉の背側にUSで指摘された結節を認め（→），fusion画像（c）において同じ部位にRIの取り込みを認める（→）．

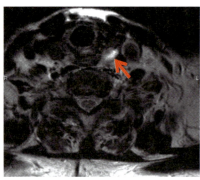
T2WI

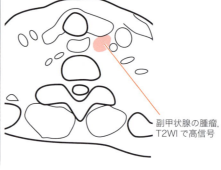
副甲状腺の腫瘤，T2WIで高信号

図2 副甲状腺腺腫，78歳男性
甲状腺左葉背側の甲状腺外に境界明瞭な高信号の結節を認める（→）．

臨床と病理
- 副甲状腺ホルモン（PTH）の過剰分泌によって血中カルシウム濃度が上昇し骨密度低下や尿路結石をきたす．
- 原発性は副甲状腺腺腫が大多数で，過形成や癌もまれにみられる．
- MEN I型，IIa型の部分症として現れる家族性のものもある．
- 続発性は長期の人工透析によって生じる副甲状腺の過形成による．
- 癌では高カルシウム血症が高度である．

画像所見
- 腺腫ならびに過形成は，US検査では甲状腺の背側の低エコー腫瘤としてみられる（図1）．
- ^{131}I–MIBGの取り込みがみられる（図1c）．
- T2WIで高信号である（図2）．
- 骨に腫瘤を形成することがある（brown tumor）．
- 二次性では骨のびまん性硬化像を認める．

11 頸部腫瘤，頸部リンパ節腫大
neck masses, cervical lymphadenopathy

POINT
- 頸部の先天性嚢胞では甲状舌管嚢胞，第2鰓裂嚢胞，リンパ管腫が多く，画像所見が特徴的
- 扁平なものは反応性のリンパ節腫大のことが多く，球形のものは悪性が多い

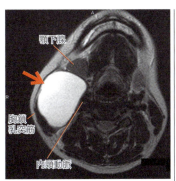

T2WI

図1 右側頸嚢胞，29歳女性
右側頸部，胸鎖乳突筋の内側，顎下腺の背側，内頸動脈の外側にT2WIにて高信号を均一に示す境界明瞭な嚢胞性病変を認める（→）．壁肥厚，内部構造や充実成分も認めない．

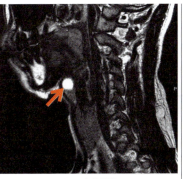

T2WI 矢状断像

図2 正中頸嚢胞（甲状舌管嚢胞），40歳女性
T2WIでは著明な高信号を呈する（→）．

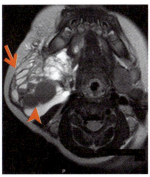

T2WI

図3 頸部リンパ管腫，10か月男児
右耳下腺前方，咬筋背側に多房性嚢胞性腫瘤を認める（→）．T2WIで高信号を呈し，一部液面形成も認める．また，一部嚢胞は低信号を示し嚢胞内出血が疑われる（▶）．

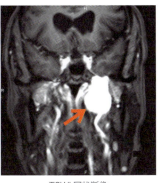

T2WI 冠状断像

図4 左傍咽頭間隙の傍神経節腫，76歳男性
左傍咽頭間隙にT2WIで高信号の境界明瞭な腫瘤性病変を認める（→）．造影後には腫瘤は均一に強い造影効果を認める．

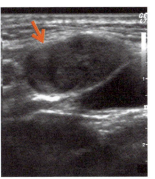

US

図5 舌癌・両側頸部リンパ節転移，47歳女性
頸部に腫大リンパ節を認める（→）．リンパ門は不明瞭で，内部エコーは不均一である．

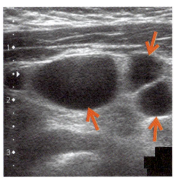

US

図6 悪性リンパ腫，75歳女性
頸部に多発性に低エコーのリンパ節腫大を認める（→）．

臨床と病理

- 頸部にはさまざまな先天性嚢胞性腫瘤を認め，嚢胞では甲状舌管嚢胞，鰓裂嚢胞（第2鰓裂嚢胞が90％以上）やリンパ管腫が多い．
- リンパ管腫は半数が生下時よりみられ，大部分が2歳以下で発症．後頸三角部に発生し，縦隔に連続することもある．
- 頸動脈周囲の頸動脈間隙には神経原性腫瘍（神経鞘腫，傍神経節腫：図4），悪性リンパ腫や転移がみられる．
- 頸部リンパ節腫大の原因は頭頸部の癌の転移（図5）のほか，悪性リンパ腫（図6），結核，サルコイドーシス，感染症など多くの原因でみられる．

> **画像所見**

- 第2鰓裂囊胞は胸鎖乳突筋の内側，顎下腺の背側，内頸動脈の外側に認める（図1）．
- 甲状舌管囊胞は前頸部正中（舌盲孔から舌骨にかけて）に認める（図2）．
- リンパ管腫は後頸間隙の多房性囊胞性腫瘍で，内部に出血を伴うと液面形成（fluid–fluid level）がみられる（図3）．
- 頸部リンパ節腫大では長径 15 mm，その他の領域で長径 10 mm を超えると転移リンパ節の可能性が高い．
- 扁平な頸部リンパ節腫大は反応性のことが多く，転移は球形で壊死，節外浸潤を伴うものが多い（図5）．
- 悪性リンパ腫では壊死を伴わない均一な腫大を認める．US では低エコーとなることが多い（図6）．
- 結核リンパ節炎では中心壊死を伴うことが多い．

第3章 胸部

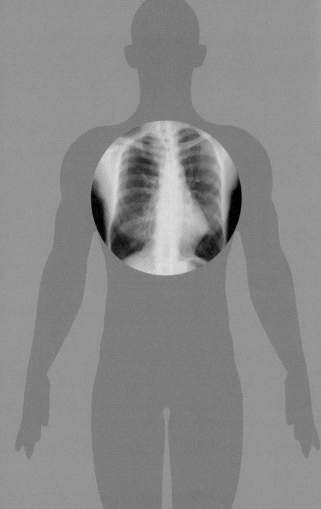

胸部画像のアプローチ ▶P72

1. 無気肺 ▶ P76
2. 胸水 ▶ P78
3. 気胸，縦隔気腫 ▶ P79
4. 肺水腫 ▶ P80

肺腫瘤性病変のアプローチ▶P81

5. 非小細胞肺癌（腺癌，扁平上皮癌）▶ P82
6. 肺小細胞癌 ▶ P85
7. 転移性肺腫瘍 ▶ P86
8. 良性肺腫瘤 ▶ P87

肺非腫瘤性病変のアプローチ▶P88

9. 肺炎 ▶ P90
10. 肺結核 ▶ P92
11. 肺アスペルギルス症 ▶ P94
12. 好酸球性肺炎 ▶ P95
13. 過敏性肺臓炎 ▶ P96
14. サルコイドーシス ▶ P97
15. 特発性間質性肺炎 ▶ P99
16. 肺気腫・慢性閉塞性肺疾患 ▶ P101
17. リンパ脈管筋腫症/Langerhans組織球症 ▶ P102
18. 気管支拡張症 ▶ P103
19. 珪肺 ▶ P104
20. 石綿（アスベスト）関連疾患 ▶ P105
21. 肺分画症 ▶ P106
22. 肺血栓塞栓症，肺梗塞 ▶ P107

縦隔，胸膜，横隔膜病変のアプローチ▶P108

23. 縦隔腫瘍 ▶ P109
24. 悪性胸膜中皮腫 ▶ P111
25. 横隔膜ヘルニア ▶ P112

胸部画像のアプローチ

画像解剖

1. 胸部単純X線

- X線管球から2 mの距離で背側方向（postero-anterior；PA）に立位で撮影．
- 骨を十分に透過させるために高圧撮影（120～150 kV）を行う．
- 肺野には肺紋理（肺の動静脈）がみられる．肺門は肺動脈，上肺静脈，気管支で構成される（図1）．
- 縦隔は心大血管で構成され，空気と実質の境界部には，気管をはじめ，さまざまな縦隔肺境界線がみられる（図2）．これらの線は，腫瘍や無気肺などの場合に消失する（シルエットサイン陽性）．
- 読影においては図3に示すチェックポイントを確認し，見落としを減らすように努める．しかし，単純X線ではどうしても見えない病変もあり，病変が確定できない場合はCTが必要である．
- 胸部単純X線は，肺組織の病変をX線の透過性の違いをもって1枚のフィルムに投射したものである．読影にあたっては病変と正常組織のコントラストがなければ，病変を認識できない．

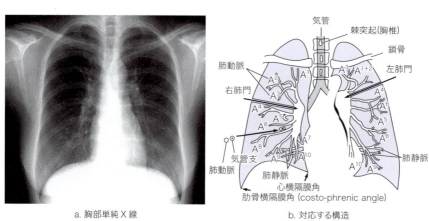

a. 胸部単純X線　　　　b. 対応する構造

図1　胸部単純X線正常像
肺野には肺紋理（肺の動静脈）が観察される．正常では肺門は肺動脈，上肺静脈，気管支でつくられる．
（bは，小谷正彦：診療画像解剖学テキスト．p125，文光堂，2003より）

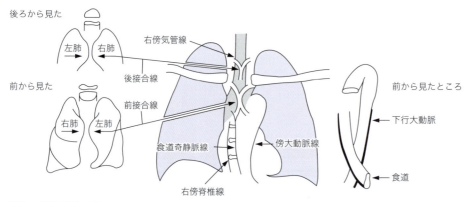

図2　縦隔肺境界線
縦隔は心大血管で構成され，気管をはじめ，空気と実質の境界部にはさまざまな縦隔肺境界線（食道奇静脈線，傍大動脈線，右傍脊椎線，右傍気管線など）が観察される．
（小谷正彦：診療画像解剖学テキスト．p125，文光堂，2003より）

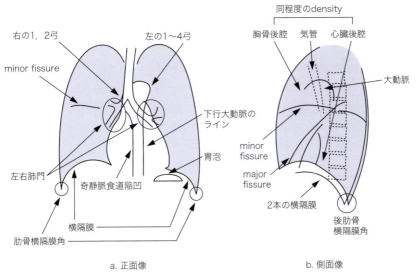

図3 胸部単純X線のチェックポイント

2. 肺門と肺紋理

- 肺門で気管支，肺動静脈，リンパ管が出入りし，胸膜に覆われない．
- 胸部X線上の肺門の陰影は気管支，肺動静脈，リンパ節から構成されるが，主に肺動脈の陰影である．
- 左肺門のほうが右肺門より少し高い．
- 肺紋理は肺野にみられる樹枝状の肺動静脈で，中枢から末梢にかけてだんだん細くなる．
- 肺紋理は❶うっ血が起こり，血管が拡張した場合，❷気管支周囲の炎症により増強がみられる．
- 両側の肺門リンパ節腫大（BHL）はサルコイドーシスで有名であるが，その他，亜性リンパ腫や小細胞癌でもみられる．

◉私の胸部単純X線の読み方

胸部単純X線の読影は難しく，奥が深い．成書には多くのチェックポイントが書いてあるが，忙しい臨床ではそれほど時間もかけられないし，何よりもチェックポイントを覚えることが難儀である．しかし，見落としを減らすには，やはり系統的に一定の順序で読影することが重要だと思う．私はあまり難しく考えずに次のような順序で読影している．

以下の3つの"〜かく"をまずチェック．

❶-A 胸郭：軟部組織，骨，腹部など
 -B 横隔：左右の高さ，引きつれ，肋骨横隔膜角（cost-phrenic angle）など
 -C 縦隔：気管，縦隔線，右1，2弓，左1，2，3，4弓など

次に以下をチェックする．

❷肺門：左右の高さ，大きさ
❸肺野：頭側より左右を比較しながら，特に見落としやすい部位に注意して

> キモは辺縁から中心へ，サイドディッシュからメインディッシュへである．

3. 肺野

肺野の非結節性，腫瘍性病変は結節性陰影とびまん性陰影に分けて考える．

a. 病変の濃度からみた考え方

病変の濃度を肺血管が透過できない濃い陰影（浸潤陰影）と肺血管が透過できる淡い陰影（すりガラス影）に分けて考える．

1) 濃い陰影：浸潤陰影（気腔性陰影，肺胞性陰影，細葉性陰影），consolidation
    - 肺胞腔の空気がほぼ完全に液体やその他の物質で置換された状態．濃度が高く，辺縁不明瞭で，癒合しやすい陰影である．
    - 気管支内の空気による透亮像〔air bronchogram（気管支透亮像）〕を伴うことが多い．
    - 肺水腫（漏出液で占拠），肺炎（滲出液），肺出血（血液），肺胞上皮癌や悪性リンパ腫（腫瘍細胞），肺胞蛋白症（糖蛋白）などでみられる．

2) 淡い陰影：すりガラス影〔ground-glass attenuation（opacity）；GGA（GGO）〕
    - 肺末梢の空気が減少し，CTで解像できない末梢構造が増加したことにより，全体として平均濃度が上昇したが，空気も混ざっているために淡い濃度上昇をきたしたもの．
    - 成り立ちから，❶肺胞腔が不完全置換されている場合（肺炎や肺胞蛋白症など）と，❷肺胞間隔壁の肥厚（adenocarcinoma in situ，間質性肺炎やサルコイドーシス，Langerhans細胞組織球症など）の2つに大別される．

b. シルエットサイン

- 水濃度同士のものが相接して存在すると，その境界線が不明瞭となる現象である（図4）．
- 肺に炎症や腫瘍が発生した場合，縦隔（心臓，血管系）の側方や後方，横隔膜に接する病変は認識しづらい．そこで，シルエットサイン（図5）の概念を利用すると，理解しやすくなる．

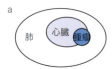
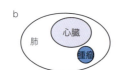

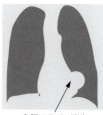
心臓のライン消失

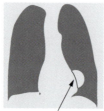
心臓のラインが見える

図4 シルエットサインの原理
a：水軟部組織濃度のもの同士が接しているときは，両者の境界は不明となる（シルエットサイン陽性）．b：互いに接していないときは，両者の境界は明瞭に見える．無気肺（→76頁）参照．

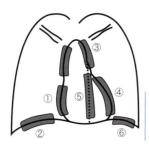

図5 シルエットサインに使われる正常構造
次の辺縁のラインが不明瞭な場合は，それぞれ次の部位の病変を疑う．①心陰影右縁：右肺中葉，②右横隔膜：右肺下葉，③大動脈弓：左肺上葉上区，④心陰影左縁：左肺上葉舌区，⑤下行大動脈：左肺下葉，⑥左横隔膜：左下葉．

4. CTでおさえるべき構造物

- 縦隔条件では大血管，気管および気管支，食道，リンパ節などを同定する（図6）．血管系とリンパ節や腫瘤との区別がつかない場合は造影CTが有効．
- 肺野条件では肺血管，気管支，胸膜などの連続性を追って，正常構造と異常構造物を見分ける（図7）．

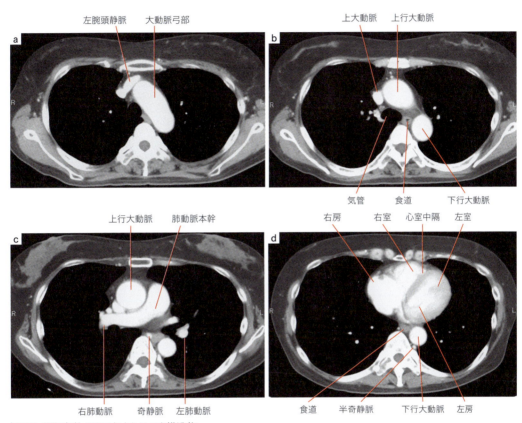

図6 縦隔条件CTでおさえるべき構造物

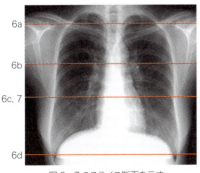

図6，7のスライス断面を示す．

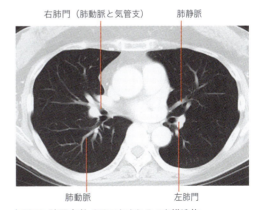

図7 肺野条件CTでおさえるべき構造物

1 無気肺
atelectasis

▶ 間接所見（心臓や大動脈のシルエットの消失，葉間裂の偏位，患側横隔膜挙上，縦隔・肺門の患側偏位，肋間腔狭小化）にも注目する

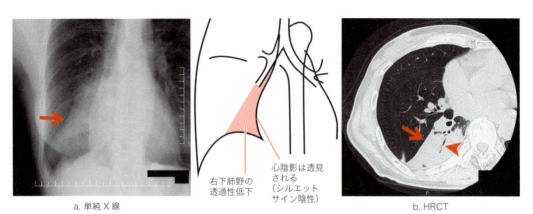

a. 単純X線　　　　　　　　　　　　　　　　　　　　　　　　b. HRCT

図1　無気肺，57歳女性
単純X線（a）では右下肺野の透過性低下（→）を認める（シルエットサイン陰性）．縦隔の右側偏位を認める．HRCT（b）では右肺下葉の境界明瞭な濃度上昇域を認める（→）．内部に air-bronchogram（▶）を伴う．

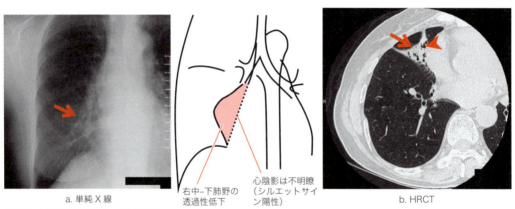

a. 単純X線　　　　　　　　　　　　　　　　　　　　　　　　b. HRCT

図2　中葉舌区症候群，73歳女性
単純X線（a）では右中-下肺野の透過性低下を認める（→）．HRCT（b）では右中葉および左肺舌区に境界明瞭な濃度上昇域を認め（→），内部には拡張した気管支を認める（▶）．

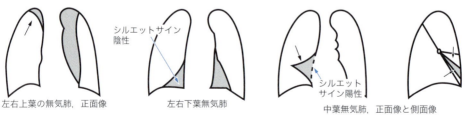

図3　胸部単純X線上の無気肺の所見

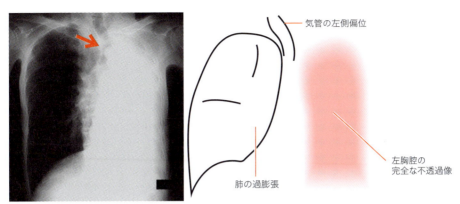

単純X線

図4 肺門部肺癌に伴う左完全無気肺,75歳男性
左肺には全く含気を認めない.左胸水との鑑別は気管や心臓が患側へ偏位していることより可能(→)〔→78頁の大量胸水(図3)と比べよう〕.

臨床と病理

- 気管支の閉塞によって肺胞の含気が低下し,肺の膨張不全に陥った状態.
- 原因として,腫瘍,異物,気管支分泌物などによる気道閉塞(閉塞性無気肺)や胸水,気胸,縦隔腫瘍などの圧迫(圧迫性無気肺)が多い.
- 特殊な無気肺として肺界面活性の低下による粘着性無気肺や板状無気肺,円形無気肺(→105頁)がある.

画像所見

- 肺含気の低下による局所の不透過性陰影と体積減少に伴う周囲構造の偏位(図1, 2).
- 間接所見として心臓や大動脈のシルエットの消失,葉間裂の偏位,患側横隔膜挙上,縦隔・肺門の患側偏位,肋間腔狭小化および健常肺葉の代償性過膨張が認められる.
- 病変の部位に応じて特徴的所見を呈するが(図3),しばしば見逃されるので,間接所見も重要.
- 全肺の無気肺では多量の胸水とX線所見が類似する.無気肺では気管は無気肺側に(図4),胸水では対側に偏位(→78頁の図3).

⊙板状無気肺
手術後などに横隔膜の運動性が低下し,肺の一部が帯状に無気肺となったもの.下肺野に線状の陰影としてみられる.

2 胸水
pleural effusion

- ▶ 胸部単純 X 線では少量の胸水は見逃されやすい
- ▶ 葉間や肺下にも貯留する

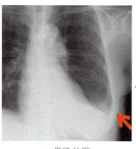

a. 単純 X 線

肋骨横隔膜角の鈍化, 側胸壁に沿った弧状の不透過陰影

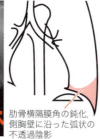

b. 肺野 CT

図1　心不全に伴う中等度の胸水, 45 歳女性
単純 X 線 (a) では肋骨横隔膜角の鈍化, 側胸壁に沿った弧状の輪郭をもつ不透過陰影として認められる (meniscus sign, →). 単純 CT (b) では肺の背側に貯留している (→). 左の下葉には圧迫性の無気肺がみられる (▶).

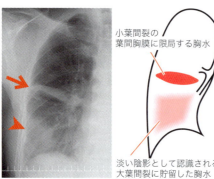

単純 X 線

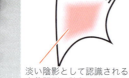

小葉間裂の葉間胸膜に限局する胸水

淡い陰影として認識される大葉間裂に貯留した胸水

図2　葉間 (被包化) 胸水, 78 歳男性
小葉間裂の葉間胸膜に限局する胸水は, 正面像では境界明瞭な腫瘤状を呈しているが (→), 大葉間裂に貯留した胸水は淡い陰影として認識される (▶).

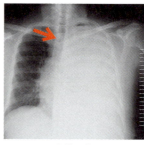

単純 X 線

図3　大量胸水, 64 歳男性
胸水が大量になると一側胸郭が真っ白となることがある. 気管は反対側へ偏位している (→). 一方, 無気肺では気管は同側に偏位する (→ 77 頁の図4).

臨床と病理

- 静水力学的な機序による漏出性胸水 (うっ血性心不全, 静脈圧亢進, 低蛋白血症など), および炎症性機序による滲出性胸水 (胸膜炎, 悪性腫瘍など) に大別される.
- 腫瘍で頻度が高いものは肺癌の播種, 転移性腫瘍, 浸潤性胸腺腫, びまん性中皮腫, 卵巣線維腫 (Meigs 症候群).
- 急性膵炎でも胸水が貯留し, 左側に多く, 胸水中のアミラーゼ高値.
- 原因不明の胸水は結核が原因のことがある.

画像所見

- 立位単純 X 線では肋骨横隔膜角の鈍化として認められるが (図1), 少量の胸水は見逃されやすい. 患側を下にした臥位 (decubitus position) が有用.
- 肺の直下に胸水が貯留し, 肋骨横隔膜角の鈍化が目立たないこともある (肺下胸水).
- CT では仰臥位で撮像しているため, 肺の背側に貯留する (図1).
- 葉間胸膜に限局する胸水は腫瘤状を呈し, 心不全が原因のことが多い (図2). 治療によって急速に消失する (vanishing tumor).
- 多量の胸水では縦隔の対側へのシフトがみられる (図3) ことで, 無気肺との鑑別可能である.

3 気胸，縦隔気腫
pneumothorax, pneumomediastinum

- ▶肺紋理の消失や肺野の透過性をチェックする
- ▶縦隔気腫では皮下気腫も見落とさない

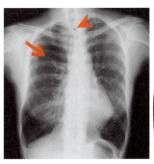
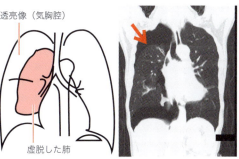

a. 単純X線　　　　　　　　　　　　　　　　　　b. 単純CT MPR 冠状断像

図1　月経随伴性気胸，40歳女性
単純X線（a）では右側の虚脱（→），縦隔の右側偏位を認める（▶）．CT（b）では右側の虚脱（→）を認める．

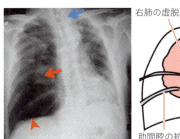
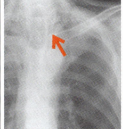
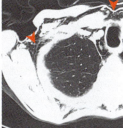

単純X線　　　　　　　　　　　　　　　　a. 単純X線　　　　　　b. 肺野CT

図2　緊張性気胸，61歳男性
右肺は高度に虚脱し（→），肋間腔の拡大や横隔膜の平坦化を認める（▶）．気管，縦隔の強い左側偏位を認める（→）．

図3　皮下気腫・縦隔気腫，81歳男性
広範囲に皮下気腫（▶），縦隔気腫（→）を認める．

臨床と病理
- 気胸は外傷や自然気胸（ブラの破綻）が原因．
- **緊張性気胸**は，胸膜の損傷により胸腔へ一方向に空気が入り込み（check-valve機構），胸腔内圧が外気より高くなり，静脈還流障害による心拍出量低下が起こる重篤な状態．
- 縦隔気腫は縦隔と縦隔胸膜の間に空気が侵入した状態．喘息発作，圧外傷，食道・気道の損傷が原因．

画像所見
- 肺紋理は消失し，肺野の透過性は亢進する．虚脱した肺は，肺門部に塊状に認められる（図1）．
- 自然気胸では破裂したブラが確認される．
- 緊張性気胸では患側の肺尖位の上昇，肋間腔拡大，横隔膜の平低化や，患側の胸郭過膨張像（気管および縦隔陰影の対側偏位）が認められる（図2）．
- 縦隔気腫では縦隔を縁取る線状の空気透亮像がみられる．しばしば皮下気腫を併発（図3）．

4 肺水腫
pulmonary edema

▶初期には肺の間質（気管支血管周囲や小葉間隔壁）に水分貯留し，進行すると肺胞内へ漏出，胸水貯留

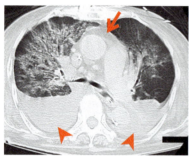

a. 肺野 CT

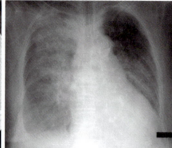

b. 単純 X 線

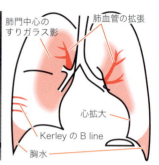

図1 心不全・肺水腫，89歳女性
CT（**a**）では心拡大を認め，少量の心嚢水（→）もみられる．左右胸水（▶）（右＞左）を認める．単純X線（**b**）では右肺上葉に広く浸潤影，すりガラス影を認める（いわゆる肺胞パターン）．

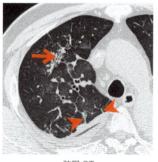

肺野 CT

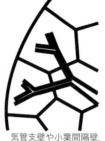

気管支壁や小葉間隔壁，胸膜のスムーズな肥厚

図2 間質性肺水腫，54歳男性
CTでは肺野に濃度上昇域（→）を認める．小葉間隔壁の肥厚（▶）を認める．

単純 X 線

図3 尿毒症による肺水腫，66歳男性
肺門を中心に斑状の浸潤影（butterfly shadow）を認める．

臨床と病理

- 肺静脈圧の亢進（心不全などによる）や肺血管の透過性亢進（誤嚥，薬剤などによる）によって起こる．
- 初期には間質に水分貯留（間質性肺水腫），進行すると肺胞内へ漏出する（肺胞性肺水腫）．胸水も貯留する．

画像所見

- 間質性肺水腫では気管支壁や小葉間隔壁の肥厚（気管支血管周囲腔の水，図2），単純X線で胸膜に直交する短い線状影（KerleyのB line，図1）．
- 胸水貯留，上下大静脈，肺血管の拡張も認める．
- 肺胞性肺水腫になると，胸部単純X線でいわゆる肺胞パターンがみられる（図1b）．
- 尿毒症性肺水腫では，肺門部を中心に左右対称性に浸潤影（butterfly shadow）がみられる（図3）．

肺腫瘤性病変のアプローチ

- 肺の孤立性の腫瘤あるいは結節性病変には良性から悪性まで非常に多くの疾患が鑑別の対象となる.
- 鑑別においては HRCT で以下の点を評価する.
  - ❶辺縁性状（明瞭，spicula の有無など）
  - ❷内部性状〔空洞や石灰化，air bronchogram（気管支透亮像）など〕
  - ❸周辺の病変
- 図1は鑑別のポイントだが，画像のみで100％の鑑別はできず，CT下生検も必要となる.
- 非常に多くの疾患が鑑別に挙がるが，実臨床で多いものを図2に示す.
- 腫瘍や感染以外に動静脈奇形などの血管性病変も忘れてはならない.
- 2〜5 mm を粒状影，5 mm〜3 cm を結節影，おおよそ 3 cm 以上を腫瘤影と呼ぶ.
- 空洞性病変の鑑別を図3，石灰化病変の鑑別を図4に示す.

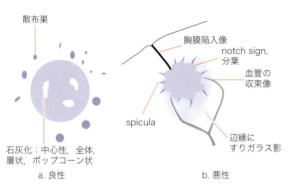

図1 結節性病変の良悪性鑑別のポイント
良性結節は境界明瞭で doubling time は 1 か月以下（活動性炎症）あるいは 6 か月以上（陳旧性炎症）.

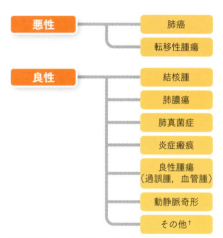

†：その他，サルコイドーシス，多発血管炎性肉芽腫，器質化肺炎なども鑑別に挙がる.

図2 腫瘤性病変の鑑別

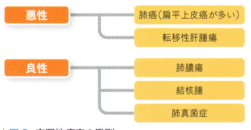

図3 空洞性病変の鑑別

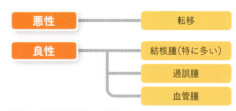

図4 石灰化病変の鑑別

多発性の結節性陰影

- 転移のことが多いが，結核性肉芽腫や非結核性抗酸菌症，真菌症，サルコイドーシスなども鑑別に挙がる.
- 微小な結節の場合は HRCT で二次小葉との関係を評価する（肺非腫瘤性病変→ 88 頁）.

5 非小細胞肺癌（腺癌，扁平上皮癌）
adenocarcinoma

- 腺癌は分葉状，辺縁に spicula，胸膜陥入像
- 早期の腺癌はすりガラス影，一部充実影（part solid）
- 扁平上皮癌は中枢性腫瘍で二次性の肺炎や無気肺を伴うことが多いが結節型もある

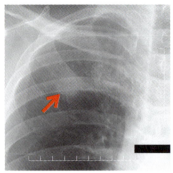

a. 単純 X 線

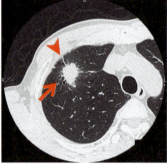

b. HRCT

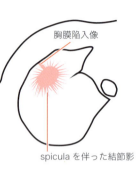

図1 肺腺癌，65歳男性
単純 X 線（a）では右肺尖部に境界が明瞭な結節影（→）を認める．HRCT（b）では右上葉 S^3 に spicula（→）と胸膜陥入像（→）を伴う 28 mm の腫瘤性病変を認める．手術で胸膜浸潤がみられた．

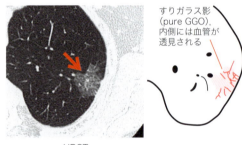

HRCT

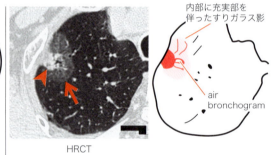

HRCT

図2 肺腺癌（上皮内癌），84歳女性
左肺 S^2 にすりガラス影を認め（pure GGO），内側には notch がみられる（→）．肺胞間隔壁に沿って既存構造を破壊することなく腫瘍が進展する（lepidic growth）ため，肺胞腔に空気が残っており，すりガラス影を呈する．

図3 肺腺癌，58歳女性
外周に淡いすりガラス影（→），内周に濃いすりガラス影を認める（→）．いわゆる part solid GGO である．内部には air bronchogram を認める．

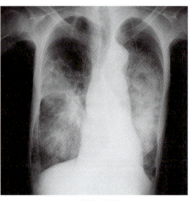

a. 単純 X 線

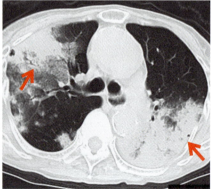

b. HRCT

図4 浸潤性粘液腺癌（古典的な肺胞上皮癌），72歳女性
単純 X 線（a）では両肺野に肺門部から広がる浸潤影を認める．HRCT（b）にて右肺中葉，左肺下葉に air bronchogram を伴う肺胞性陰影を認める（→）．肺胞性肺炎に類似した像を呈している．

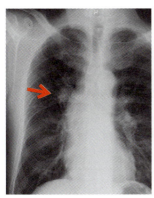
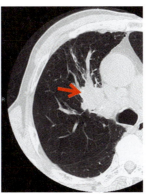

a. 単純 X 線　　　　　　　　　b. 肺野 CT

図 5　肺門部肺癌（扁平上皮癌），64 歳男性
単純 X 線（a）では右肺門部に不整な腫瘤影を認める（→）．縦隔陰影の拡大もみられる．肺野 CT（b）では右上葉の腫瘤（→）を認める．

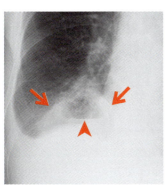
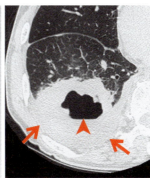
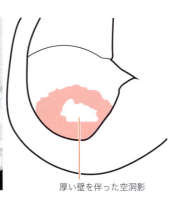

a. 単純 X 線　　　　　　b. HRCT　　　　　　　厚い壁を伴った空洞影

図 6　肺扁平上皮癌，76 歳男性
立位の単純 X 線（a）では右下肺野に径 7 cm ほどの空洞を伴う腫瘤性病変を認め（→），空洞内には液面形成している（▶）．HRCT（b）では同病変は右肺 S^6 にみられ，空洞を伴った腫瘤で（→），内部には液体貯留がみられる（▶）．

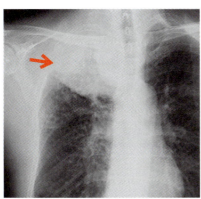
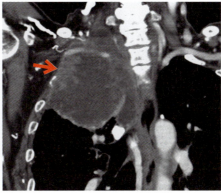

a. 単純 X 線　　　　　　　　　b. 造影 CT 冠状断像

図 7　右肺尖部腫瘍（Pancoast 腫瘍）：肺癌（扁平上皮癌），72 歳男性
単純 X 線（a）では右肺尖部に腫瘤影を認める（→）．造影 CT（b）では右肺尖部に辺縁に造影効果がみられる巨大な腫瘍を認める（→）．

> **臨床と病理**

1. 腺癌

- 区域気管支より末梢の気管支肺胞系に発生し，最近は増加傾向にある．
- 異型腺腫様過形成から上皮内癌（adenocarcinoma in situ；AIS），腺癌と連続的に発生する（図8）．
- 早期に転移をきたし，リンパ節の腫大がなくても組織学的に転移がみられることがある．

2. 扁平上皮癌

- 多くは太い気道から区域気管支に発生し，気管支の狭窄あるいは閉塞をきたす．
- 近年，肺野結節例も増えている．
- 肺尖部の胸壁近くに発生したものは早期に胸壁へ浸潤する（Pancoast 腫瘍†）．

†：Pancoast 腫瘍：肺癌に特殊な進展形式．肺尖部に生じ鎖骨上窩から頸部への浸潤を伴うもの．腕神経叢（しびれ，痛み）や交感神経叢（Horner 症候群）障害による症状がみられる．扁平上皮癌が多い（図7）．

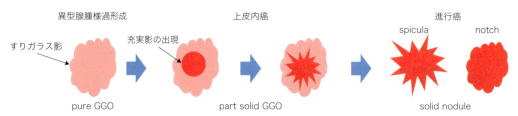

図8 腺癌の発生過程
癌の早期は肺胞上皮を置換するのみなので，内部に空気を有し，すりガラス影を呈する．一部浸潤癌が腫瘍内に出現し，充実部を呈する．癌が進行すると間質浸潤，収縮がみられ，spicula や notch がみられるようになる．

> **画像所見**

- 腺癌は辺縁の凹凸（notch sign）や spicula，胸膜陥入像を伴った結節影（図1）を認め，周囲にすりガラス影，内部に air bronchogram を伴うこともある．
- 早期腺癌はすりガラス影††を呈し，異型腺腫様過形成，上皮内癌と進展するにつれ，充実部が出現する〔pure GGO（図2）→ part solid GGO（図3）〕（図8）．
- 浸潤性粘液腺癌（古典的な肺胞上皮癌）は広範な肺炎様浸潤影あるいは多発性結節影としてみられる（図4）．
- 扁平上皮癌は肺門部の腫瘤が多く（図5），二次性変化として閉塞性肺炎，無気肺，限局性肺気腫を伴う．結節型もみられ，空洞を伴うことが多い（図6）．所見は多彩で腺癌と画像上鑑別困難なことも多い．

††：すりガラス影（ground glass opacity；GGO）：腺腫様過形成や多くの早期腺癌では，腫瘍内に含気が保たれるため，HRCT ではすりガラス影を呈する．炎症でも同様にすりガラス状の陰影を呈することがあり，その鑑別は困難．一般に炎症では経過とともに縮小，消失する．

> **くらべてみよう**

肺クリプトコッカス症（pulmonary cryptococcosis）

- 鳩の糞便中で増殖し，経気道的に吸入して発症．
- 免疫不全患者に日和見感染して発症する以外に健常者にみられることあり．
- 正常免疫の患者では境界明瞭な単発もしくは多発結節を呈し，肺癌などとの鑑別が問題となる．

 肺クリプトコッカス症，59歳女性．左肺に比較的境界明瞭な結節影を認める（→）．他部位にも同様の結節を認めた．

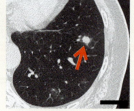

HRCT

6 肺小細胞癌
small cell carcinoma

▶広範なリンパ節転移を伴う肺門部の腫瘍．肺野型もある

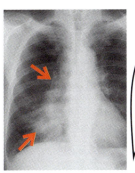
a. 単純 X 線

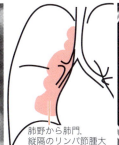
肺野から肺門，
縦隔のリンパ節腫大

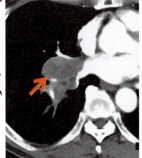
b. 造影 CT

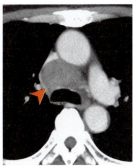
c. 造影 CT

図1 小細胞癌，65 歳男性
単純 X 線（a）では肺門部から下肺野に広がる辺縁不整な腫瘤影を認める（→）．造影 CT（b, c）では右下葉縦隔側に肺門リンパ節と一塊となった腫瘍性病変を認める．右肺動脈下葉枝に浸潤しており，右肺静脈下葉枝内には腫瘍栓による造影欠損を認める（b, →）．縦隔のリンパ節の腫大も認める（c, ▶）．

臨床と病理

- 太い気管支から発生する神経内分泌腫瘍の1つ[†]．
- **肺門，縦隔リンパ節腫大**の頻度が高い．病初期より転移（リンパ節や脳など）を起こしやすく，転移が先に発見されることもある．
- **腫瘍随伴症候群**として抗利尿ホルモン分泌異常症候群，Cushing 様症候群，Eaton–Lambert 症候群（筋無力症）などを合併．

[†]：肺の神経内分泌腫瘍は低悪性度の定型的カルチノイド，非定型的カルチノイド，高悪性度の大細胞神経内分泌癌，小細胞癌の4つに分けられる．消化器の NEC（neuroendocrine carcinoma）に相当（→ 188 頁）．

画像所見

- 早期に肺門〜縦隔に**多発性のリンパ節腫大**を認める（図1）．閉塞性肺炎や無気肺もみられるが，扁平上皮癌に比べて頻度は低い．
- 上大静脈（SVC）症候群を起こすこともある．
- 末梢に比較的境界明瞭な腫瘤を形成するものがある（肺野型，図2）．

肺野 CT

図2 結節限局型の小細胞癌，59 歳男性
右下葉の胸膜直下に結節性病変を認める（→）．CT 下生検の結果，小細胞癌であった．

7 転移性肺腫瘍
metastatic lung tumor

- CT は肺転移検出の感度が高いが，特異度は低い
- 癌性リンパ管症では小葉間隔壁が肥厚する

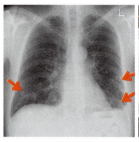

a. 単純 X 線　　　　b. 肺野 CT

図1 大腸癌の多発肺転移，61歳男性
両中下肺野に結節影が散見．いわゆる coin lesion を呈する（→）．

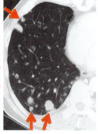

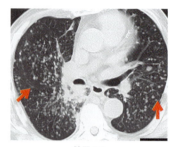

肺野 CT

図2 原発性肺癌の多発肺転移，75歳男性
両肺野にびまん性に粟粒大の小結節影が多発している（→）．

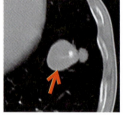

肺野 CT

図3 骨肉腫の多発肺転移，69歳女性
左肺下葉にだるま状の腫瘤影を認め，内部に石灰化を認める（→）．石灰化を伴う転移性肺癌はまれだが，骨肉腫，軟骨肉腫，滑膜肉腫ではみられやすい．

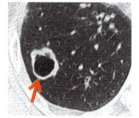

肺野 CT

図4 上顎歯肉癌の肺転移，78歳男性
右肺尖部に空洞性病変（→）を認め，転移性肺癌であった．扁平上皮癌（男性：頭頸部癌，女性：生殖器癌）でみられやすい．

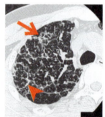

HRCT

小葉間隔壁の肥厚や気管支血管束の不整な肥厚（多角形）

図5 癌性リンパ管症（胃癌原発），37歳男性
肺内の小葉間隔壁の肥厚（→），気管支血管束の不整な腫大（▶）を認める．小葉間隔壁などの広義間質の結節状肥厚で，polygonal lines（多角形の線状影）と呼ばれる．

臨床と病理
- 大多数が血行性で，肺毛細管に腫瘍塞栓を形成し，着床して転移が成立する．
- 乳癌，肺癌，胃癌では血行性に転移した腫瘍が間質〜リンパ系へ浸潤し，癌性リンパ管症をきたすことがある．
- 気管支壁内転移は肺癌，腎癌，大腸癌などでみられる．

画像所見
- 単純 X 線で検出されるが，CT の感度が圧倒的に高い（図1）．特異度は低い．
- 5 mm 以下の微小な転移は炎症性結節との鑑別が困難で，頻度としては炎症が多い．
- 多くは圧排性発育のため境界明瞭．
- 甲状腺癌の転移はランダムな分布を示す粟粒型（図2，→89頁の図3d）を呈することがある．
- 石灰化を伴う転移：大腸癌や卵巣癌などの粘液産生腫瘍，骨肉腫（図3）など．
- 空洞をきたしやすい肺転移：頭頸部癌（扁平上皮癌），卵巣癌，移行上皮癌，肉腫など（図4）．
- 乳癌，膵癌，大腸癌，粘液性の卵巣癌，胃癌では辺縁部で肺胞上皮置換型の進展を示し，肺腺癌類似の画像所見を呈することがある．
- 癌性リンパ管症は小葉間隔壁などの広義間質の肥厚（多角形の線状影）が特徴的である（図5）．

8 良性肺腫瘍
benign lung masses

POINT
- 石灰化や脂肪を有する結節では良性腫瘍の可能性あり
- 動静脈奇形では結節に流入, 流出する脈管を証明する

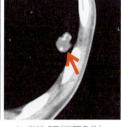

a. 単純X線　　b. 単純CT（縦隔条件）　　ポップコーン状の石灰化

図1　肺過誤腫, 67歳男性
単純X線（a）では左肺下葉に境界明瞭な円形小結節を認める（→）. CT（b）では辺縁分葉状の小結節影を認める（→）. 縦隔条件CT（b）で内部に点状型石灰化影（→）を認め, 肺過誤腫の典型像である.

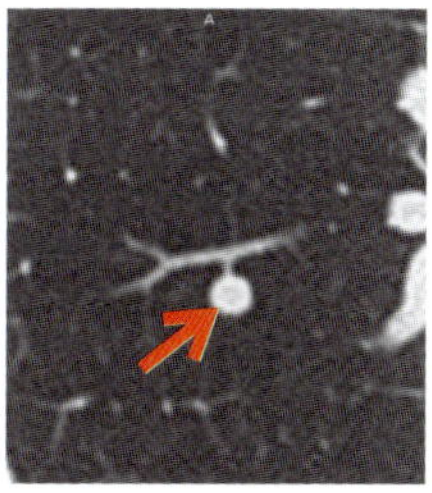

HRCT

図2　硬化性血管腫, 56歳女性
右肺S⁹に境界明瞭な円形小結節（→）を認める. CTガイド下肺生検の結果, 硬化性血管腫の診断であった.

臨床と病理

- **肺過誤腫**は肺の正常組織（軟骨, 結合組織, 脂肪など）により構成される気管支周囲の間葉由来の良性腫瘍.
- **硬化性血管腫**はⅡ型肺胞上皮に分化傾向のあるpneumocyte由来で, 中年女性に多い.
- **肺動静脈奇形**は先天的な動静脈の短絡で, 約1/3は多発性, 2/3は単発性であり, 下葉に多い.
- 偶然に発見されることも多い. 喀血, 呼吸困難やチアノーゼ, 心不全, 脳膿瘍, 脳梗塞での発症もあり.
- 多発例では皮膚や粘膜, 他臓器に動静脈瘻がみられ, Rendu–Osler–Weber症候群の部分症のことがある.
- 炎症性腫瘤では**結核腫**（→92頁）, **肺膿瘍**（→91頁）, **炎症瘢痕**, **肺真菌症**（クリプトコッカスなど→84頁）もみられる.

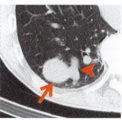
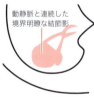

a. 単純X線　　c. 血管造影
動静脈と連続した境界明瞭な結節影
b. 肺野CT

図3　肺動静脈瘻, 64歳男性
右肺下葉に境界明瞭な腫瘤影を認める（→）. CT（b）で血管との連続を認める（▶）. 血管造影（c）では右肺下葉の腫瘤影への右肺動脈下葉枝からの流入を認める（▶）.

画像所見

- thin sliceのCTで**石灰化**†や**脂肪**, **血管との連続**がみられたら良性病変を疑う.
- 肺過誤腫：境界明瞭で, 八頭状＋ポップコーン状の石灰化, 脂肪成分（図1）.
- 硬化性血管腫：境界明瞭な小さな結節（図2）.
- 肺動静脈奇形：境界明瞭な腫瘤影で, **流入動脈**や**流出静脈**がみられる（図3）.

†：結節内に石灰化を認めても必ずしも良性とは限らない（例：大腸癌や骨肉腫の転移など）.

肺非腫瘍性病変のアプローチ

- 肺野の中である程度広い範囲に広がる病変で，胸部単純X線では肺胞性（境界が不明瞭な浸潤影が主体）と間質性（境界明瞭な線状影が主体）に大まかに分けられる．
- HRCTでは解剖学的構築に則った詳細な評価が可能である．
- ここでは病態から❶限局性陰影（比較的限局して，浸潤影やすりガラス影を認めるものを除く腫瘤や結節）と❷びまん性陰影に分ける（図1）．

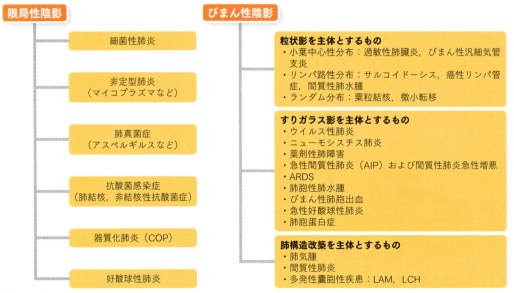

図1 非腫瘍性肺疾患の鑑別

HRCT

- 肺の二次小葉レベルでは小葉中心部に細気管支と肺動脈，および辺縁の小葉間隔壁（結合組織）に肺静脈がみられる（図2）．
- 肺の支持組織としての結合組織は広義間質と呼ばれ，リンパ管が局在し，気管支肺動脈周囲間質と，小葉間隔壁や胸膜下間質が含まれる．
- HRCTでは❶二次小葉の関連において病変の主座がどこにあるか，❷病変の陰影の濃度はどうかで鑑別を進めていく．
- 二次小葉内の粒状影あるいは浸潤影の分布から病変の進展経路は次の3つに分けて考えることができる．
  1) 小葉中心性分布（図2ⓐ）および汎小葉性分布（図2ⓑ）：経気道性病変
  2) リンパ路性分布（図2ⓒ）：リンパ行性病変
  3) ランダム分布（図2ⓓ）：血行性病変

1. 小葉中心性分布 (図2ⓐ, 図3a)

- 細気管支やその周囲の病変は，次の3つに大別され，経気管支性病変を示唆する．
  1) 等間隔にみられる粒状影：細気管支周囲性病変を伴うマイコプラズマ肺炎（粒状影がぼやけて見える），過敏性肺炎，細気管支炎など
  2) 末梢肺野に分岐状の陰影：DPBなど
  3) tree in bud pattern：気道散布性結核や非結核性抗酸菌症など

2. 汎小葉性分布（図2ⓑ, 図3b）

- 小葉中心性病変が進行して小葉全体に行き渡った場合と気腔内に液体が貯留した場合がある．
  1) 小葉中心性病変が進行したもの：過敏性肺炎，気管支肺炎
  2) 気腔性疾患：肺浮腫，肺炎，肺出血，肺胞上皮癌，肺胞蛋白症
- 気腔性の場合，含気が残ればすりガラス影，含気が少なければ浸潤影となる．

3. リンパ路性分布（図2ⓒ, 図3c）

- 肺におけるリンパ路は，気管支〜細気管支肺動脈周囲間質，肺静脈周囲，小葉間隔壁や胸膜下間質にみられる（広義間質）．下記の疾患では，これらの組織が肥厚する．
- リンパ性疾患（癌性リンパ管症，サルコイドーシス，悪性リンパ腫，珪肺・炭鉱夫肺）では不規則な肥厚がみられる．
- 肺水腫，肺胞蛋白症，肺出血ではスムーズな肥厚がみられる．

4. ランダム分布（図2ⓓ, 図3d）

- 既存の胸膜や小葉間隔壁などと無関係にランダムな分布を示すもので，血行散布性病変が示唆される．
- 粟粒結核症や多発血行性転移は下肺野優位であり，塵肺症（初期には小葉中心性）やLangerhans細胞組織球症（空洞を形成しやすい）では上肺野に目立つ．

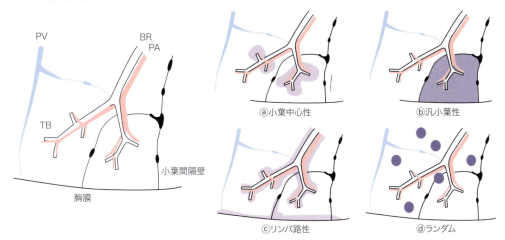

図2 二次小葉と微小結節の分布パターン
二次小葉は肺の最小の構成単位で，中心に肺動脈（PA）と細気管支（BR），終末細気管支（TB）がみられ，小葉間隔壁に静脈（PV）がみられる．間質は動脈〜気管支束と小葉間隔壁に存在し，広義間質と呼ばれる．
ⓐ〜ⓓ：二次小葉に対して微小結節の分布はⓐ小葉中心性，ⓑ汎小葉性，ⓒリンパ路性，ⓓランダムに分けることができる．ⓐⓑは経気道的な分布，ⓒはリンパ行性，ⓓは血行性の広がりである．

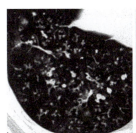 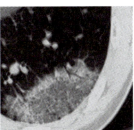 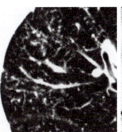 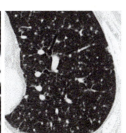

a. 小葉中心性分布（DPB）　　b. 汎小葉性分布（特発性器質化肺炎）　　c. リンパ路性分布（サルコイドーシス）　　d. ランダム分布（粟粒結核）

図3 HRCTにおける二次小葉内の病変の分布

9 肺炎
pneumonia

POINT
▶ 気管支肺炎では気管支壁の不整や小葉中心性陰影
▶ 肺胞性肺炎では非区域性の浸潤影，すりガラス影，air bronchogram がみられる

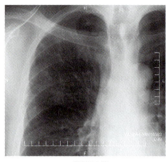
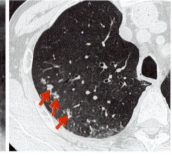

a. 単純 X 線　　　　b. 肺野 CT

図1 細菌性肺炎，55歳男性
単純 X 線（**a**）では右上肺野に不整な浸潤影を認める．CT（**b**）では小葉中心性の不整な線状，結節状陰影を認める（→）．周囲に散在性にすりガラス影もみられる．

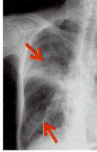
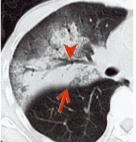
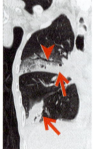

a. 単純 X 線　　b. 肺野 CT　　c. CT MPR 冠状断像

図2 細菌性肺炎，71歳男性
単純 X 線（**a**）では右上肺野優位に浸潤影，すりガラス影（→）を認める．CT（**b, c**）では，右上葉，下葉に浸潤影，すりガラス影（→）を認める．内部に air bronchogram（▶）を伴う．病変は葉間を越えて広がっていない．

臨床と病理

- **市中肺炎**はグラム陽性菌で予後良好．**院内肺炎**はグラム陰性菌が多く，予後不良．
- 日和見肺炎は常在菌が免疫不全状態の宿主に発症したもの．
- 画像所見は非特異的で起因菌の決定には役立たないことが多い．
- 原因菌から**細菌性肺炎**（肺炎球菌，クレブシエラ菌，インフルエンザ菌など）とβラクタム系抗菌薬が無効な**非定型肺炎**（マイコプラズマ菌，レジオネラ菌，クラミドフィラ菌）に分けられる．
- 病変の主座から気管支肺炎（インフルエンザ菌が多い）と肺胞性肺炎（肺炎球菌，クレブシエラ菌が多い）に分けられる．
- **肺炎双球菌肺炎**は細菌性肺炎で最も多く，小葉から始まり，Kohn 孔を介して隣接肺胞に広がり，融合して大葉性肺炎となる（図2）．
- **ブドウ球菌肺炎**は小児に多い．膿瘍や膿胸を合併し，治癒期に**気瘤**を形成する．
- **クレブシエラ肺炎**（グラム陰性菌）は院内肺炎の代表で，高齢の慢性肺疾患患者やアルコール依存症者に多い．強い浮腫を伴い，早期に膿瘍化する．

画像所見

- 単純 X 線上，気管支肺炎では気管支壁の不整や小葉中心性陰影（図1），肺胞性肺炎では非区域性の浸潤影やすりガラス影を認める（図2）．
- 病巣内の気管支に空気が残ると air bronchogram がみられる．
- 患者の経過をみる場合，X 線上陰影が消失するには時間がかかるので，頻繁に写真を撮る必要はない．

くらべてみよう

肺膿瘍（pulmonary abscess）

- 化膿性肺炎が壊死を起こし，気管支と交通すると壊死組織が排出され，化膿性空洞を形成．
- 原因は口腔内嫌気性菌の吸引が多いが，ブドウ球菌や溶連菌，大腸菌もみられる．

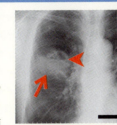
a. 単純X線

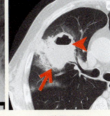
b. 肺野CT

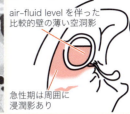
air-fluid level を伴った比較的壁の薄い空洞影
急性期は周囲に浸潤影あり

- 急性期の空洞は不整で厚いことが多く，周辺に浸潤影を伴うが，慢性化すると壁は比較的薄いことが多い（空洞を形成した癌との鑑別点）．
- しばしば air-fluid level（液面形成）を形成．

 肺膿瘍，73歳男性．単純X線（a）では右中肺野に腫瘤影（→）を認め，内部に air-fluid level（▶）が認められる．CT（b）では右上葉に腫瘤性病変を認め，内部に air-fluid level（▶）が認められる．周囲には浸潤影とすりガラス影を伴う．

マイコプラズマ肺炎（Mycoplasma pneumonia）

- 非定型肺炎（β-ラクタムが無効）の代表的疾患．
- 比較的若年者に多く，激しい乾性咳嗽，発熱あり．
- 中枢気道から連続した系統的気管支肥厚と細気管支病変（小葉中心性粒状影）が特徴の気管支肺炎．
- 胸水貯留やリンパ節腫大を伴うことがある．
- 小児では肺胞性肺炎類似の陰影を呈し，リンパ節腫大や胸水貯留の頻度が高い．

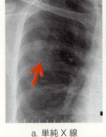
a. 単純X線

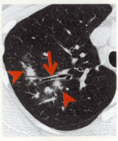
b. HRCT

症例　マイコプラズマ肺炎，37歳女性．単純X線（a）では右中肺野に浸潤影（→）を認める．CT（b）では右肺中葉に気管支壁肥厚（→）を認め，その周囲には散在性に小葉中心性の斑状影（▶）～すりガラス影が広がっている．

ニューモシスチス肺炎，サイトメガロウイルス肺炎（Pneumocystis jirovecii pneumonia, Cytomegalovirus pneumonia）

- 免疫機能の低下した患者でみられ，サイトメガロウイルスとニューモシスチスとの重複感染が多い．
- 肺門中心にすりガラス影を認める．
- ニューモシスチス肺炎は短期間に収縮傾向がみられる．
- AIDSでは上葉に薄壁空洞がみられる．
- サイトメガロウイルス肺炎では線状網状影，結節の融合像もみられる．

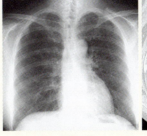
a. 単純X線

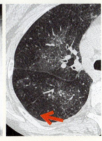
b. HRCT

 ニューモシスチス肺炎，54歳女性．単純X線写真（a）では両側肺野にびまん性のすりガラス影を認める．CT（b）では両側肺野に小葉中心性にびまん性の小粒状影やすりガラス影を認める．一部には小葉間隔壁肥厚（→）を認める．

10 肺結核
pulmonary tuberculosis

▶二次結核では S_1, S_2, S_6 の小葉中心性結節影あるいは分枝状線状影＋空洞（液体貯留なし）

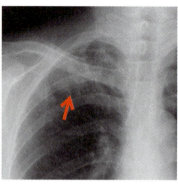 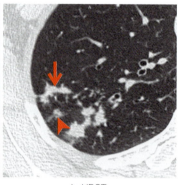 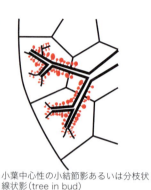

a. 単純 X 線　　　　　　b. HRCT　　　　　　小葉中心性の小結節影あるいは分枝状線状影 (tree in bud)

図1　肺結核, 33 歳女性
単純 X 線（a）では右の上葉に浸潤影を認める（→）. CT（b）では右肺尖部に小葉中心性の結節影, やや太い樹枝状陰影（→）や分枝状陰影（▶, いわゆる "tree in bud"）も認め, 経気管支散布を示唆する所見である.

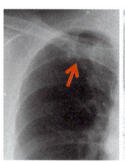 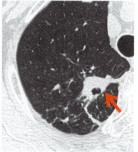 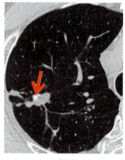 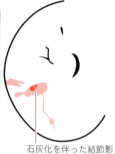

a. 単純 X 線　　　　　　b. HRCT　　　　　　HRCT　　　　石灰化を伴った結節影

図2　肺結核, 70 歳女性
単純 X 線（a）では右肺尖部に不整な浸潤影（→）を認める. CT（b）では, 右上葉 S^1 に内部に空洞を伴う不整形の結節影（→）を認める.

図3　結核腫, 75 歳男性
右肺尖部付近に線状索状影, 粒状影, 結節影を認め, 一部石灰化（→）を伴っている. 結核後の変化と思われ, 結核腫と考えられる.

臨床と病理

- 肺結核には初感染による一次結核と免疫能低下などで再燃した二次結核がある.
- 一次結核：5 歳以下にみられ, 多くは不顕性. 初感染巣からリンパ行性に肺門や縦隔リンパ節に達する.
- 二次結核：成人になって菌が再増殖し, 空洞を伴った結節を形成. 菌は経気道性に散布される.

画像所見

- 一次結核では肺門縦隔リンパ節腫脹を伴う中葉・下葉の濃厚な浸潤影. 胸膜炎もみられる.
- 二次結核では経気管支散布による小葉中心性小結節影あるいは分枝状線状影（tree in bud：細気管支周囲の乾酪壊死）（図1）と空洞性病変（乾酪壊死が気道と交通して喀出され液体貯留なし）が特徴的（図2）.
- 好発部位は上〜中肺野（S^1, S^2, S^6）である.
- 胸膜炎を伴うことは多いが, リンパ節腫大はまれである.
- 結核腫は孤立性の乾酪巣で, 石灰化を伴い周囲に散布巣を認める（図3）.

くらべてみよう

粟粒結核（miliary tuberculosis）

- 免疫能低下の患者において結核菌が全身性に血行性散布されて発症．ツベルクリン反応は陰性化．
- 一次結核，二次結核のいずれにも発症．
- HRCT では，二次小葉とは無関係かつランダムに，小粒状影が全肺野に分布する（→89頁）．
- 画像上甲状腺癌などからの転移性肺癌と鑑別を要する．

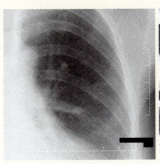 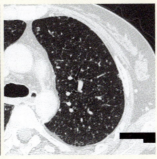 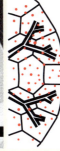

a. 単純 X 線　　b. HRCT

二次小葉とは無関係のランダムな分布の微小結節影

症例 粟粒結核，48 歳女性．単純 X 線（a）では肺野にびまん性に微細粒状影を認める．CT（b）では肺野にびまん性に微細粒状影を認め，二次小葉とは無関係のランダムな分布を示している．

非結核性抗酸菌症（non-tuberculous mycobacteriosis；NTM）

- 土壌や水中に存在する弱毒菌〔*Mycobacterium avium* complex；MAC（70〜75％），*M. kansasii*（20〜25％）〕の吸飲によって感染．
- 50〜70 歳代男性の脆弱な肺（肺気腫や結核治癒後）にみられる古典的な結核類似型と，無症状で中高年女性に多い中葉舌区型（気管支型）に分けられる．

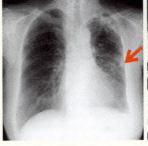 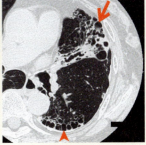

a. 単純 X 線　　b. HRCT

- 結核類似型（*M. kansasii* が多い）は二次結核類似の画像であるが，結核より気管支拡張，空洞の頻度が高い．
- 中葉舌区型（MAC が多い）では，舌区，中葉の気管支拡張と小葉中心性粒状影を認め，薄壁の空洞，胸膜肥厚．

症例 非結核性抗酸菌症，82 歳女性．単純 X 線（a）では左中肺野に浸潤影（→）を認める．CT（b）では左舌区の気管支の拡張（→）を認める．左肺下葉背側にも気管支拡張（➤）を認める．

11 肺アスペルギルス症
pulmorary aspergillosis

POINT
- ABPA：mucoid impaction
- 侵襲性：空洞を伴った浸潤影，CT halo sign
- 菌球性：fungus ball, meniscus sign

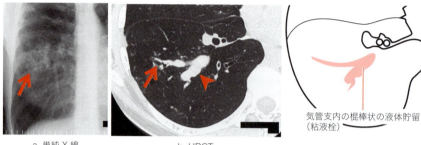

a. 単純X線　　b. HRCT

気管支内の棍棒状の液体貯留（粘液栓）

図1　アレルギー性気管支肺アスペルギルス症（ABPA），38歳女性
単純X線（a）では右中肺野に浸潤影（→）を認める．CT（b）では右肺 S^6 に気管支の壁肥厚（→）がみられ，気管支粘液栓（mucoid impaction，▶）も認められる．

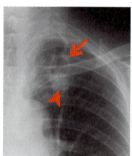 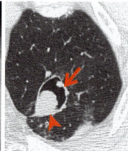 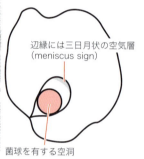

a. 単純X線　　b. HRCT

辺縁には三日月状の空気層（meniscus sign）

菌球を有する空洞

図2　菌球性肺アスペルギルス症，70歳代男性
単純X線（a）では左肺尖部に辺縁が一部不整な空洞性病変（→）を認め，その足側には腫瘤影（▶）を認める．CT（b）では左肺 S^{1+2} に空洞（→）があり，内部に結節腫瘤影（▶）を認める．既存の結核性空洞に fungus ball と呼ばれる真菌球が形成されている（▶）．辺縁には三日月状の空気層が認められる（meniscus sign）．

臨床と病理

- 侵入された宿主の免疫状態により，異なる発症形式をとる．
  1. <u>アレルギー性気管支肺アスペルギルス症</u>（allergic bronchopulmonary aspergillosis；ABPA）：アレルギー性の気管支喘息（図1）．
  2. <u>侵襲性肺アスペルギルス症</u>：免疫低下患者でみられ，血管侵襲性と気道侵襲性がある．
  3. <u>菌球性肺アスペルギルス症</u>：結核空洞やブラに感染し，真菌球（fungus ball）を形成（図2）．

画像所見

1. ABPA：比較的太いレベルの気管支壁肥厚や気管支拡張，気道内の棍棒状の分泌物の貯留（mucoid impaction）が特徴的（図1）．
2. 侵襲性肺アスペルギルス症：円形陰影や浸潤影を呈する．血管侵襲性が高く早期に空洞を形成する．周囲に出血に伴うすりガラス影（CT halo sign）．
3. 菌球性肺アスペルギルス症：肺尖部に多い浸潤影，辺縁には三日月状の空気層が認められる（meniscus sign，図2b）．隣接する胸膜の肥厚も強い．

12 好酸球性肺炎
eosinophilic pneumonia

POINT
- 非区域性で斑状に分布する浸潤影，すりガラス影
- 単純性は移動性．急性は肺水腫類似のびまん性すりガラス影で重篤な症状．慢性は末梢優位（photographic negative of pulmonary edema）

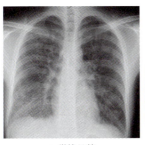
a. 単純X線

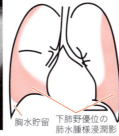

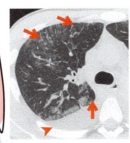
b. HRCT

図1 急性好酸球性肺炎，21歳男性
単純X線（a）では両肺野にびまん性に淡い濃度上昇を認める．CT（b）では淡い浸潤影，小葉間隔壁の肥厚（→），胸水を認める（▶）．

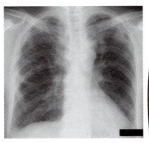
a. 単純X線

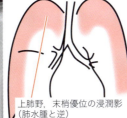

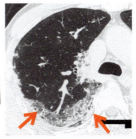
b. HRCT

図2 慢性好酸球性肺炎，65歳男性
単純X線（a）では両肺野の末梢優位に淡い濃度上昇を認める．CT（b）では非区域性を示す末梢優位の air bronchogram を伴うすりガラス状の浸潤影および網状影を認める（→）．

臨床と病理
- アレルギーにより肺実質に高度の好酸球浸潤，末梢好酸球増加を認める疾患の総称．臨床的に4つに分類．
  - ❶**単純性好酸球性肺炎（Löffler 症候群）**：一過性，移動性の浸潤影を認め，1週間程度で軽快．
  - ❷**急性好酸球性肺炎**：抗原吸入に伴う急性過敏性反応．喫煙開始後の若年男性に好発．重篤な症状だが，ステロイドにすみやかに反応．
  - ❸**慢性好酸球性肺炎**：喘息などのアレルギー疾患を基礎にもつことが多い．数週間以上にわたる症状あり，ステロイドに対する反応良好．
  - ❹**アレルギー性肉芽腫性血管炎（Churg-Strauss 症候群）**：気管支喘息や全身性の血管炎のため，発熱，体重減少，多発神経炎，心不全，皮下出血，間質性肺炎がみられる．

画像所見
- ❶単純性好酸球性肺炎：一過性，移動性の非区域性（肺区域と無関係）の浸潤影．
- ❷急性好酸球性肺炎：**両肺のびまん性すりガラス影**（下葉優位），**広義間質の肥厚**，胸水あり（図1）．
- ❸慢性好酸球性肺炎：両側性非区域性の濃い浸潤影（上葉優位，図2）．肺水腫と逆の分布（photographic negative of pulmonary edema）．胸水はまれ．
- ❹アレルギー性肉芽腫性血管炎：非特異的で慢性好酸球性肺炎に類似．

13 過敏性肺臓炎
hypersensitivity pneumonia

POINT
- 小葉中心性の淡い粒状影，すりガラス影や air trapping
- 慢性では間質性肺炎と類似の所見

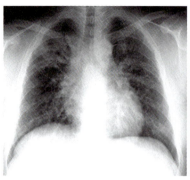
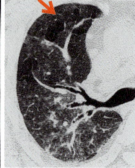

a. 単純X線　　b. HRCT　　c. HRCT

図1　夏型過敏性肺炎，33歳男性
単純X線（a）ではびまん性の濃度上昇を認める．CT（b, c）では右肺野にびまん性の小葉中心性の粒状影，汎小葉性のすりガラス影を認め，腹側および下葉ではモザイク状の肺野（→）を呈している．

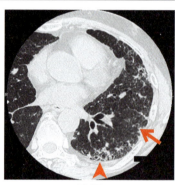

HRCT

図2　慢性過敏性肺臓炎，52歳男性
胸膜に接した小結節影（→）や軽度の蜂窩肺（▶）を認める．

臨床と病理
- 種々の抗原吸入に対するアレルギー反応による細気管支周囲の肉芽腫性炎症．
- 日本ではトリコスポロン吸入による夏型過敏性肺臓炎が多い．
- 他の病型として農夫肺，換気装置肺炎，鳥飼病，hot tub lung（給水設備）などがある．
- 抗原曝露後4～6時間後に発症することが多い（急性型）．
- 鳥関連抗原などにより，少量の抗原に持続曝露された場合，慢性の経過をたどり，次第に肺線維症となる（慢性過敏性肺臓炎）．

画像所見
- 単純X線：両側びまん性のすりガラス影と粒状影がみられる（図1a）．
- HRCT：小葉中心性の淡く辺縁不明瞭な粒状影（末梢気道周囲の小肉芽腫）およびすりガラス影（胞隔炎），モザイク状の透亮像（air trapping）を認める（図1b）．
- 慢性過敏性肺臓炎は間質性肺炎の所見（網状陰影，蜂窩肺）を呈するため，特発性間質性肺炎と鑑別困難（図2）．

14 サルコイドーシス
sarcoidosis

▶ 両側肺門リンパ節腫大と網状粒状影，血管気管支束や小葉間隔壁の肥厚

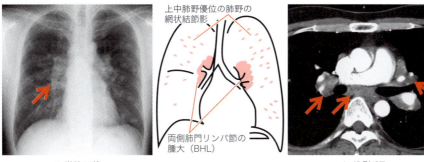

a. 単純X線　　b. 造影CT

図1　サルコイドーシス，41歳男性
単純X線（a）では右肺門部陰影の拡大を認め（➡），左肺野に多発する結節影を認める．造影CT（b）では両側肺門，縦隔リンパ節の腫大がみられる（➡）．

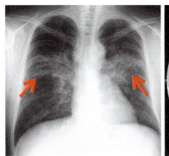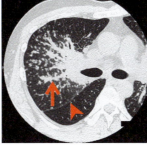

a. 単純X線　　b. HRCT

図2　サルコイドーシス，33歳男性
単純X線（a）では両側肺門部陰影の拡大を認め，陰影の末梢側には粒状影を認める（➡）．CT（b）では肺門部優位に気管支血管束の肥厚（➡）を認め，気管支血管束周囲の肺野濃度は軽度上昇している．葉間胸膜に沿った粒状影も認める（➡）．小葉間隔壁の肥厚もみられる．

臨床と病理
- 全身を侵す原因不明の肉芽腫性疾患であり，胸部では肺門縦隔のリンパ節（bilateral hilar lymphadenopathy；BHL）と，リンパ組織の肺野の広義間質（血管気管支束と小葉間隔壁，葉間胸膜）に肉芽腫がみられる．
- サルコイドーシスの病変は肺以外に眼（ブドウ膜），皮膚，中枢神経，頭頸部（耳下腺），心筋，肝脾，骨，筋など全身にみられる．

画像所見
- 両側肺門縦隔のリンパ節腫大と肺野の肉芽腫による陰影が基本（図1）．
- 単純X線：上中肺野が主体の網状結節状陰影（図1a）．

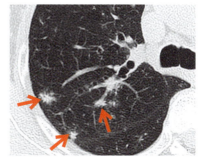

HRCT

図3　サルコイドーシス，58歳女性
肺内に辺縁不整な結節影（sarcoid galaxy sign）が多発している（➡）．

- HRCT：広義間質の肉芽腫によって，粒状影や不整がみられる（図2）．
- 肺野の結節影は粒状から大きな結節（sarcoid galaxy sign，図3）までさまざま．
- Ga シンチグラフィや PET では肺門，縦隔リンパ節に強い取り込みがみられる．

くらべてみよう

びまん性汎細気管支炎（diffuse panbronchiolitis；DPB）

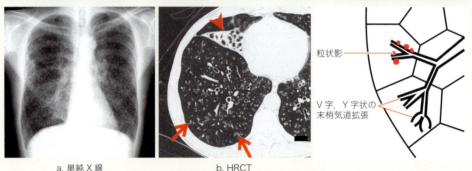

a. 単純 X 線　　　　b. HRCT

- 両肺のびまん性の呼吸細気管支の慢性炎症を特徴とする閉塞性疾患．慢性副鼻腔炎を高率に合併．
- 日本人に多いが，マクロライド系抗菌薬の少量持続投与により患者は減少している．
- 単純 X 線で粒状影および過膨張，HRCT で末梢気道の拡張（V 字，Y 字状），小粒状影と舌区の気管支拡張がみられる．

 びまん性汎細気管支炎，46 歳男性．単純 X 線（a）では肺に気腫性変化および両側のびまん性の粒状影を認め，右肺では中下肺野に肺区域に沿った濃度上昇を認める．CT（b）では肺野全体に気管支拡張と Y 字，V 字陰影を呈する気管支壁の肥厚，樹枝状影を認め（→），右肺中葉に無気肺を認める（▶）．

肺胞蛋白症（pulmonary alveolar proteinosis）

- PAS 染色陽性の糖蛋白に富む液体が肺胞腔内に蓄積するまれな疾患．特発性と続発性，先天性がある．
- 気管支肺胞洗浄（BAL）で，米のとぎ汁様液体が証明される．
- 単純 X 線では肺水腫様の肺門を中心とする両側性びまん性の肺胞陰影．
- CT では小葉間隔壁の肥厚とすりガラス影（メロンの皮様，crazy pavement appearance）．

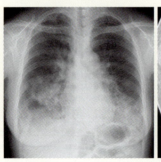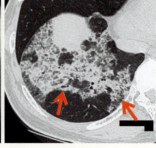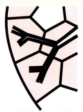

a. 単純 X 線　　　　b. HRCT

小葉間隔壁の肥厚とびまん性のすりガラス影（メロンの皮様，crazy pavement appearance）

 肺胞蛋白症，59 歳女性．単純 X 線（a）では両側中下肺野にカリフラワー状の濃度上昇を認める．CT（b）では右肺下葉に浸潤影や線状影，すりガラス影が混在したメロンの皮様の陰影を認める（→）．

15 特発性間質性肺炎
idiopathic interstitial pneumonia

- UIP では下肺野優位の網状影，牽引性気管支拡張，蜂窩肺
- NSIP ではすりガラス影，不規則な consolidation，線状影，網状影で蜂窩肺なし
- COP：非区域性の浸潤影，リング状陰影

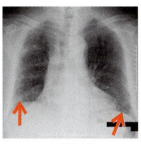
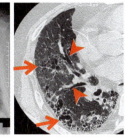
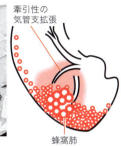

a. 単純 X 線　　b. HRCT

図1　UIP，67 歳男性
単純 X 線（a）では肺の含気は減少し，両下肺野優位に網状影を認める（→）．CT（b）では肺下葉背側に網状影を認め，いわゆる蜂窩肺（honey comb lung）を呈している（→）．中枢側には牽引性の気管支拡張がみられる（➤）．

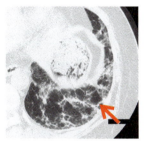
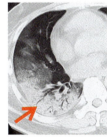
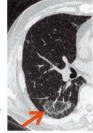

HRCT　　a. HRCT　　b. HRCT

図2　NSIP，44 歳女性
両側下葉背側を主体に，気管支血管束に沿うすりガラス影を認める（→）．明らかな蜂窩肺は認めない．

図3　COP，39 歳男性
CT（a，b）では末梢側優位に分布する斑状あるいは融合状の浸潤影，すりガラス影を認める（→）．陰影内部には air bronchogram を伴っている．胸膜直下優位非区域性に分布し，病変部と健常部が明瞭に境界される．

臨床と病理

- 肺胞隔壁が主座の原因不明の炎症性疾患で，❶ 特発性肺線維症（IPF）/通常型間質性肺炎（UIP），❷ 非特異性間質性肺炎（NSIP），❸ 特発性器質化肺炎（COP）の頻度が高い．
- 間質性肺炎の分類として 2013 年に改訂された ATS/ERS の分類では間質性肺炎の主要なタイプとして慢性線維化（UIP，NSIP），喫煙関連（RP-ILD，DIP），急性，亜急性（COP，AIP）の 3 群に分けている（図4）．
- COP は細気管支の器質化病変で，症状や画像所見は肺炎に類似するが，抗菌薬に不応．ステロイドの反応性は良好である．
- AIP は急速に進行する原因不明の ARDS で，病理学的にはびまん性の肺胞障害（DAD）．

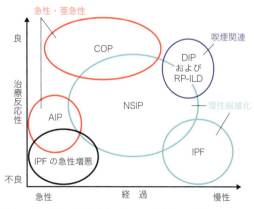

図4　特発性間質性肺炎の分類と臨床像
間質性肺炎の主要なタイプとしてを慢性線維化（UIP，NSIP），喫煙関連（RP-ILD，DIP），急性，亜急性（COP，AIP）の 3 群に分けられている．さらに経過や治療に対する反応性が疾患によって異なる．

- 膠原病に伴うもの，薬剤性のもの，石綿曝露に合併する間質性肺炎は，特発性間質性肺炎とは鑑別できない．
- 喫煙者には呼吸細気管支炎が必発し，症状を呈したものを RP-ILD と呼ぶ．肺胞内に pigmented macrophage が充満したものが DIP で，両者にはオーバーラップがある．

画像所見

- 間質性肺炎では次の画像所見が重要である．
❶ 牽引性気管支拡張：静脈瘤様に不規則に拡張した気管支で，周囲肺の線維化によって牽引されて生じる．
❷ 蜂窩肺（honey comb lung）：比較的壁の厚い 3～10 mm 程度の密集した囊胞性気腔で，肺線維化の終末像．
- UIP：両側胸膜直下，肺底部優位の蜂窩肺，牽引性気管支拡張，網状影，すりガラス影を認め，程度が不均一（図1）．
- NSIP：均質な時相の線維化．両側下葉優位にすりガラス影，網状影が胸膜下，気管血管束に沿って分布．蜂窩肺はまれ．
- COP：末梢優位の多発性の非区域性浸潤影と周囲のすりガラス影．リング状の陰影（reversed halo sign）を伴うこともある．陰影が移動することあり．
- AIP：びまん性のすりガラス影，浸潤影を認める．進行すると囊胞形成がみられる．胸水は通常なし．

くらべてみよう

膠原病による肺線維症（collagen vascular disease related lung disease）

- 膠原病の所見は多彩で，オーバーラップも多いが，RA では UIP パターン，PSS や PM/DM は NSIP パターンを呈するものが多い．
- 肺病変が他の病変に先行することもあり，特発性との鑑別が問題となる．

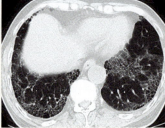
a. HRCT

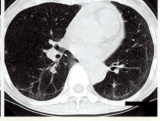
b. HRCT

症例　a：関節リウマチに伴う間質性肺炎，68 歳男性．特に両肺下葉背肺底部優位にすりガラス影−浸潤影，線状索状影，蜂窩肺（UIP パターン）を認める．
b：PSS に伴う間質性肺炎，61 歳女性．両側肺末梢側下肺野優位に胸膜下，血管気管支束優位に網状影，すりガラス影などの間質性陰影（NSIP パターン）を認める．蜂窩肺は目立たない．

薬剤性肺障害（drug-induced lung injury）

- すべての薬剤が肺障害を起こす可能性があり，常に鑑別診断として可能性を考える必要がある．
- 画像のパターンから AIP/DAP パターン，OP（器質化性肺炎，organizing pheumonia）パターン，NSIP パターン，HP（過敏性肺炎，hypersensitivity pneumonia）パターン，EP（好酸球性肺炎，eosinophidic pneumonia）パターンなどに分かれる．

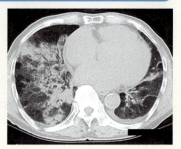
HRCT

症例　ワーファリンによる薬剤性肺炎，58 歳男性．非区域性の浸潤影と周囲にすりガラス状，網状など OP パターンがみられる．両側胸水も貯留している．

16 肺気腫・慢性閉塞性肺疾患
pulmonary emphysema/COPD (chronic obstructive pulmonary disease)

 ▶肺胞破壊による肺の過膨張と透過性亢進を認める

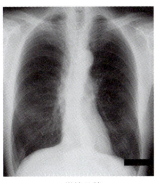
a. 単純 X 線

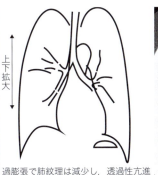
過膨張で肺紋理は減少し，透過性亢進

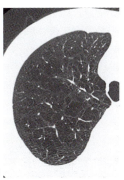
b. HRCT

図 1 小葉中心性肺気腫，63 歳男性
単純 X 線（a）では肺紋理は減少し，肺野の透過性が亢進している．CT（b）では肺野において小葉中心性に気腫性変化を認める．

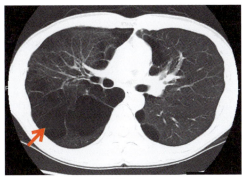
肺野 CT

図 2 汎小葉性肺気腫，44 歳男性
CT では両肺野にブラの形成および粗大な気腫性変化（→）を認める．

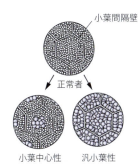
図 3 肺気腫の病理学的分類

臨床と病理

- 肺胞壁の破壊によって閉塞性の肺障害をきたしたもの．病理学的に小葉中心性，汎小葉性，傍隔壁性に分類される（図 3）．
  1. **小葉中心性肺気腫**：最も一般的で，喫煙者に多い．上肺野優位．
  2. **汎小葉性肺気腫**：日本人ではまれで，α1 アンチトリプシン欠損症で好発．下肺野優位．
  3. **傍隔壁性肺気腫**：胸膜直下の小囊胞，ブラ．
- COPD は，タバコなどの有害物質の吸入によって気管支肺胞に障害が生じる病気で，肺気腫や慢性気管支炎を包括した概念．
- 肺気腫優位のタイプ（いわゆる肺気腫）と気管支壁肥厚優位のタイプ（慢性気管支炎）がみられる．

画像所見

- 単純 X 線：肺全体の過膨張による肺野透過性亢進，肺紋理減少，ビール樽型胸郭，低く平坦な横隔膜，滴状心などが特徴的である（図 1a）．
- CT：はっきりした壁をもたない無構造野が，小葉中心あるいはある程度の広がりとして描出（図 1b, 2）．汎小葉性では二次小葉全体の低吸収域．

17 リンパ脈管筋腫症/Langerhans組織球症
pulmonary lymphangiomyomatosis/pulmonary Langerhans cell histiocytosis (histiocytosis X)

POINT
- リンパ脈管筋腫症（LAM）：若年女性にみられるびまん性の薄壁囊胞
- Langerhans 細胞組織球症（LCH）：若年男性の喫煙者にみられる上肺野優位の厚い囊胞と小葉中心性粒状影

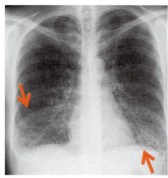
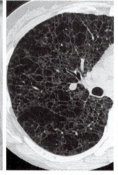

a. 単純X線　　b. HRCT

図1 リンパ脈管脈管筋腫症，42歳女性
単純X線（a）で両側下肺野に肺野濃度上昇を認める（→）．CT（b）では肺野にびまん性の囊胞性変化を認める．肺野濃度も上昇している．

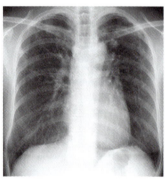
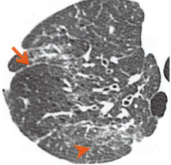

a. 単純X線　　b. HRCT

図2 Langerhans 細胞組織球症，45歳女性
単純X線（a）では両側上肺野優位に線状影および淡い濃度上昇を認める．CT（b）では右肺肺尖部〜上葉に線状影（→）とすりガラス影を認め，肺内には微小囊胞が多発している（▶）．肺野濃度上昇はない．

臨床と病理
- LAM と LCH は肺内に囊胞が多発する疾患である．
- LAM では妊娠可能年齢の女性の平滑筋細胞が異常増生する．air trapping により末梢気腔が囊胞状に拡張．
- 孤立性（90%）と結節性硬化症に合併するもの（TSC-LAM）がある．
- LCH は 20〜40 歳代の若年男性の喫煙者に多く，Langerhans 細胞と好酸球の浸潤を主とする原因不明の肉芽腫性疾患．

画像所見

1. LAM
- びまん性に薄壁の囊胞が多発し，肺野濃度も上昇（図1）．
- リンパ節腫大，乳び胸水，気胸を認めることがある．

2. LCH
- 小葉中心性に壁の厚い多発囊胞，上肺野優位の小葉中心性の粒状影（図2）．

18 気管支拡張症
bronchiectasis

▶慢性炎症による気管支壁の拡張と肥厚を認める

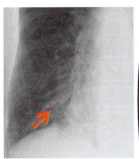
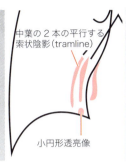
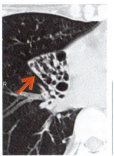

a. 単純 X 線　　　　　　　　　　　　b. HRCT

図1　気管支拡張症，62歳女性
単純X線（a）では両側下肺野に輪状影（→）を認める．CT（b）では右肺中葉および左肺上葉舌区に無気肺を認め，内部に気管支拡張および気管支壁の肥厚を認める（→）．

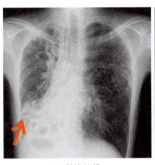
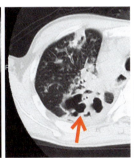

a. 単純 X 線　　　　b. HRCT

図2　Kartagener症候群，44歳男性
単純X線（a）では心陰影および胃泡が右に変異している（内臓逆位）．右上肺野に浸潤影，右下肺野に内部に胃泡と同程度の濃度の浸潤影を認め（→），左中上肺野に粒状〜結節状の影を認める．CT（b）では右肺下葉に内部に空洞性変化を伴った浸潤影を認める（→）．

臨床と病理

- さまざまな原因による気管支壁の破壊を伴う非可逆的な拡張．
  - ❶先天性：Kartagener症候群，Williams–Campbell症候群（先天性気管支軟骨欠損）
  - ❷感染後：非結核性抗酸菌症，乳児期の肺炎（麻疹肺炎など）
  - ❸アレルギー：アレルギー性気管支肺アスペルギルス症（ABPA，→94頁）

画像所見

- 単純X線：拡張した気管支を示す2本の平行する索状陰影（tramline）や小円形透亮像（図1a）．
- HRCT：拡張した気管支や肥厚した気管支壁がみられる（図1b）．
- 拡張部の内部に感染を合併すれば，気体と液体の液面形成（air–fluid level）がみられる．

⦿ Kartagener症候群
常染色体劣性遺伝で慢性副鼻腔炎，気管支拡張症，内臓逆位を3徴とする（図2）．全身の線毛と精子の鞭毛の超微形態の異常による機能不全で，原発性線毛機能不全（primary ciliary dyskinesia；PCD）として最近とらえられている．

19 珪肺
silicosis

▶上肺野優位の小粒状影，大陰影＋肺門リンパ節の卵殻状石灰化

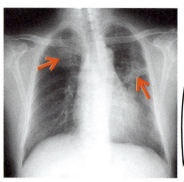

a. 単純X線

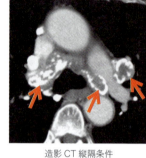

造影CT 縦隔条件

図2 珪肺，70歳男性（石英採掘歴あり）
肺野にはびまん性に粒状影を認める．肺門，縦隔には卵殻状の石灰化を伴ったリンパ節腫大を認める（→）．

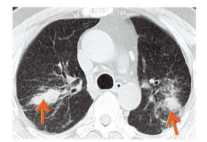

b. HRCT

図1 珪肺，75歳男性
単純X線（a）では両側上肺野に不整な腫瘤影を認める（→）．CT（b）では両側上葉に不整な腫瘤影を認め，周囲に網状および線状影を認める（→）．肺野にはびまん性に粒状影を認める．

臨床と病理

- 遊離珪酸の長期間吸入による塵肺が原因として最多．小葉中心やリンパ路に珪肺結節を認める．
- 結核や肺癌を合併する頻度が高い．
- リウマチを合併することあり（Caplan症候群）．

画像所見

- 上肺野優位の粒状影：小陰影（粒状影と不整形陰影）と大陰影（progressive massive fibrosis；PMF）に大別される（図1）．
- 肺門リンパ節は卵殻状石灰化（eggshell calcification，図2）．
- 肺癌が発生しても大陰影との鑑別が困難．

◉その他の塵肺

ベリリウム，珪酸塩，酸化鉄，タルク，マグネシウム，炭なども塵肺の原因となる．

20 石綿（アスベスト）関連疾患
asbestos-related diseases

▶下肺野優位の肺線維症＋石灰化胸膜斑，円形無気肺

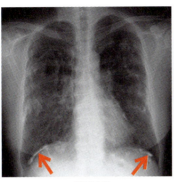

a. 単純X線

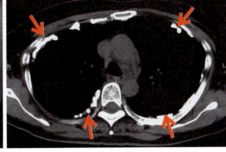

b. 単純CT

図1 石綿肺，58歳女性
単純X線（a）では両側肺野に粗糙な濃度上昇を認め，両側横隔膜上に扁平な石灰化（→）を認める．CT（b）では両側肺の胸膜に沿った扁平な石灰化胸膜斑（pleural plaque）が多発している（→）．

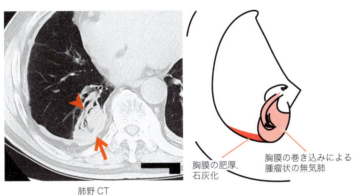

肺野CT

図2 石綿肺に伴う円形無気肺，75歳男性
右肺下葉に境界明瞭な胸膜に接した腫瘤影（→）を認める．肺血管，気管支を巻き込んでいる（comet tail sign，▶）．右下葉に胸膜の肥厚および胸水を認める．

臨床と病理
- 石綿（アスベスト）による塵肺で，線維が微小で，リンパ流に乗って胸膜まで達し，曝露後数十年後に胸膜肥厚，肺線維症を発症．
- 石綿肺では肺癌や胸膜中皮腫（→111頁）の合併が高頻度である．

画像所見
- 肺病変：肺線維症（UIPパターン），円形無気肺（図2）．
- 胸膜病変：胸膜の肥厚やプラーク（石灰化胸膜斑，図1），良性石綿胸水，悪性中皮腫．

◉円形無気肺
- 良性石綿胸水のあとに胸膜の巻き込みによって生じる腫瘤状の無気肺．
- 肺癌などの腫瘍で鑑別が困難なことも多いが，周囲の肺血管が腫瘤に巻き込まれるcomet tail signは特徴的（図2）．

21 肺分画症
pulmonary sequestration

▶囊胞を含む左下葉の充実性腫瘤．下行大動脈から直接分岐する異常血管が特徴的

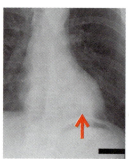

a. 単純 X 線

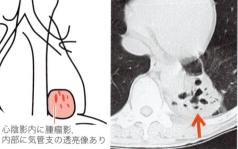

心陰影内に腫瘤影，内部に気管支の透亮像あり

b. 肺野 CT

図1 肺分画症，53歳男性
単純X線（a）では心陰影内に腫瘤影を認める（→）．CT（b）では左肺下葉に気管支の拡張を伴った腫瘤影を認める（→）．

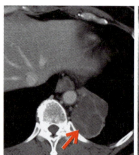

a. 造影 CT

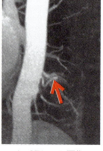

b. CTA MIP 画像

図2 肺分画症，56歳女性
造影CT（a）では，左肺下葉に隔壁の増強効果を認める多房性の境界明瞭な腫瘤影を認める（→）．CTA（b）では下行大動脈から腫瘤内へ連続する血管を認める（→）．

表 肺分画症の分類と特徴

	肺葉内肺分画症	肺葉外肺分画症
発症年齢	成人	乳幼児
臨床所見	肺炎で発見	合併奇形（心奇形，横隔膜ヘルニアなど）による
部位	98%下葉（S^{10}）	左下葉，横隔膜の上下
胸膜	独自の胸膜なし	独自の胸膜を有する
栄養動脈	大動脈の太い枝	1本または多数の動脈
灌流静脈	肺静脈	奇静脈や半奇静脈

臨床と病理

- 気管支と交通をもたない分画肺が，大動脈系から分岐した異常動脈により血液供給されているもの．
- 肺葉内肺分画症（分画肺が正常肺と共通の胸膜を有する）と肺葉外肺分画症（分画肺が正常肺と離れ固有の被膜をもつ）に分けられる（表）[†]．

[†]：肺葉外肺分画症は発生異常だが，肺葉内肺分画症は炎症により気管支や肺動脈が閉塞し肺靱帯や横隔膜の動脈が拡張して生じるという後天性説がある．

画像所見

- 感染を反復によって含気を伴った囊胞状陰影や腫瘤陰影を認める（図1，2）．
- 囊胞内に air-fluid level（液面形成）を認めることもある．
- 異常動脈を証明することで確定診断が得られる．多くは大動脈から直接分岐するが，分岐血管から栄養されることもある．

22 肺血栓塞栓症，肺梗塞
pulmonary embolism, pulmonary infarction

- 造影 CT で肺動脈の塞栓を認める
- 下肢の深部静脈血栓も合併する

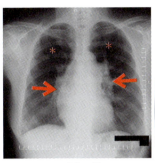

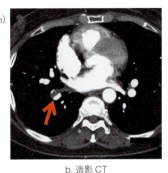

a. 単純 X 線　　　　　　　　　　　　　　　　　　　b. 造影 CT

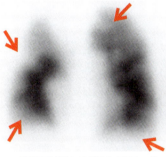

c. 肺換気血流シンチグラフィプラナー像　　　d. 下肢の造影 CT

図 1　肺塞栓症，肺梗塞，63 歳女性
単純 X 線（a）では両側肺門の陰影拡大（→）および両側上肺野の透過性亢進（＊）を認める．造影 CT（b）では右肺動脈内に陰影欠損を認める（→）．肺換気血流シンチグラフィ（c）では陰影欠損を認める肺動脈の領域に一致して多発性に血流低下を認める（→）．下肢の造影 CT では下腿の静脈に陰影欠損像を認める（→）．

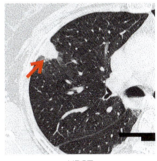

HRCT

図 2　陳旧性肺梗塞，50 歳女性
右肺上葉の胸膜に接した釣鐘状の結節影を認める（→）．

臨床と病理

- 塞栓子によって肺動脈が急性に閉塞した状態．再疎通しない場合は梗塞に陥る．
- 大部分は下肢の深部静脈血栓症が原因である（図 1d）．
- D-dimer† 高値のことが多い．
- 器質化血栓によって肺動脈が慢性的に閉塞することもある．

†：D-dimer は感度は高いが特異度は低い．

画像所見

- 単純 X 線では肺血管陰影は肺門部で太く末梢では急激に細くなる（knuckle sign）．肺底部の楔状影（Hampton's hump），肺野の透過性亢進（Westermark sign）を認める（図 1a）．
- CT では肺動脈の内部に血栓および肺塞栓部より末梢の血流が乏しくなり，区域性に楔形の consolidation（肺梗塞）がみられる（図 2）．
- 下肢静脈に深部静脈血栓を認める（図 1d）．
- 肺換気血流シンチグラフィでは楔状の欠損を認める（図 1c）．

縦隔，胸膜，横隔膜病変のアプローチ

画像解剖

- 縦隔は前，中，後縦隔の3つに分けられる（上，前，中，後縦隔に分けることもある，図1）.
- 胸腔は胸郭に囲まれ，横隔膜によって腹腔と仕切られており，左右の胸膜腔と縦隔で構成される．胸膜腔は2枚の胸膜（臓側胸膜と壁側胸膜）の間の腔で，胸水が存在する．

鑑別診断のポイント

- 縦隔腫瘍は，❶発生部位，❷充実性腫瘍か囊胞性腫瘍かを確認する．それぞれの部位で好発の腫瘍は異なる（図1）.
- 手術例では40％が胸腺腫，15％が囊胞性疾患，13％が神経原性腫瘍，8％が奇形腫，そのほか悪性リンパ腫，胸腺癌，縦隔甲状腺癌などさまざまな腫瘍がみられる．
- 胸膜疾患は胸膜の肥厚（図2），石灰化の有無，胸水の有無を検討する．
- extrapleural sign：病変が肺内にあるときは辺縁は鋭角を呈し，明瞭である．一方，胸膜外に腫瘤があるとなだらかな立ち上がりのため，内側はシャープだが，外側はぼけた陰影となる（図3）.
- CTでは横隔膜ヘルニア，食道裂孔ヘルニアの診断は容易であるが，脱出部位を確認する．

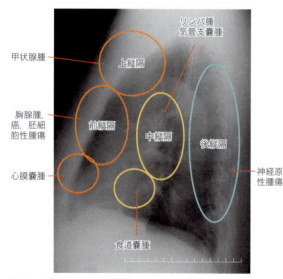

図1 縦隔腫瘍の好発部位

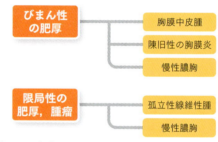

図2 胸膜の肥厚の鑑別

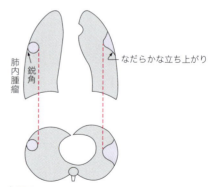

図3 extrapleural sign
腫瘤影と胸壁の関係において，肺外病変は内側の境界は明瞭であるが，外側はなだらかに立ち上がるためぼけてみえる．

23 縦隔腫瘍
mediastinal tumor

- 前縦隔腫瘍は3T（thymoma, teratoma, thyroid）
- 中縦隔腫瘍はリンパ節腫大か囊胞性
- 後縦隔腫瘍は神経原性

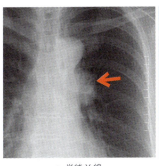

a. 単純 X 線　　　　b. 造影 CT

図1　胸腺腫，55歳女性
単純 X 線（a）では左肺門に一致して腫瘤影を認める（→）．肺門の構造は透見される．CT（b）では前縦隔に充実性の腫瘤性病変を認める（→）．明らかな浸潤所見はない．

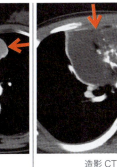

造影 CT

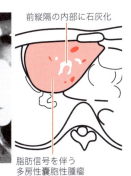

前縦隔の内部に石灰化

脂肪信号を伴う多房性囊胞性腫瘤

図2　奇形腫，20歳男性
前縦隔に内部に石灰化と脂肪信号を伴う多房性囊胞性腫瘤を認める（→）．

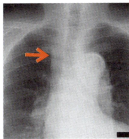

a. 単純 X 線　　　　b. 造影 CT 冠状断像

図3　縦隔内甲状腺腫，75歳女性
単純 X 線（a）では気管右側に腫瘤影を認めるが（→），上方の境界は不明瞭である．造影 CT（b）では甲状腺と連続する中縦隔の腫瘤影を認める（→）．

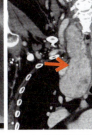
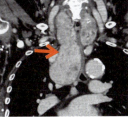

造影 CT

中縦隔の気管支下から左肺門に一塊となったリンパ節腫大，内部は均一

図4　悪性リンパ腫（Hodgkinリンパ腫），74歳女性
中縦隔の気管支下から左肺門に一塊となった腫瘤を認める（→）．内部は均一である．

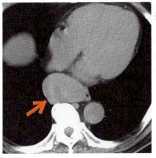
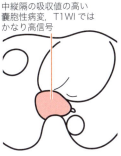
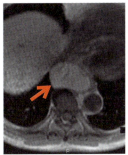

a. 単純 CT　　　　　　　　　　　　　b. T1WI

中縦隔の吸収値の高い囊胞性病変，T1WIではかなり高信号

図5　気管支原性囊胞，75歳男性
単純 CT（a）で，椎体前方の中縦隔に気管支に接して血管と同程度の吸収値（囊胞としては高吸収）の腫瘤を認める（→）．造影で増強効果はみられなかった．T1WI（b）では囊胞としてはかなり高信号である（→）．

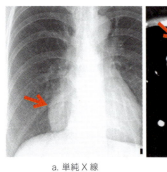
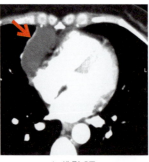

a. 単純X線　　　　b. 造影CT

図6 心膜嚢胞, 54歳女性
単純X線（a）では心陰影に接して右の心横隔膜角に腫瘤影を認める（→）. CT（b）では心臓に接して嚢胞性の腫瘤を認める（→）.

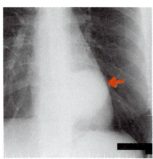
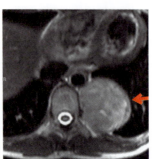

a. 単純X線　　　　b. T2WI

図7 神経鞘腫, 37歳女性
椎体に接して腫瘍を認める（→）. 単純X線（a）では心陰影とのシルエットサインは陰性，椎体とのシルエットサインは陽性であり，後縦隔の腫瘍であることがわかる. T2WI（b）では内部構造不規則な高信号を呈する.

臨床と病理

- 前縦隔腫瘍は 3T〔thymoma（胸腺腫），teratoma（奇形腫），thyroid（甲状腺）〕が多い.
- 胸腺腫は胸腺由来の上皮性腫瘍で，前縦隔腫瘍のなかで最多. 30%に重症筋無力症を合併. 膠原病，赤芽球癆，低ガンマグロブリン血症なども合併することがある.
- 胚細胞性腫瘍として奇形腫が多く，若年者にみられる. その他，精上皮腫や非精上皮腫（hCG，AFP上昇）もみられる.
- 胸腔内甲状腺腫は甲状腺腫が下方へ進展したもので，気管偏位を伴うことがある.
- 胸腺癌では扁平上皮癌が最も多く，胸腺神経内分泌癌（カルチノイド，小細胞癌など）が続く.
- 中縦隔腫瘍はリンパ節腫大（リンパ腫，転移，肉芽腫など）と嚢胞性病変（気管支原性嚢胞，食道重複嚢胞，心膜嚢胞）が多い.
- 縦隔の悪性リンパ腫には大細胞型B細胞性リンパ腫（30〜40歳代の女性），前駆型B細胞性リンパ芽球型（10歳代の男性），Hodgkinリンパ腫（若〜高齢者）が多い（図4）.
- 後縦隔腫瘍では神経原性腫瘍が多く，30%は悪性.

画像所見

- 非浸潤性胸腺腫は前縦隔に辺縁平滑な類円形で均一な腫瘤としてみられる（図1）.
- 浸潤性胸腺腫や胸腺癌は辺縁不整で大血管への浸潤や胸膜播種を認めることがある.
- 奇形腫はやや厚い壁を有する嚢胞性腫瘤で，石灰化や骨，脂肪がみられる（図2）.
- 縦隔内甲状腺腫は甲状腺との連続性がみられる（図3）.
- 気管支原性嚢胞は粘稠度の高い液体のため T1WIで高信号，CT値も高いことがある（図5）.
- 心膜嚢胞は心横隔膜角に位置することが多い（図6）.
- 後縦隔の神経原性腫瘍は傍脊柱の腫瘍で（図7），神経孔の中に進展することも多い（いわゆる dumbbell 状の発育）.

24 悪性胸膜中皮腫
malignant mesothelioma

▶びまん性の不整な胸膜肥厚，アスベストの曝露歴をチェックする

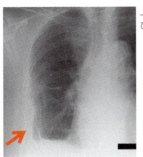
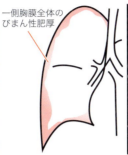
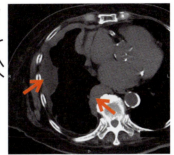

a. 単純 X 線　　　　　　　　　　　　　　　　　　　　b. 単純 CT

図 1　胸膜中皮腫，87 歳女性
右胸膜がびまん性に不規則に肥厚している（→）．

臨床と病理
- きわめて悪性度が高く，アスベスト曝露との関係が深い．
- 上皮型，肉腫型とこれらが混在する二相型に分けられ，肉腫型の予後は不良．

画像所見
- 初期は壁側胸膜に多結節状に発育し，進行すると一側胸膜全体の肥厚像ないし腫瘤影を認める（図 1）．
- 胸膜転移との鑑別は困難．

くらべてみよう

孤立性線維腫（solitary fibrous tumor；SFT）

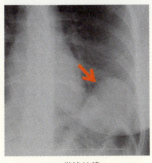
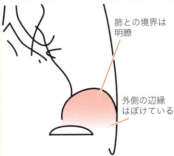
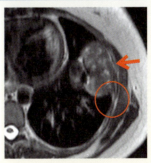

a. 単純 X 線　　　　　　　　　　　　　　　　　　　　b. T2WI

- 胸膜直下の結合組織由来の腫瘍．有茎性で辺縁平滑，可動性あり．
- 8 割は良性であるが，大きなもの，壊死出血を伴うものは悪性のことがある．
- 境界明瞭な充実性腫瘤．extrapleural sign 陽性．内部に変性を伴うこともある．

 孤立性線維腫，39 歳女性．単純 X 線（a）では左下肺野に腫瘍を認める（→）．肺との境界は明瞭であるが，外側の辺縁はぼけている（extrapleural sign，→ 108 頁）．T2WI（b）では腫瘍は低信号であり，内部に高信号域を認める（→）．胸膜よりなだらかな立ち上がりがみられる（○，extrapleural sign）．

慢性膿胸　　　　　　　　　　　　　　　　　　　　　　　　　　　　　　→113頁

25 横隔膜ヘルニア
diaphragmatic hernia

- Bochdalek 孔ヘルニア：小児，左側
- Morgagni 孔ヘルニア：年長者，右側
- 食道裂孔ヘルニア：年長者，食道近傍

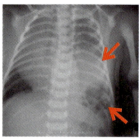
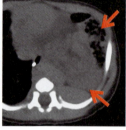

a. 単純 X 線　　　　b. 単純 CT

図1 Bochdalek 孔ヘルニア，0 歳男児
単純 X 線（a）では左胸部にガス像および軟部陰影を認める（→）．CT（b）では横隔膜の背側から脱出した腹腔内臓器が明らかである（→）．

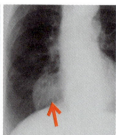
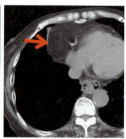

a. 単純 X 線　　　　b. 単純 CT

図2 Morgagni 孔ヘルニア，84 歳女性
単純 X 線（a）では右の心横隔膜角に重なって軟部陰影を認めるが（→），心陰影，横隔膜とのシルエットサインは陰性．CT（b）では前縦隔，心臓右縁に脂肪性腫瘤を認める（→）．

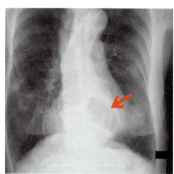
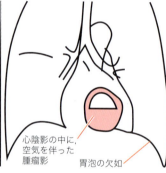
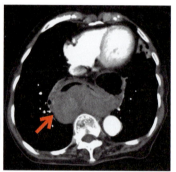

a. 単純 X 線　　　　　　　　　　　　　　　　　　　　　　b. 造影 CT

図3 食道裂孔ヘルニア，86 歳女性
単純 X 線（a）では心陰影の中に，空気を伴った腫瘤影を認める（→）．CT（b）では椎体の前方に腫瘤を認め（→），内部にはガスが多数みられ，脱出した消化管であることが明らかである．

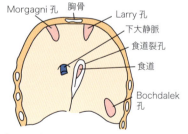

図4 横隔膜ヘルニアの位置

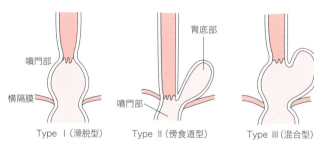

図5 食道裂孔ヘルニア
食道裂孔ヘルニアは上記の 3 つと腸管，大網，肝臓，脾臓なども逸脱する巨大型に分類される．

臨床と病理

- 横隔膜の欠損によって腹部臓器が胸腔内に脱出する病態．先天性（Bochdalek 孔ヘルニア，Morgagni 孔ヘルニア）と後天性（食道裂孔ヘルニア，外傷など）に分けられる（図4）．

1．Bochdalek 孔ヘルニア

- 胎生期の胸腹裂孔の閉鎖不全．小児期に発生し，左側が多い．
- 大量の腹腔内臓が胸腔内に脱出し，患側肺の発育不全や腸回転異常を伴う．

2．Morgagni 孔ヘルニア（胸骨後ヘルニア）

- 比較的まれで 90％ 以上が右側．成人に多い．
- 脱出腸管の嵌頓の危険があり，ヘルニア門の閉鎖が必要．

3．食道裂孔ヘルニア

- 後天的な食道裂孔の開大により起こり，高齢者で発生頻度が高い．
- 噴門部および胃の一部が胸郭内に脱出する滑脱型と，噴門は腹腔内に残るが，胃底部が脱出する傍食道型がある（図5）．

画像所見

- 単純X線：縦隔陰影に重なって空気を含んだ異常陰影がみられる（図1〜3）．
- CT：診断は容易で，しばしば内部には気体や air-fluid level（液面形成）がみられる．

くらべてみよう

慢性膿胸（chronic pyothorax）

- 胸膜の炎症によって，胸膜内に膿状の液体がたまった状態．結核性が多い．
- 悪性腫瘍の合併が多く，悪性リンパ腫（膿胸関連悪性リンパ腫），肺癌（特に扁平上皮癌），血管肉腫が多い．
- 出血を繰り返しながら増大する慢性膿胸や慢性胸膜炎は慢性出血性膿胸（chronic expanding hematoma）とも呼ばれる．
- 胸水，胸膜肥厚を認める．結核性では石灰化が著明．

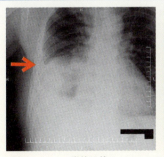

a. 単純X線

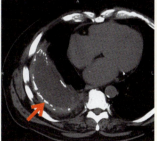

b. 単純CT

症例 慢性膿胸，67歳男性．単純X線（a）では右下肺野の濃度が低下し，胸壁に沿った弧状の陰影を認める（→）．CT（b）では石灰化を伴う肥厚した胸膜に被包化された液体貯留を認める（→）．

第 **4** 章

心血管

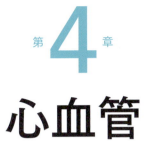

心血管画像のアプローチ ▶P116

1. 先天性心疾患 ▶P120
2. 弁膜症 ▶P122
3. 虚血性心疾患（心筋梗塞，狭心症）▶P124
4. 心筋疾患 ▶P126
5. 胸腹部大動脈瘤 ▶P128
6. 大動脈解離 ▶P129
7. 大動脈炎症候群（高安動脈炎）▶P131
8. 閉塞性動脈硬化症，末梢動脈疾患 ▶P132

心血管画像のアプローチ

1. 胸部単純X線による心陰影の評価

- 循環器疾患は画像検査としては心エコーが優先され,診断目的に胸部単純X線が用いられることはあまりないが,検診やフォローアップで撮影されることも多い.
- 先天性心疾患や弁膜症では今でも重要な検査法である.
- 胸部単純X線の中央陰影は,心臓や大血管が投影されたもので,表に示す構造物に対応する(図1).
- 左房の拡張では左3弓(左心耳)が突出したり,右2弓に double shadow を認める.
- 左4弓は右室拡大でも左室拡大でも突出する(右室肥大では横向き,左室肥大では下向き).
- 心臓の大きさは通常,心胸郭比(CTR)で表され,正常では 0.5 以下.

2. 冠動脈と心筋の評価法

a. 画像解剖

- 右冠動脈(RCA)は右 Valsalva 洞より起こり,後室間溝を下行し,右室のみならず左室後壁を栄養する(図2, 3).
- 左冠動脈(LCA)は左 Valsalva 洞より起こり,前室間溝を下る前下行枝(LAD)と冠状溝を通る回旋枝(LCX)に分かれ,左室と右室前壁を栄養する(図2, 3).
- 冠動脈疾患の評価ではカテーテルによる冠動脈造影が行われてきたが,近年は冠動脈 CTA がスクリーニングとして定着している.また,心筋の評価には心筋シンチグラフィが用いられる.

b. 冠動脈CTA

- 心電図同期などを併用して,拡張期に冠動脈の画像収集を行う(図3).
- 冠動脈狭窄の検出において 80~90%の陽性的中率,90~100%の陰性的中率であり,有意な冠動脈狭窄を除外することが可能であり,低~中リスクの有症状の患者が検査のよい適応.
- 狭窄のみならずカテーテル冠動脈造影で描出できない血管壁の石灰化や soft plaque(不安定プラーク)も描出可能(図4).

表 心陰影	
右1弓:上大静脈 右2弓:右房(左房拡大があると左房)	左1弓:大動脈弓 左2弓:肺動脈幹 左3弓:左心耳(正常でははっきりしない) 左4弓:左室(右室拡大があると右室)

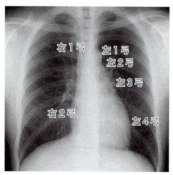 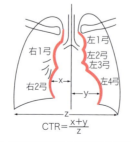 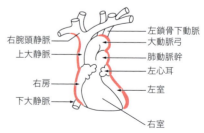

a. 胸部単純X線 b. 胸部単純X線のX線解剖と心胸郭比 c. 中央陰影

図1 胸部単純X線の心陰影
胸部単純X線の中央陰影は心臓や縦隔の大血管によって構成される.心胸郭比は CTR = $(x+y)/z$ で定義され,正常では 0.5 以下である.(b, c は,小谷正彦:診療画像解剖学テキスト.p127,文光堂,2003 より)

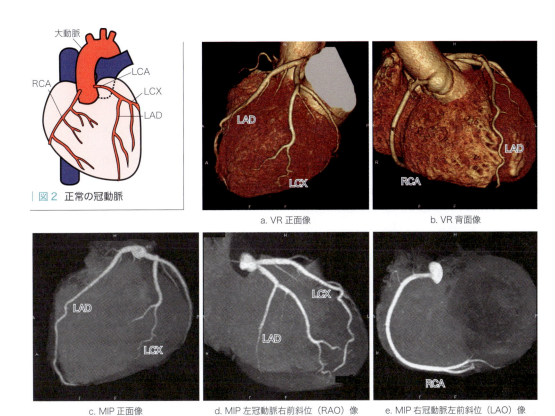

図2 正常の冠動脈

a. VR 正面像
b. VR 背面像
c. MIP 正面像
d. MIP 左冠動脈右前斜位（RAO）像
e. MIP 右冠動脈左前斜位（LAO）像

図3 正常の冠動脈 CTA
RCA：右冠動脈，LCA：左冠動脈，LAD：前下行枝，LCX：回旋枝

c. 心筋シンチグラフィ

- 核種として ^{201}TlCl，^{99m}Tc–MIBI が用いられる（**図5**）．虚血部から責任冠動脈の評価が可能である．
- ^{201}TlCl は2回撮像する（早期と後期）．正常心筋，梗塞心筋，虚血心筋の間で洗い出しの程度に差がみられる（**図5**）．
- 梗塞心筋では ^{201}TlCl の取り込みはみられない．
- ^{201}TlCl シンチグラフィは虚血心筋（狭心症）では負荷時にみられた血流低下が負荷後3〜4時間の後期相で消失する（再分布）．

d. 心臓のMRI

- cine MRI による左室機能と壁運動の診断，負荷心筋血流 MRI（perfusion MRI）による心筋虚血の診断，遅延造影 MRI による梗塞心筋の診断など，機能的評価に有用（**図6**）．

1) cine MRI

- 心電図同期の高速 gradient echo 法（水が高信号となる SSFP 法が使われることが多い）を用い，cine 画像として撮像し，心駆出率，拍出率，拍出量などの心筋壁運動評価を行う（**図6a**）．

2) perfusion MRI

- 造影剤を急速静注し，高速に撮像して，心筋血流を評価する．SPECT で診断困難な心内膜下虚血や重症3枝病変の評価に有用（**図6b**）．

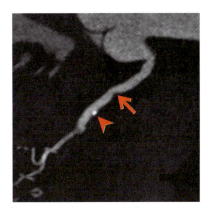

図4 冠動脈 CTA MIP 画像
LAD には小さな非石灰化プラークによる25〜50％の狭窄を認める（→）．点状の小さな石灰化プラークもみられる（▶）．

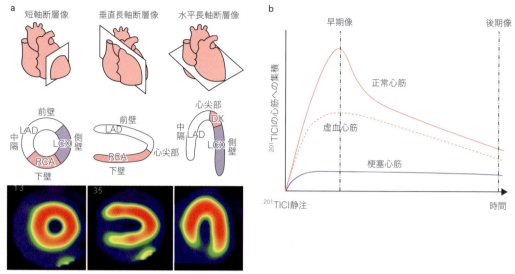

図5 心筋シンチグラフィ
a：心筋血流SPECT像と冠動脈の支配領域，b：正常心筋，虚血心筋，梗塞心筋の心筋への集積．^{201}TlClは正常心筋，梗塞心筋，虚血心筋で取り込み，洗い出しの程度に差がみられる．梗塞心筋では^{201}TlClの取り込みはみられない．虚血心筋では負荷時には正常心筋に比して血流低下がみられるが，負荷後3～4時間の後期相で正常心筋と同程度となり，再分布と呼ばれる．DX：対角枝，LAD：前下行枝，LCX：回旋枝，RCA：右冠動脈

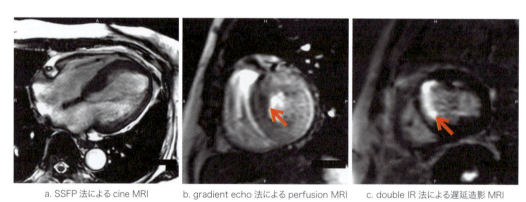

a. SSFP法によるcine MRI　　b. gradient echo法によるperfusion MRI　　c. double IR法による遅延造影MRI

図6 心臓のMRI（陳旧性心筋梗塞，64歳男性）
cine MRI（**a**）で心筋の運動を評価．perfusion MRI（**b**）で造影剤による心筋の染まりから血流を評価．中隔に血流低下を認める（→）．遅延造影（**c**）では心筋壊死部を評価．中隔に遅延造影を認め，陳旧性の梗塞巣が濃染されている（→）．

3）遅延造影MRI
- 心筋が壊死に陥ると細胞外腔が増大し，遅延相において細胞外造影剤（Gd-DTPAなど）が多く分布する．double IR法によって正常心筋の信号を打ち消すことで梗塞領域を強調できる（図6c）．
- 特に心内膜下梗塞や心筋症などの鑑別診断に有用（→126頁）．

3．CTやMRIによる血管の評価

- ヘリカルCTや三次元MRI撮像法によって連続データを収集後，コンピュータで画像処理を行い，三次元のデータを二次元の平面上に表現する．
- 臨床でよく用いられるのは次のような方法である（図7）．

a．MPR（multiplanar reformation）

- ヘリカルCTで通常横断像（MRIでは自由に設定可能であるが）を撮像し，矢状断像・冠状断像など任意の

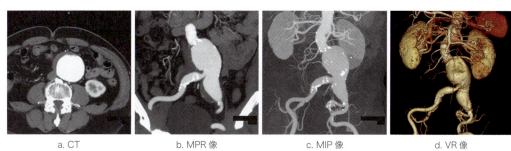

図7 三次元画像処理の1例(腹部大動脈瘤,61歳男性)
CT(**a**)で腎動脈下部の腹部大動脈には囊状瘤を認め,瘤の腹側〜右側にかけて不整形の粥腫がみられる.MPR像(**b**)では瘤は総腸骨動脈まで及んでいるのが明らか.血管の詳細はMIP像(**c**)での描出が優れ,石灰化も明らかである.VR像(**d**)は立体的な位置関係の把握に優れる.

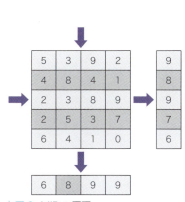

図8 MIPの原理
MIPにおいては投影光線の最大の値を取り出して,表示する.➡:光の方向

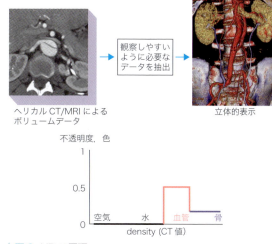

図9 VRの原理
ヘリカルCTではCT値が空気から骨まで分布する.VRはこのなかから消したいものを適度に透明にし,必要なところのみ取り出し,立体表示したもの.

断面の画像を得るものである.この際,横断像は薄いスライスで撮像し,立方体のvoxelを得ることで,どのような断面でもきれいな画像を得ることが可能.

b. MIP(maximum intensity projection）

- 三次元データの外のある方向から平行光線によって投影を行い,光が通過していくvoxelのうち,最も高い部分のCT値を投影面に反映させて二次元表示する方法(図8).MRAやCTAでよく用いられる.細い血管や石灰化の描出に優れる.

c. VR(volume rendering)

- 三次元データ内のすべてのvoxelに対してopacity(不透明度)を設定し,この不透明度に応じて反射される光を表示したもの(図9).立体感のある画像を得ることが可能.

1 先天性心疾患
congenital heart disease

▶ 心・大血管の形態，肺動脈陰影，胸水の有無などを評価

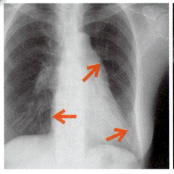

a. 単純X線　　　b. 造影CT

図1　心房中隔欠損，36歳女性
単純X線（a）では右心系（右房，右室）の拡張がみられる（→）．CT（b）でも心房中隔の欠損が明らかである（→）．

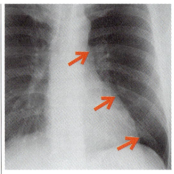

単純X線

図2　心室中隔欠損，44歳男性
左心系（左房，左室）の拡張がみられる（→）．

臨床と病理

- 聴診，心エコーで診断されるが，検診などで偶然みつかることあり．

1. チアノーゼを伴わず，肺血管が増強する疾患

a. 心房中隔欠損（ASD）
- 右心系（右房，右室）の拡張（図1）．
- 肺血流の増加（シャント量が多い場合）．

b. 心室中隔欠損（VSD）
- 左心系（左房，左室）の拡張（図2）．
- 肺血流の増加（左右シャントの存在による）．

c. 動脈管開存（PDA）
- 大動脈弓，左心系（左房，左室）の拡張．
- 肺血流の増加（左右シャントの存在による）．

d. 肺動脈弁狭窄（PS）

e. 部分的肺静脈還流異常（PAPVR）
- 右下肺野の scimitar sign（肺静脈が横隔膜下の静脈に流入する部分的肺静脈還流異常が直接描出されたもの）．
- 血行動態的には ASD と類似．

2. チアノーゼを伴い，肺血管が減弱する疾患
- Fallot 四徴（TOF），三尖弁閉鎖，Epstein 奇形がある．
- TOF では木靴心（coeur-en-sabot, boot shaped）がみられ，肺血流は低下する．

3. チアノーゼを伴い，肺血管が増強する疾患
- 大血管転位（TGA），修正大血管転位，総動脈幹症，総肺静脈還流異常がある．

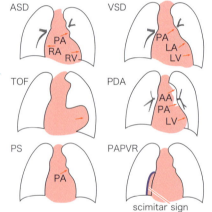

図3　先天性心疾患の胸部単純X線所見のまとめ
各先天性心疾患において矢印の部分に突出がみられる．また ASD, VSD, PDA においては肺血流が増加することもある．

画像所見
- 単純X線で心拡大および肺血管陰影を評価する（図3）．
- cine MRI は形態だけでなく，左右心室容積，心筋重量，心機能や壁運動評価が可能．右室の評価では心エ

コーと比較し再現性に優れ，現在では標準的評価法となっている．
- CT は心エコーで評価しにくい肺静脈や大動脈，冠動脈，末梢肺動脈の評価に優れている．

くらべてみよう

大動脈縮窄症（aortic coarctation）

- 大動脈弓より遠位の大動脈（左鎖骨下動脈の末梢）の限局性狭窄を生じる．
- 狭窄と動脈管との位置関係によって管前型と管後型に分けられる（図4）．
- 管前型は合併奇形を伴い予後不良．
- 下行大動脈外縁が 3 の字型（狭窄前と狭窄後拡張）を示す．側副路による rib notching を認めることがある．

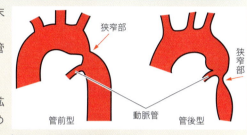

図4 大動脈縮窄症の分類

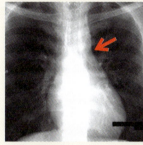 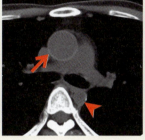 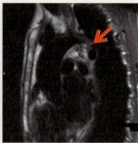

a. 単純X線　　b. 単純CT　　c. T1WI 冠状断像

症例　大動脈縮窄症，48歳男性．単純X線（a）では下行大動脈外縁に 3 の字型（狭窄前と狭窄後拡張）の所見を認める（→）．CT（b）では上行大動脈（→）に比べて，下行大動脈（▷）の径が小さい．MRI（c）では縮窄部が明瞭に認められる（→）．

大血管の発生奇形（anomalies of large vessels）

- 左鎖骨下動脈起始異常を伴う右側大動脈弓が最も頻度の高い大動脈奇形で，右側大動脈に憩室様突出（Kommerell の憩室）を認め，左鎖骨下動脈が分岐する（図c）．
- 食道造影では食道を後方より圧排し，嚥下困難の原因となる．
- そのほか，右鎖骨下動脈起始異常や重複大動脈弓がみられる．
- 無症状の成人に偶然みつかることのある静脈奇形として左上大静脈遺残と奇静脈連結があり，いずれも血行動態には異常はないが，他の心奇形を合併することが多い．

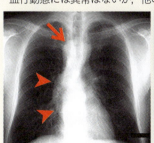 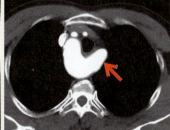 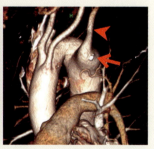

a. 単純X線　　b. 造影CT　　c. 3D-CT

症例　左鎖骨下動脈起始異常を伴う右側大動脈弓，56歳男性．単純X線（a）では大動脈弓が右側にみられ（→），下行大動脈も右側を下行する（▷）．造影CT（b）および3D-CT（c）では，右側大動脈に憩室様突出を認め（Kommerell の憩室，→），左鎖骨下動脈が分岐する（▷）．

2 弁膜症
valvular disease

▶画像診断は心エコーや胸部単純X線が中心

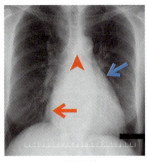

a. 単純X線　　b. 単純CT

図1　僧帽弁狭窄，60歳男性
単純X線（a）では，心右縁の内側に左房拡大による double shadow（→）や左3弓突出（→）および気管分岐部開大がみられる（▶）．CT（b）では左房の拡張を認める（→）．

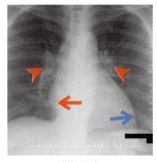

単純X線

図2　僧帽弁閉鎖不全，40歳女性
右の第2弓には double shadow を認め（→），左房の拡大が示唆される．MSと異なり左室の拡大による左4弓の突出も認める（→）．肺高血圧によって肺門の肺動脈本幹は太い（▶）．

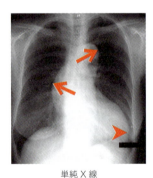

単純X線

図3　大動脈弁閉鎖不全，70歳女性
上行大動脈から弓部の拡張，蛇行（→）と左室の拡張（▶）を認める．心基部は陥凹している．

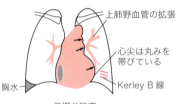

a. 僧帽弁狭窄

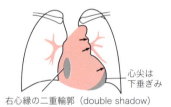

b. 僧帽弁閉鎖不全

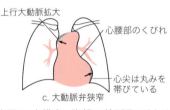

c. 大動脈弁狭窄

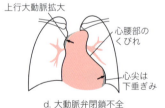

d. 大動脈弁閉鎖不全

図4　弁膜症の胸部X線所見のまとめ
それぞれの弁膜症においては矢印の部分に突出がみられる．僧帽弁狭窄，僧帽弁閉鎖不全では左房拡大と肺うっ血，大動脈弁狭窄，大動脈弁閉鎖不全では大動脈の拡大が特徴的．（百島祐貴：画像診断コンパクトナビ 第4版, p181, 医学教育出版社, 2016より改変）

臨床と病理

1. 僧帽弁狭窄（mitral stenosis；MS）

- ほとんどがリウマチ熱に伴う心内膜炎による．
- 左房拡大→肺うっ血→右室拡大と進行し，重症例では肺高血圧や肺水腫を生じる．
- 左房内血栓を合併することがある．

2. 僧帽弁閉鎖不全（mitral insufficiency；MI）

- リウマチ性心内膜炎以外に感染性心内膜炎，虚血などでもみられる．
- 左房の拡大と左室の拡大がみられる．

3. 大動脈弁狭窄（aortic stenosis；AS）

- 先天性（二尖弁奇形）と後天性（動脈硬化，リウマチ熱）があり，大動脈弁尖の狭窄と弁上，弁下狭窄がある．
- 左室は収縮期負荷により心筋が肥大するが，内腔の拡張はみられない．

4. 大動脈弁閉鎖不全（aortic insufficiency；AI）

- 大動脈の弁尖や大動脈基部の病変による弁輪拡大．
- 拡張期に大動脈から左室へ逆流し，左室の容積負荷が増す．

画像所見

- 画像検査としては心エコーや胸部単純X線が中心で，心拡大および肺血管陰影を評価（図4）．

1. MS

- 左房拡大による右2弓突出（double shadow）や左3弓突出，気管支分岐角の拡大，食道の後方への圧排がみられる（図1）．
- 進行例では肺血流量の増加，肺水腫を合併．
- 心不全をきたすと葉間に胸水がたまって腫瘤状陰影を認めることあり（vanishing tumor）．

2. MI

- MSの所見に加えて左室拡大を伴う（図2）．
- 肺血管の拡大はMSほど目立たない．

3. AS

- 狭窄後拡張（poststenotic dilatation）によって大動脈は拡張する．
- CTで弁の石灰化を認めることがある．

4. AI

- 左室の拡大と上行大動脈の拡張（図3）．
- 心臓は反時計回りに回転し，心基部は陥凹する（aortic configuration）．

くらべてみよう

左房粘液腫（left atrial myxoma）

- 心臓で最も高頻度の原発性腫瘍で，心臓に原発する腫瘍の30〜50%を占め，その約80%は左心房の中隔卵円窩近傍に生じる．
- 腫瘍塊が遊離して塞栓子を合併することがある．
- 心腔に充実性構造物がみられた場合，腫瘍と血栓の鑑別が必要．
- 心エコーや造影CT，MRIで有茎性の可動性腫瘤として認められる．T2WIでは著明高信号である．

 症例　左心房粘液腫，70歳女性．左房の中隔〜下壁から内腔に突出する腫瘤を認める（→）．

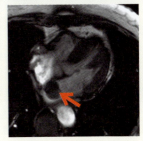

T2WI

3 虚血性心疾患（心筋梗塞，狭心症）
ischemic heart disease (myocardial infarction, angina pectoris)

▶ 冠動脈CTAによって狭窄およびプラークを描出可能
▶ 遅延造影MRIは梗塞巣を直接描出

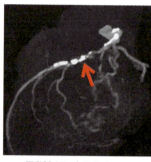
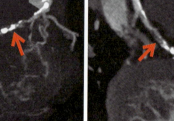
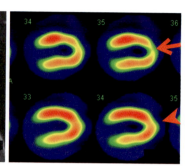

a. 冠動脈CTA 右冠動脈RAO像　　b. 冠動脈CTA curved MPR像　　c. ^{201}Tl-運動負荷心筋シンチグラフィ
（上：運動負荷直後，下：4時間後）

図1　冠動脈狭窄による狭心症，71歳女性
冠動脈CTA（a, b）では，前下行枝に低吸収のプラーク様の造影欠損像を認め（→），高度狭窄が疑われるが，狭窄の評価は困難．^{201}Tl-運動負荷心筋シンチグラフィ（c）では，運動負荷直後（上段）には心尖部に血流の低下が認められ（→），4時間後の遅延像（下段）では完全再分布がみられる．前下行枝領域の虚血が疑われる（▶）．

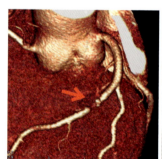
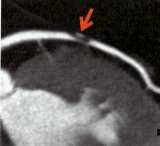
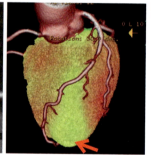

a. 冠動脈CTA VR像　　b. 冠動脈CTA MPR像　　c. ^{201}Tl-心筋シンチグラフィと冠動脈CTAの融合画像

図2　不安定プラークによる高度狭窄，68歳男性
VR像（a）とMPR像（b）で，前下行枝に点状の石灰化を伴うプラークによる強い狭窄を認める（→）．非石灰化部のCT値は18 HUであり，lipid-rich plaqueと判断される．心筋シンチグラフィと冠動脈CTAの融合画像（c）では虚血部に一致した負荷後の虚血部を認める（→）．^{201}Tl-心筋シンチグラフィでは同部には再分布がみられており，虚血と考えられた．

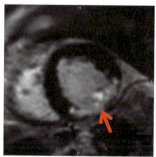
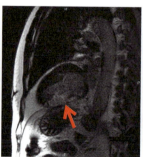
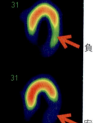

a. 遅延造影MRI 左室短軸像　　b. 遅延造影MRI 二腔長軸像　　c. ^{201}Tl-心筋シンチグラフィ水平長軸断

図3　陳旧性心筋梗塞，71歳男性
遅延造影MRI（a, b）では側壁～下後壁（右冠動脈灌流域）に壁の菲薄化，遅延造影を認める（→）．心筋シンチグラフィ（c）では同部に集積欠損～高度低下を認め，再分布がみられず梗塞巣と考えられる（→）．

臨床と病理

- 心筋への酸素供給の低下や酸素需要の増大などによって，心筋の虚血が起こる．動脈硬化による冠動脈の狭窄が原因として最も多く，血管の攣縮や解離性動脈瘤などでもみられる．
- 狭心症は可逆性の心筋虚血，心筋梗塞は非可逆性で心筋壊死である．
- 大部分の急性心筋梗塞は，プラークの表面が破れ，血管壁の脂質プラークが血液に触れることにより，血管内に血栓ができるため発症する〔急性冠症候群（ACS）〕．
- コレステロール成分が多く，軟らかく破綻しやすいプラークは soft plaque（不安定プラーク）と呼ばれる．
- 川崎病でも冠動脈瘤が発生するが，多くは退縮する．瘤内に血栓が形成され，心筋梗塞を起こすことがある．

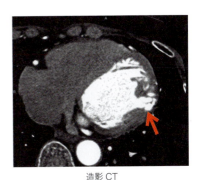

造影 CT

図4 心室瘤，70歳女性
左室中間部の前側壁に限局性の高度な壁菲薄化と心室瘤を認める（→）．

画像所見

- 冠動脈では40%程度に狭窄するまでは冠動脈の外径が拡張し（positive remodeling），血管内腔の狭小化をきたさないため，カテーテル血管造影では診断困難．CTではプラークを直接描出可能である（→116頁）．
- ❶低吸収，❷positive remodeling，❸spotty な石灰化を有するものは危険なプラーク（vulnerable plaque）と考えられている．
- 重度石灰化病変ではアーチファクトによって狭窄度の評価が困難なことも多い（図1）．
- 冠動脈石灰化の総量を，低線量CTによって数値化したものを calcium score と呼び，心血管による突然死のリスクを予測できる．
- ^{201}Tl-心筋シンチグラフィは血流のある心筋に集積するが，狭心症の血管攣縮や梗塞部位では集積が低下する（図2）．狭心症では集積低下部に再分布がみられるが（図1），心筋梗塞ではみられない（図3）．
- 遅延造影MRIでは梗塞部が高信号領域として描出され（図3），心筋シンチグラフィでは診断困難な心内膜下虚血や心内膜下梗塞を描出可能．
- 梗塞部が菲薄化し，膨隆した心室瘤は心尖部，前壁梗塞に多い（図4）．

⊙ Bland-White-Garland 症候群
左冠状動脈幹が肺動脈から起始する冠動脈肺動脈起始症の1つ．右冠状動脈からの側副血行路が乏しいと乳児期に心筋梗塞を発症する．右冠状動脈からの側副血行路が発達すると，左冠状動脈から肺動脈へのシャントができる．

4 心筋疾患
cardiomyopathies

▶遅延造影のパターンは各疾患で特徴的

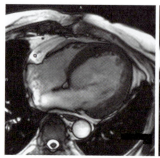

a. cine MRI　　b. 遅延造影 MRI 左室短軸像

図1 心不全・拡張型心筋症，73歳女性
cine MRI（a）では心内腔は拡張しているが，心筋壁に肥厚や菲薄化はみられない．遅延造影 MRI（b）で心基部側中隔の中層に線状の淡い遅延造影を認める（→）．

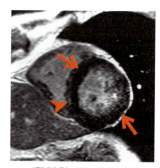

遅延造影 MRI 四腔長軸像

図2 肥大型心筋症，60歳代男性
左室中間部から心尖部に全周性の高度壁肥厚（→）．心尖部から中隔側に遅延造影像を認める（▶）．

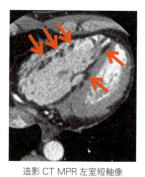

造影 CT MPR 左室短軸像

図3 不整脈原性右室心筋症，45歳男性
右室壁および心室中隔に脂肪変性を認める（→）．

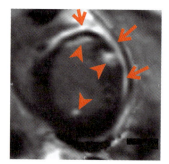

遅延造影 MRI 四腔長軸像

図4 心サルコイドーシス，77歳女性
心室中隔心基部の右室側，左室心外膜側に帯状のガドリニウム遅延造影像がみられる（→）．下壁乳頭筋にも点状の遅延造影を認める（▶）．

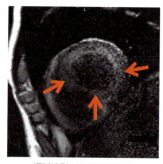

遅延造影 MRI 四腔長軸像

図5 心アミロイドーシス，61歳男性
心筋壁は肥厚し，心内膜側に遅延造影効果を認める（→）．

a. 肥大型心筋症　　b. 拡張型心筋症

c. 心サルコイドーシス　　d. 心アミロイドーシス　　e. 急性心筋炎

図6 ガドリニウム遅延造影のパターン
遅延造影のパターンは各心筋疾患で異なる．心サルコイドーシスでは心室中隔心基部の右室側厚で左室心外膜側，心アミロイドーシスでは心内膜側，肥大型心筋症では心室中隔と右室の接合部の心筋や心筋肥厚部に認める．拡張型心筋症では遅延造影を認めない例が多いが，心室中隔や左室壁中隔に線状の造影効果を認めることがある．

臨床と病理

- 心筋症には<u>原因不明の心筋症</u>〔拡張型心筋症（図1），肥大型心筋症（図2），拘束型心筋症，不整脈原性右室心筋症（図3）〕と特殊な基礎疾患に併発する<u>特定心筋症</u>がある．
- 特定心筋症の原因はサルコイドーシス，アミロイドーシス，Fabry病，膠原病，アルコール性，薬剤性，虚血性，弁膜症性，高血圧性，代謝性，過敏・中毒性，産褥性，神経・筋疾患など．
- 拡張型心筋症は若年者の心不全の原因として重要．心内腔は拡張し，心筋壁は菲薄化する．
- 肥大型心筋症は常染色体優性遺伝で心筋細胞のエネルギー代謝異常が原因．25％の例で左室流出路の狭窄あり（閉塞性肥大型心筋症）．

画像所見

- MRIは心筋症の診断，心不全患者の原因検査（心筋症と心筋梗塞の鑑別など）に有用．
- cine MRIで壁運動評価，遅延造影MRIで心筋壁障害が評価可能．遅延造影パターンは各疾患で特徴的（図6）．
- CTによって不整脈原性右室心筋症において右室壁や中隔の脂肪が認められる（図3）．
- 心サルコイドーシスでは心室中隔心基部の右室側，左室心外膜側の帯状の遅延造影像が特徴的（図4）．
- 心アミロイドーシスでは心筋は動きが抑制されゴムのように硬くなり，心筋壁肥厚や冠動脈の狭窄がみられる．遅延造影像では心内膜側の遅延造影が特徴的（図5）．

くらべてみよう

たこつぼ心筋症（takotsubo cardiomyopathy）

- 中高年の女性にみられ，強い精神的ストレスを契機に突然の胸痛で発症（カテコールアミンの影響）．
- 急性心筋梗塞と鑑別が難しい例が多いが，予後良好．
- 心基部の過収縮と心尖部の無収縮が特徴的（図7）．

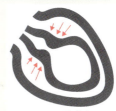

たこつぼ心筋症

図7 たこつぼ心筋症
心基部の過収縮と心尖部の無収縮がみられる．

収縮性心膜炎（constrictive pericarditis）

- 心外膜の肥厚や癒着・石灰化によりその伸展性が失われ，心臓の拡張不全をきたし右心不全に至る．
- 原因として結核性が多かったが，最近では特発性，開心術後，放射線治療後などが増加．
- 胸部単純X線で慢性期には20〜30％の例で心外膜の石灰化がみられる．
- 拘束部位を外科的に解除できれば症状は改善するため，cine MRIを用いた動的な拘束部位評価は有用．

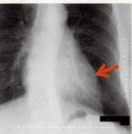
a. 単純X線

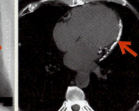
b. 単純CT

症例 収縮性心膜炎，73歳男性．単純X線（a）と単純CT（b）にて心臓の周囲（心外膜）に厚い石灰化を認める（→）．

5 胸腹部大動脈瘤
thoracic and abdominal aortic aneurysm（TAA and AAA）

▶大動脈の拡張，瘤壁の高吸収に注意

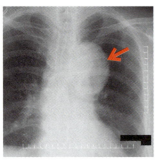
a. 単純X線

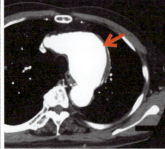
b. 造影CT

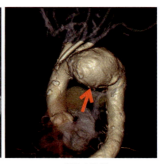
c. CTA VR像

図1 胸部大動脈瘤，81歳男性
単純X線（a）では大動脈陰影の拡大がみられる（➡）．造影CT（b），CTA（c）では弓部大動脈陰影の拡大が明らか（➡）．

臨床と病理

- 大動脈壁が脆弱化し拡張（胸部は径45 mm以上，腹部では径30 mm以上）．囊状（sacular）と紡錘状（fusiform）に分類．
- 動脈硬化，感染（梅毒やグラム陽性球菌），囊胞性中膜壊死（Marfan症候群など），炎症（Behçet病，大動脈炎症候群など）が原因．
- 瘤径の増大は破裂の危険を予知する重要な因子．大きな瘤径，速い増大速度のものは破裂するリスク大．

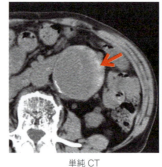
単純CT

図2 切迫破裂，68歳男性
囊状に拡張した大動脈瘤の壁に三日月型の高吸収域を認める（high attenuation crescent sign，➡）．

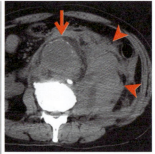
単純CT

図3 腹部大動脈瘤破裂，67歳男性
腹部大動脈瘤（infra-renal type）が認められ（➡），周囲の後腹膜腔に巨大な血腫がみられる（▶）．

- 胸部大動脈瘤は上行大動脈では最大短径5.5 cm，下行大動脈では同6.5 cm以上，腹部大動脈瘤では径5.5 cm以上のものや急激に増大傾向にあるものは手術適応．
- 腹部大動脈瘤は90％以上が腎動脈分岐下にみられ，腸骨動脈瘤を合併することも多い．
- 感染を合併すると（感染性大動脈瘤）破裂のリスクが非常に高く，予後不良（死亡率30％）．

画像所見

- 胸部単純X線で大動脈陰影の拡大，石灰化がみられる（図1）．
- 単純CTで瘤内に三日月型の高吸収域を認めたら切迫破裂を疑う（high attenuation crescent sign，図2）．
- 破裂すると，大動脈周囲に血腫や心囊液貯留，胸水を認める（図3）．
- 手術やステント留置前の情報として脊髄を栄養するAdamkiewicz動脈を同定する．

6 大動脈解離
aortic dissection

- 解離と血管分枝の関係に注意
- 偽腔が閉塞している場合あり

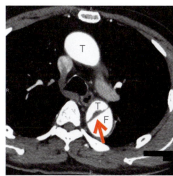

a. 造影 CT

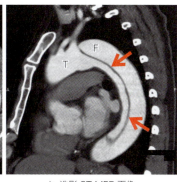

b. 造影 CT MPR 画像

図1 Stanford B 偽腔開存型大動脈解離，70歳代男性

下行大動脈にフラップがみられる（→）．真腔（T），解離腔（F）と頸部動脈や腹部動脈との関係を評価可能．

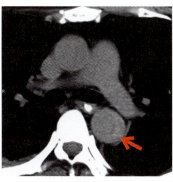

a. 単純 CT

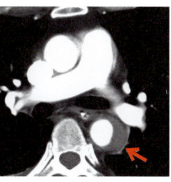

b. 造影 CT

図2 Stanford B 偽腔閉塞型大動脈解離，47歳男性

下行大動脈に単純 CT（a）で高吸収の血腫を認める（hyperdense crescent sign, →）．造影後（b），血腫部に増強効果は認められず（→），血栓閉鎖型と考えられる．

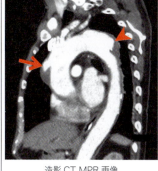

造影 CT MPR 画像

図3 ULP 型の胸部大動脈解離（Stanford A），67歳男性

上行大動脈の拡大を認め，解離および大きな ULP を認める（→）．遠位弓部（左鎖骨下動脈分岐後）にも解離を認める（▶）．

a. 偽腔開存型

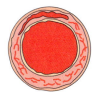

b. 偽腔閉塞型

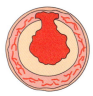

c. ULP 型

図4 大動脈解離の分類

臨床と病理

- 大動脈内膜に亀裂が入り，血液が侵入して中膜内（偽腔）に入り込む．
- 動脈硬化，高血圧，Marfan 症候群や Ehlers–Danlos 症候群など結合組織が脆弱な場合に発症率が高い．
- 血管壁内への入り口を entry，壁内の腔を偽腔，末梢で再び交通する部分を reentry と呼ぶ．
- 上行大動脈の解離は病態が不安定であり，通常緊急手術の適応である．

- 病理学的に次のように分けられる（図4）．
  - 偽腔開存型：偽腔がreentryを介して開存し，偽腔に血流が存在するもの（図1）．
  - 偽腔閉塞型：裂孔が不明で真腔と偽腔の交通を欠き，偽腔が早期から血栓化するもの（図2）．
  - ULP型：偽腔の大部分に血流を認めず，裂孔付近に限局性に局所的な内腔の突出（ulcer like projection；ULP）を認めるもの（図3）．

画像所見

- 造影CTによって解離腔が頸部動脈や腹部動脈の起始部に及んでいないかどうかを評価する（図1）．
- 早期血栓閉鎖型では，血栓化した偽腔は単純CTで三日月状の高吸収域（hyperdense cresent sign）として認められる（図2）．
- 解離の合併症として破裂や穿破（心タンポナーデ，縦隔および胸腔内血腫，腹腔内および後腹膜血腫など），分枝動脈の閉塞に伴う虚血（心筋梗塞，脳梗塞，腎梗塞，腸管虚血，脊髄梗塞など）にも要注意．

> ◉ 線維筋性異形成（fibromuscular dysplasia；FMD）
> - 中小動脈において原因不明の中膜の肥厚を認める．
> - 中年女性に好発し，欧米に多いが，日本では少ない．
> - 腎動脈（60〜70％），頸動脈（25〜30％），腸間膜動脈（9％），鎖骨下動脈（9％），腸骨動脈（5％）に多い．26％の患者で複数の病変．
> - 脳動脈瘤や脳梗塞を合併することがある．
> - 血管造影上，数珠状狭窄（string of beads sign）と呼ばれる狭窄と拡張が認められる（図5）．
> - 腎動脈狭窄は中心部から遠位部にみられる（→202頁）．

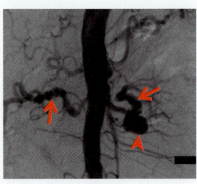

大動脈造影

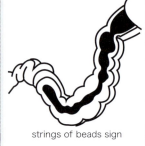

strings of beads sign

図5 線維筋性異形成，69歳女性
両側の腎動脈に数珠状の狭窄を認める（strings of beads sign，→）．左腎動脈には動脈瘤も合併（▶）．

7 大動脈炎症候群（高安動脈炎）
aortitis syndrome (Takayasu arteritis)

▶ 大動脈とその分枝の壁肥厚，狭窄，石灰化および動脈瘤合併

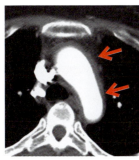
a. 造影 CT

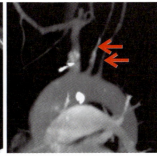
b. CTA MIP 像

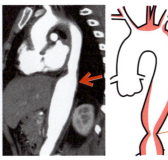
c. 造影 CT MPR 冠状断像

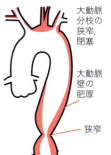

図1　大動脈炎症候群（高安動脈炎），26歳女性
造影 CT（a）では大動脈弓部に壁肥厚を認める（→）．CTA（b）では左の総頸動脈の完全閉塞，左右の鎖骨下動脈，右総頸動脈の狭窄を認める（→）．造影 CT MPR 冠状断（c）では胸腹移行部の大動脈も拡張している（→）．

臨床と病理

- 大動脈とその分枝（頸動脈や鎖骨下動脈，腸骨大腿動脈，腸間膜動脈などの弾性動脈）が炎症性の狭窄，閉塞，拡張（動脈瘤）をきたす自己免疫疾患．東洋人の若年女性に好発．
- 動脈瘤は下行大動脈や腹部大動脈にみられる．
- 症状は炎症による全身症状，血管の狭窄症状および拡張に伴うものなどで多彩．
- 1/3 に大動脈閉鎖不全，70〜80％に肺動脈の狭窄・閉塞を合併する．
- 一般的に血管壁は硬く，経皮的血管形成術（PTA）に抵抗性である．
- 予後規定因子は，❶腎動脈や異型大動脈縮窄による高血圧症，❷大動脈弁閉鎖不全によるうっ血性心不全，❸冠状動脈病変による虚血性心疾患，❹動脈瘤破裂など．

画像所見

- 大動脈弓が拡張し，大動脈とその分枝の辺縁不整，狭窄，壁肥厚，石灰化，大動脈瘤がみられる（図1）．
- 造影 CT 遅延相には肥厚した血管壁の濃染がみられる．
- 活動期には血管壁に FDG-PET の集積あり．

くらべてみよう

炎症性大動脈瘤〔inflammatory aortic aneurysm (perianeurysmal fibrosis)〕

- 大動脈瘤の 3〜10％程度にみられ，瘤の周囲の線維化と炎症細胞の層状の浸潤が特徴．IgG4 関連疾患が多い．
- 単純 CT では大動脈壁や内膜の石灰化を取り巻く厚い低吸収領域がみられ（mantle sign），造影で同部が濃染する．軟部陰影は尿管や消化管を巻き込むことがある．

 炎症性大動脈瘤（後腹膜線維症・IgG4 関連疾患），78歳男性．大動脈壁を取り巻く厚い軟部陰影がみられ（mantle sign，→），造影 MRI で濃染している．

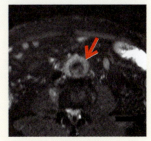
造影 MRI

8 閉塞性動脈硬化症，末梢動脈疾患
arteriosclerosis obliterans (ASO), peripheral arterial diseases (PAD)

▶大動脈とその分枝の不整・狭窄・閉塞．MRA では石灰化は評価できない

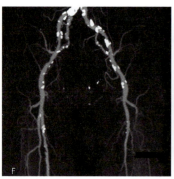

a. 骨盤部 CTA　　　　b. 大腿部 CTA

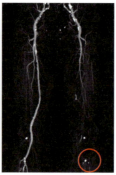

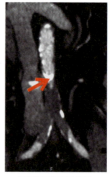

造影 CT MPR 画像

図1 右腸骨動脈狭窄，70 歳代男性
骨盤部 CTA（a）では，左右の総腸骨動脈に血管の壁不整，石灰化，潰瘍形成などがみられる．大腿部 CTA（b）では左浅大腿動脈は起始部より閉塞しており，大腿遠位部で再度描出されている（run off，○）．

図2 Leriche 症候群，68 歳男性
腹部大動脈から両側の腸骨動脈には壁在血栓による完全閉塞を認める（→）．

臨床と病理
- 大〜中型の動脈（鎖骨下動脈，頸動脈，腸骨大腿動脈など）の粥状硬化，中型動脈の中膜硬化によって，内膜肥厚，血栓付着が起こり，内腔の不整，狭窄，閉塞が生じる．
- 内腔にプラークが形成され，プラークが破綻するとそれに続く血栓形成によって動脈は閉塞する．
- 腹部大動脈分岐部より総腸骨の慢性の完全閉塞を Leriche 症候群と呼ぶ（図2）．

画像所見
- 大動脈とその分枝血管の壁不整，肥厚，石灰化，潰瘍形成などを認める（図1, 2）．
- CTA では動脈壁の石灰化の評価が可能であるが，MRA では石灰化は描出されない．

くらべてみよう

Buerger 病（閉塞性血栓血管炎）

- 喫煙する 30〜50 歳代の男性に好発する原因不明の四肢主幹動脈の閉塞性の血管全層炎．国の指定難病となっている．
- チアノーゼ，強い疼痛を生じ，潰瘍・壊死がみられる．
- 血管造影では膝窩動脈以下の動脈に血管の途絶（abrupt obstruction），先細り（tapering）を認め，cork screw 型の側副路がみられる（図）．

 Buerger 病，60 歳代男性．左膝窩動脈は近位部で途絶しており（→），側副路が発達している．

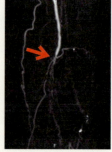

CTA

第 5 章

消化管

消化管画像のアプローチ ▶ P134

1. 食道癌 ▶ P138
2. 食道アカラシア ▶ P139
3. 胃癌 ▶ P140
4. 大腸癌 ▶ P142
5. 消化管ポリープ ▶ P143
6. 消化管粘膜下腫瘍 ▶ P144
7. 消化管悪性リンパ腫 ▶ P145
8. 炎症性腸疾患 ▶ P146
9. 急性虫垂炎 ▶ P148
10. 消化管憩室・憩室炎 ▶ P149
11. 腸閉塞（イレウス）▶ P150
12. 腸重積 ▶ P152
13. 消化管の軸捻転 ▶ P153
14. 消化管穿孔 ▶ P154
15. 腹膜炎，腹膜播種 ▶ P155
16. 鼠径ヘルニア，内ヘルニア ▶ P156

消化管画像のアプローチ

消化管の画像解剖

- 食道は漿膜を欠き線維性の外膜が存在するのみで，癌は容易に他臓器へ浸潤する．
- 胃の入り口を噴門（cardia），出口を幽門（pylorus）と呼ぶ．取扱い規約では胃を口側より胃底部，胃体部，幽門部の3つに分ける．
- 小腸には輪状ひだ（Kerckring ひだ）が存在し，空腸には多いが，回腸ではほとんどみられない．
- 大腸には輪状ひだはなく，ハウストラ（haustra）が存在する．

消化管独自の画像検査法

- 近年は内視鏡検査の発達によって施行される機会は減っているが，検診や手術前などに消化管の造影検査が行われている．

1. 消化管造影検査

- 食道，胃などの消化管検査にはバリウムなどの経口造影剤を服用後，テレビモニターで透視下に観察するとともに，X線写真を撮影して病変を診断する．

a. 上部消化管検査（図1, 2）

- 食道から十二指腸までの一連の消化管の検査を行う．一般に充盈法，二重造影法，圧迫法がある．特に二重造影法は白壁，市川，熊倉らにより日本で開発された方法で，今日の画像診断の礎となっている．

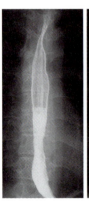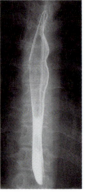

図1 食道造影
バリウムを服用しながら，透視下に食道が拡張したタイミングで撮影する．

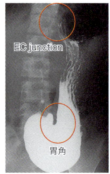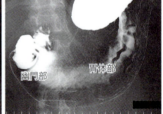

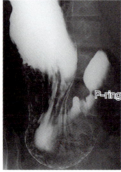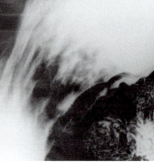

図2 上部消化管検査
立位充盈像（a）で胃角は明らかとなる．食道と胃の境界を EC junction（食道-噴門境界）と呼ぶ．仰臥位二重造影像（b）では胃体部の粘膜が明らかである．腹臥位二重造影像（c）は前壁の粘膜の描出に優れる．圧迫像（d）では粘膜ひだの状態が明らかである．

a. 立位充盈像　　b. 仰臥位二重造影像

c. 腹臥位二重造影像　　d. 圧迫像

1) 充盈法（図2a）
- バリウムを飲んだ状態で立位にて胃の正面像を撮影したもの．胃の輪郭形態により病変の異常をみつける．

2) 二重造影法（図2b, c）
- 胃の粘膜にバリウムを薄く付着させ，粘膜面の微細な異常をみつける撮影法．バリウム服用後，発泡剤で胃を膨らませたあとにさまざまな体位で撮影する．

3) 圧迫法（図2d）
- 圧迫筒を用いて胃や十二指腸を直接圧迫し，バリウムをはじくことで胃体部から前庭部，十二指腸球部の病変を描出する．

b. 大腸検査（注腸検査）（図3）

- 前処置後，大腸にバリウムを注入してX線写真を撮影する方法．肛門からバリウムを注入後空気を注入して大腸を膨らませる．体位を変えてバリウムを腸壁全体に行き渡らせ，さまざまな体位で撮影する．

2. CT colonography（図4）

- 大腸をガスの注入によって拡張させ，マルチスライスCT装置を用いて撮影し，三次元処理をすることで，大腸内視鏡に類似した仮想内視鏡像を得る方法．

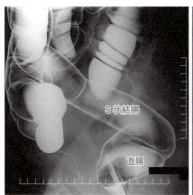
a. 骨盤部（直腸からS状結腸が正面視）

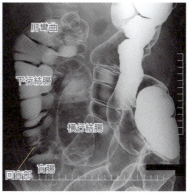
b. 上腹部（上行結腸から肝彎曲，横行結腸が正面視）

図3 注腸造影
直腸にバリウムを注入後，体位を変えながら，空気でバリウムを口側へ送り込み，粘膜面にバリウムの薄層をつくって粘膜面の病変を診断する．十分に腸管を膨らませて，バリウムをほかの腸管へ流し込まないと病変の診断は困難である．

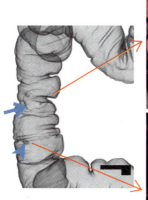
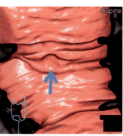
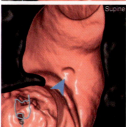

図4 CT colonography
大腸癌および大腸ポリープ，71歳男性．仮想注腸像で上行結腸に直径10 mm大の隆起性病変（大腸癌）を認める（→）．ポリープもみられる（▶）．仮想内視鏡像では，RS近傍，S状結腸，横行結腸などに小ポリープを認め，上行結腸に憩室を認める．そのほか，粗大病変は認めない．

- 内視鏡検査と比較して，苦痛が少なく，隆起性病変に対しては高い診断能を得ることができる．
- ただし，病変の色や硬さの情報が得られないため平坦な病変は検出しにくい．

腹腔の画像解剖

- 臓側腹膜は内臓の表面を覆い，壁側腹膜は腹壁の内面を覆う．2枚の腹膜の間のスペースを腹腔という．肝臓は背側の無漿膜野（bare area）を除いて腹膜に覆われる（図5）．
- 胃は小網（肝胃間膜）によって肝臓と小彎で連続し，大彎側には大網を介して結腸と連続している．

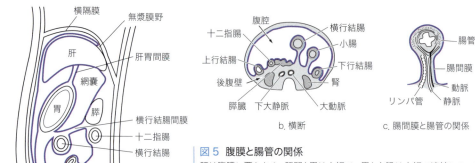

図5 腹膜と腸管の関係
肝は腹膜に覆われる．肝門と胃は小網で，胃と大腸は大網で連続している．
横行結腸は横行結腸間膜，小腸は小腸間膜で後腹膜と連続している．
（小谷正彦：診療画像解剖学テキスト．p.73，文光堂，2003 より改変）

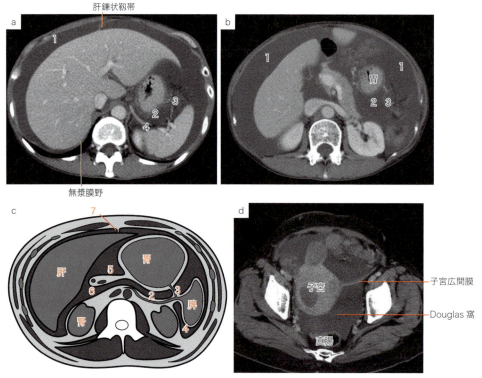

図6 腹水貯留患者でみられる腹腔
1：腹腔，2：網嚢腔，3：胃脾間膜，4：脾腎間膜，5：小網，6：肝十二指腸靱帯，7：肝鎌状靱帯
a：胃の背側の体腔は網嚢で，その入り口は肝十二指腸靱帯背側である．肝臓背側の無漿膜野（bare area）周囲には腹水は貯留しない．b, c：腹腔は肝臓の前面に位置し，網嚢腔は胃の後方に位置する空間で，肝十二指腸靱帯（小網）の背側に位置する網嚢孔を介して腹膜腔と連続している．d：Douglas窩は子宮（男性では膀胱）と直腸の間のスペース，腹腔で最も背側に位置する．子宮および腹腔内には多発性に腫瘤を認める．

- 腹水が貯留すると腹腔の構造が明らかとなる（図6）.
- 小腸や横行結腸は腸間膜を介して後腹膜と連続している.
- 十二指腸や，上行結腸・下行結腸は後腹膜腔に位置する.
- 腸間膜は2枚の腹膜が合わさった膜で，中に血管やリンパ管，リンパ節，脂肪を入れ，後腹膜腔と連続する.

急性腹症の鑑別

- 急性腹症とは，急性に発生した激しい腹痛を主な症状とするさまざまな病気の総称で，救急処置がなされるまでの仮の診断名でもある.
- 急性腹症の重要な原因疾患としては急性虫垂炎，憩室炎，イレウス，腸重積，胆石をはじめとした消化器の疾患や尿管結石が挙げられるが，1/3は原因不明である（図7）.
- 大動脈瘤破裂，子宮外妊娠，卵巣茎捻転，心筋梗塞なども急性腹症として発症することがある.
- これまでは急性腹症の診断において，まず腹部単純X線が撮られ，そのあとにUSが行われることが多かった．しかし，腹部単純X線の診断能は不十分であり，USも腹腔内全体の検索は困難なため，CTの有用性が注目されている.
- CTでは遊離ガス（free air）の有無，消化管のガス像，出血の有無，結石などに着目して鑑別する（図7）.
- CTの放射線被曝量は比較的大きく（表面線量でCT 10 mGy，腹部単純X線 0.9 mGy），小児や妊婦での適応は特に慎重であるべきである.

腹膜，腸間膜疾患の鑑別

- 腸間膜，腹膜の腫瘤は癌の播種が多いが（卵巣癌や胃癌など），それ以外にも腹膜偽粘液腫，GIST（gastrointestinal stromal tumor），デスモイド，中皮腫，腹膜原発漿液性乳頭状腺癌，リンパ腫やカルチノイド，脂肪織炎などがみられる（図8）.

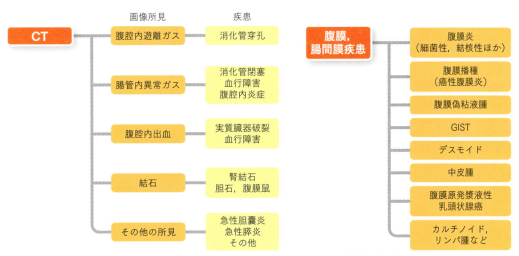

図7 急性腹症のCT診断のアプローチ

図8 腹膜疾患の鑑別

1 食道癌
esophageal carcinoma

POINT
- 進行癌は食道の不整な狭窄がみられるが早期の場合は X 線学的に診断困難
- 胸部下部，腹部食道癌は腹部のリンパ節にも転移する

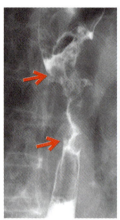
a. 二重造影第一斜位像

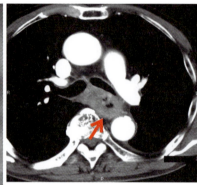
b. 造影 CT

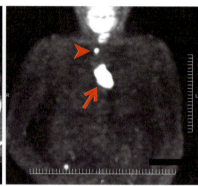
c. FDG-PET

図1 食道癌（らせん型），87歳男性
二重造影第一斜位像（a）では不整な輪郭の腫瘤像を認める（→）．口側，肛側ともに隆起の立ち上がりは急峻．造影 CT（b）では食道壁は腫瘤状に肥厚し，気管支や大動脈と接している（→）．FDG-PET（c）では腫瘤に一致した FDG の取り込みを認める（→）．また上縦隔のリンパ節にも強い取り込みを認め，転移が疑われる（▶）．

臨床と病理
- わが国では 90％以上は扁平上皮癌だが，欧米では腺癌が多い．
- 好発部位は中部および下部食道．主病巣以外に別の病巣が存在することがある（skip lesion）．
- 逆流性食道炎に伴う Barrett 食道（下部食道）には腺癌が発生する．
- 50 歳以降の男性に好発（男女比 5：1 以上）．
- リスクファクターとして飲酒や喫煙のほかに，食道アカラシアや Barrett 食道，腐食性食道炎など．

画像所見
- 早期の食道癌は食道造影では診断困難．内視鏡的ヨード撒布によって不染帯として診断可能．
- X 線学的に表在型，腫瘤型，鋸歯型，らせん型（図1a），漏斗型に分けられる．
- CT によって大動脈，気管や左房への浸潤，縦隔リンパ節転移の評価を行う（図1b）．
- FDG-PET はリンパ節転移の診断に有用（図1c）．
- 胸部下部，腹部食道癌では噴門や胃の小彎のリンパ節転移も多い．

2 食道アカラシア
esophageal achalasia

▶食道の拡張と下部食道の滑らかな狭窄
▶食道癌を合併することあり

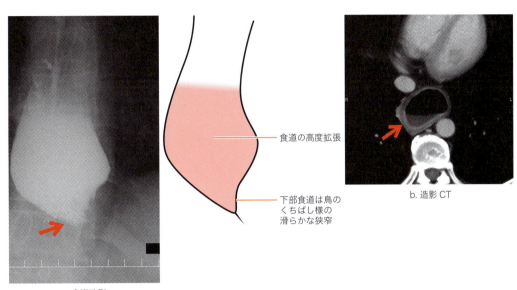

a. 食道造影

b. 造影 CT

図1 食道アカラシア，41歳男性
食道透視（a）では下部食道の先細り（→）と中〜上部食道の拡張像が認められる．造影 CT（b）では食道の拡張と壁肥厚を認め，食道には液体貯留がみられる（→）．

臨床と病理

- 食道平滑筋内の Auerbach 神経叢の変性により食道運動性が障害される機能的狭窄．
- 食道癌などの器質的狭窄とは異なり，液体でも嚥下困難を訴える．
- 食道は蠕動が欠如し，下部食道括約筋（lower esophageal sphincter；LES）の緊張も亢進するため，食道は著しく拡張する．
- 食道癌の発生率が上昇する．

画像所見

- 食道は高度に拡張し，下部食道に鳥のくちばし様の滑らかな高度狭窄が認められる（図1a）．
- CT では食道の拡張と平滑な壁肥厚を認める（図1b）．
- 胸部単純 X 線では空気の嚥下がないため，胃泡が消失する．

● Mallory–Weiss 症候群と Boerhaave 症候群

激しい悪心・嘔吐により大量の吐血をきたすことがある．食道胃粘膜接合部に縦走する粘膜裂傷によるものを Mallory–Weiss 症候群，食道壁全層の裂傷をきたしたものを Boerhaave 症候群（特発性食道破裂）という．後者では，縦隔や皮下に空気を認めることがある．

3 胃癌
gastric carcinoma

- IIc 型では輪郭の不整な浅いバリウムの溜まり（陰影斑）とその中に顆粒状陰影を認める
- 粘膜ひだの肥厚，融合，隆起などの所見は進行癌を示唆

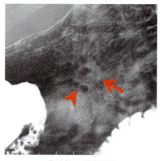

背臥位二重造影像

図1 早期胃癌（IIc），51歳男性
胃体中部後壁に陥凹部が輪郭の不整な浅いバリウムの溜まりとして描出されている（→）．陰影斑の中に大小不同な顆粒状陰影が認められる（▶）．

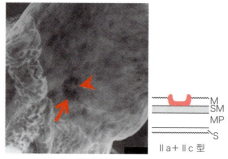

背臥位二重造影像　　　　IIa＋IIc 型

図2 早期胃癌（IIa＋IIc），65歳女性
胃体中部後壁に隆起に伴う透亮像（バリウムのはじき，→）と中心部の陥凹像（バリウムの溜まり，▶）が描出されている．

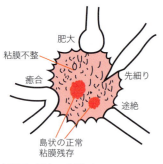

図3 胃癌の粘膜所見

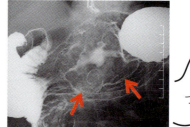

a. 背臥位二重造影像

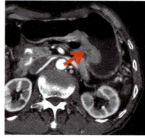

b. 造影 CT

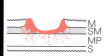

Borrmann 3 型

図4 進行胃癌 Borrmann 3 型，80歳男性
背臥位二重造影（a）では胃体中部後壁大彎寄りに陥凹を伴った辺縁の比較的明瞭な不整な隆起を認める（→）．頭側の隆起の範囲は不明瞭である．造影 CT（b）では胃体下部後壁に腫瘤型病変が認められる（→）．

臨床と病理

1. 早期胃癌
- 癌の浸潤が粘膜下層にとどまり固有筋層に及ばないもの．大きさやリンパ節転移の有無は問わない．
- 日本内視鏡学会（1962）による「早期胃癌の分類」が使われる．浅い陥凹を示すIIc（**図1**）とその複合型（IIc＋III型，IIa＋IIc型）（**図2**）が多い．

2. 進行胃癌
- 癌が固有筋層以上に浸潤したもの．肉眼型は Borrmann 分類が用いられる．

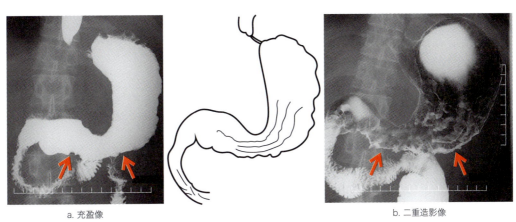

a. 充盈像　　b. 二重造影像　　c. 造影 CT

図5　進行胃癌 Borrmann 4 型（スキルス胃癌），27 歳男性
充盈像（a）では胃角は鈍化し，幽門部の伸展不良，大彎の硬化像を認める（→）．二重造影像（b）では胃体下部から幽門にかけて胃壁の伸展不良や硬化像，変形が認められる（→）．造影 CT（c）では胃壁の肥厚が著明である（→）．

- Borrmann 4 型は硬癌（スキルス）とも呼ばれる．癌がびまん性に浸潤し，肉眼的に明らかな隆起や陥凹がなく病巣の境界が不明瞭．

画像所見

- 二重造影像で粘膜の微細構造を評価（図 1, 2, 4a, 5b）．
- 隆起性病変はバリウムのはじき，陰影欠損，陥凹性病変はバリウムの溜まり（図 4）として描出される．
- 良性潰瘍は潰瘍底がスムーズだが，悪性潰瘍ではひだの途絶，癒合，棍棒状の肥大などを認める（図 3）．
- IIc 型早期胃癌は X 線の正面像では，輪郭の不整な浅いバリウムの溜まり（陰影斑）として描出され，中に大小不同な顆粒状陰影が認められる（図 1）．
- 進行癌は腫瘤の隆起が高く（2 cm 以上は悪性，3 cm 以上は進行癌の可能性が高い），潰瘍は深いものが多い（図 4）．
- 画像上，IIc の形態を呈しても，組織学的に進行癌のことがある．
- 固有筋層以上に浸潤すると粘膜ひだの肥厚，癒合，隆起，胃の変形などがみられる．
- スキルス胃癌の診断は内視鏡より消化管造影のほうが容易．胃壁の伸展不良，硬化像，変形を示し，立位でも仰臥位でも同じ胃形を示すことが多い（図 5）．
- 進行癌は CT でも腫瘤や壁肥厚として同定可能（図 4b, 5c）．リンパ節腫大を伴うことがある．

4 大腸癌
colon cancer

- 注腸造影での apple core sign
- 局所のみならず肝転移や肺転移も評価する

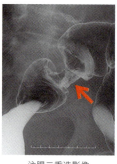
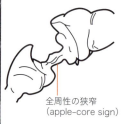

図1 S状結腸癌（進行癌2型），81歳男性
S状結腸に強い狭窄が認められ，"apple-core sign" を呈している（→）．

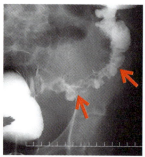
a. 注腸二重造影像

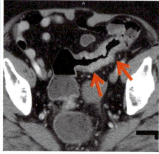
b. 造影CT

図2 S状結腸癌，55歳男性
注腸二重造影像（a）ではS状結腸にびまん性に不整な狭窄像が認められる（→）．造影CT（b）ではS状結腸のびまん性の壁肥厚を認める（→）．

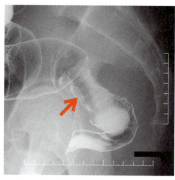
a. 注腸二重造影像

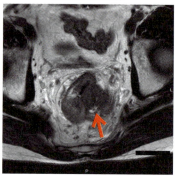
b. T2WI

図3 直腸癌（左側骨盤壁浸潤），51歳男性
注腸二重造影像（a）では直腸に不整な狭窄像を認める（→）．T2WI（b）では腫瘍は漿膜から周囲脂肪組織へ浸潤している（→）．

臨床と病理
- 大腸癌の発生経路としては，腺腫が癌化する adenoma-carcinoma sequence と，早期に直接癌化する de novo pathway が考えられている．
- 好発部位は結腸が多く（S状結腸＞上行結腸＞横行結腸），直腸は30％．
- 腺腫性ポリポーシス，潰瘍性大腸炎では大腸癌を合併しやすい．
- 早期癌では隆起型（特に有茎性）が最も多く，表面型は10〜20％．進行癌では2型が圧倒的に多い．
- 肝転移や肺転移があっても3か月以内であれば手術の適応になりうる．

画像所見
- 2型（限局潰瘍型）は，隆起の中に潰瘍を有し，注腸造影では全周性の狭窄（apple-core sign，図1）．
- CT，MRIでは限局性の腸管壁肥厚を認める（図2）．周囲の腸間膜にリンパ節腫大を伴うことがある．
- 直腸癌ではMRIで漿膜外，骨盤壁への浸潤を評価する（図3）．
- CTでは憩室炎との鑑別が問題となる（→ 149頁）．

5 消化管ポリープ
gastric polyp

POINT
- 胃は非腫瘍性（過形成性），大腸は腫瘍性（腺腫）が多い
- 1cm超，無茎性，表面に不規則な凹凸がある大腸ポリープでは悪性を疑う

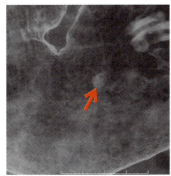
仰臥位二重造影像
図1　胃ポリープ，49歳女性
胃体下部にポリープによるバリウムのはじきを認める（→）．

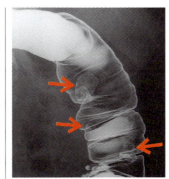
注腸二重造影像
図2　多発性大腸ポリープ，76歳男性
上行結腸に多発性にポリープを認める（→）．

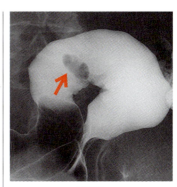
充盈像
図3　大腸ポリープ（悪性），76歳男性
隆起性病変がバリウムのはじきとして同定される（→）．

臨床と病理

1. 胃ポリープ
- 胃粘膜上皮の異常増殖に伴う胃内腔への隆起で，山田の分類で形状を記載する（図4）．
- 過形成性ポリープ，腺腫，過誤腫性ポリープ，胃底腺ポリープがある．
- 非腫瘍性の過形成性ポリープは最も高頻度で，癌化は少ない．
- 腺腫は異型上皮（ATP）とも呼ばれ，幽門腺領域に好発し，扁平で癌化することもある．

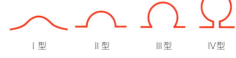
図4　胃隆起性病変の山田の分類

2. 大腸ポリープ
- 腫瘍性の腺腫が多い．1cmを超えるもの，無茎性，表面に不規則な凹凸がある場合は悪性の可能性が高い（図3）．
- 消化管ポリポーシスは消化管にポリープが多発する病態で，大腸以外の消化管にもみられ，他臓器病変も合併する．
- 組織学的には腺腫性（家族性大腸ポリポーシス，Gardner症候群，Turcot症候群）と過誤腫性（Peutz-Jeghers症候群，若年性ポリポーシス，Cronkhite-Canada症候群）に分けられる．

画像所見
- 充満（充盈）像や圧迫像では陰影欠損や透亮像，二重造影像ではバリウムの欠損像としてみられる（図1）．
- ポリポーシスでは多発性，びまん性に小隆起を認める（図2）．
- CT colographyでの診断能も高い（→135頁）．

6 消化管粘膜下腫瘍
submucosal tumor

POINT
- 消化管外に突出する腫瘤
- 隆起の上を粘膜ひだが乗り越える bridging fold が特徴的

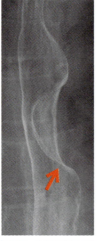

図1 食道粘膜下腫瘍（GIST），61歳女性
気管分岐部よりやや肛門側の食道左側に，立ち上がりのなだらかな隆起性病変を認める（→）．

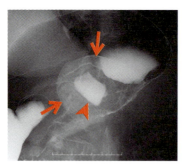

半立位二重造影像

図2 胃粘膜下腫瘍（GIST），76歳女性
半立位二重造影像では，胃体上部後壁，噴門直下に表面平滑な隆起性病変を認める（→）．腫瘤中央には深い潰瘍形成も認める（▶）．

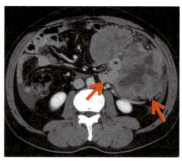

造影CT

図3 小腸GIST，47歳男性
腹腔内に腸間膜を主座とする巨大な腫瘤を認める（→）．

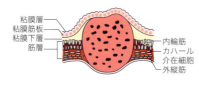

a. 壁内発育型　　b. 管内発育型　　c. 管外発育型

図4 粘膜下腫瘍の発育様式

臨床と病理
- 表面が正常粘膜に覆われ，立ち上がりの滑らかな腫瘤性病変．
- 肉眼的に壁内発育型，管内発育型，管外発育型に大別される（図4）．
- 食道では平滑筋腫の頻度が高い．
- 胃では非上皮性の粘膜下腫瘍はGISTが最も多い．そのほか，良性では平滑筋腫，神経鞘腫，悪性では悪性リンパ腫，平滑筋腫が多い．

1. GIST（gastrointestinal stromal tumor）
- カハール介在細胞由来と考えられている．
- 粘膜下腫瘍としては最も頻度が高く，胃＞小腸＞大腸＞食道の順に多い．
- 良性では一般に2cm未満が多く，表面平滑だが，肉腫では2cm以上で中心に潰瘍性変化を伴う頻度が高い．

2. 迷入膵（aberrant pancreas）
- 異所性膵組織で，2cm以下の扁平ないし半球状の隆起を呈する．
- 胃幽門洞に多くみられ，中心陥凹を伴う頻度が高い．

画像所見
- 消化管造影で，なだらかな隆起で（図1），その上を粘膜ひだが乗り越える bridging fold が特徴的．
- 病変の中央部には潰瘍形成による陥凹を認めることがある（図2）．
- CTでは壁外性の腫瘤が描出可能（図3）．

7 消化管悪性リンパ腫
gastrointestinal malignant lymphoma

POINT
- 胃のリンパ腫は多彩な所見を呈するが，壁の伸展性が保たれる
- 腫瘤内を血管が貫通することがある

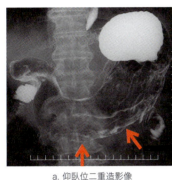

a. 仰臥位二重造影像　　b. 造影CT

図1　胃悪性リンパ腫，81歳男性
仰臥位二重造影像（a）では胃体部大彎側の粘膜は肥厚しているが，伸展性は保たれている（→）．造影CT（b）では胃体下部〜幽門にかけて胃壁は全周性に著明に肥厚している（→）．腹腔内に明らかなリンパ節腫大は認めない．画像所見はスキルス胃癌に類似するが（→141頁），比べると胃の伸展性は保たれている．

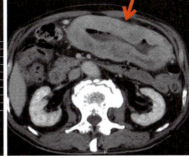

造影CT

図2　腸間膜濾胞性リンパ腫，78歳女性
上腸間膜動脈の左側の腸間膜内に内部均一な腫瘤を認める（→）．腫瘤内を血管が貫通している（▶）．

臨床と病理
- 悪性の粘膜下腫瘍のなかでは最も頻度が高く，胃＞小腸＞大腸の順に多い．原発性と全身性リンパ腫の部分症の場合がある．
- びまん性大細胞型B細胞リンパ腫が最も多い．
- 肉眼的に腫瘤形成型，潰瘍形成型，表層進展型，巨大皺襞型[†]に分けられる．
- 胃の表層進展型としてMALT[††]リンパ腫があり，*Helicobacter pylori* 感染との関連が示唆されている．
- 腸間膜リンパ節に発生することもある．

[†]：巨大皺襞の鑑別診断：急性胃炎（軟らかい），悪性リンパ腫，スキルス（硬い），Ménétrier病（低蛋白血症合併）．
[††]：MALT：mucosa-associated lymphoid tissue（粘膜関連リンパ組織）．

画像所見
- 胃では多彩な所見を呈し，胃癌と鑑別困難なことが多いが，胃癌より軟らかく伸展性が保たれている（図1）．
- CTではびまん性の壁肥厚がみられる．
- 腸間膜のリンパ腫では腫瘍内を血管が貫通することがある（図2）．

8 炎症性腸疾患
inflammatory bowel disease (IBD)

- 潰瘍性大腸炎は大腸に連続性にみられる
- Crohn 病と結核は回盲部にみられ，非連続性

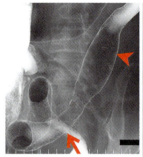

注腸二重造影像

図1 潰瘍性大腸炎，48歳女性

下行結腸から直腸はハウストラが消失し，鉛管状腸管の所見である（lead-pipe appearance，→）．粘膜面には pseudopolyposis と思われる多発ポリープも認める（▶）．

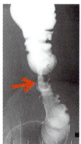
a. 注腸造影像

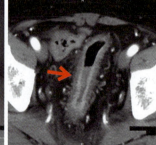
b. 造影 CT

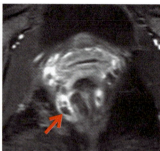
c. 造影 MRI

図2 Crohn 病

a：51歳男性．下行結腸に管腔の変形と狭小化を認める（→）．b：64歳男性．S 状結腸の壁肥厚（→），腸間膜血管の拡張を認める．c：28歳女性，直腸周囲〜肛門部膿瘍．肛門周囲に不整なリング状に増強される膿瘍腔を認め（→），痔瘻と考えられる．

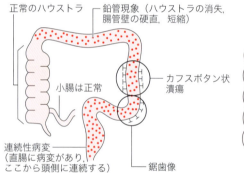

a. 潰瘍性大腸炎

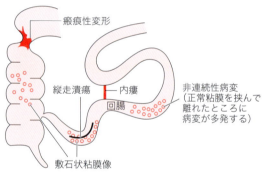

b. Crohn 病

図3 潰瘍性大腸炎と Crohn 病の消化管造影所見

表 炎症性腸疾患および腸結核の鑑別診断

	潰瘍性大腸炎	Crohn 病	腸結核
好発部位	大腸（小腸にはみられない）	回盲部に多い	回盲，上行結腸
分布	連続性	非連続性（skip lesion）	非連続性（skip lesion）
X線所見	多発性微小潰瘍 鉛管状腸管，pseudopolyposis	縦走潰瘍 敷石状粘膜，内瘻形成	帯状潰瘍 瘢痕による腸管変形（瘢痕萎縮帯）
腸管合併症	長期罹患例では癌化 中毒性巨大結腸症	肛門病変（痔瘻，肛門膿瘍） 内瘻や腹腔膿瘍	腸閉塞

臨床と病理

- 潰瘍性大腸炎と Crohn 病はともに原因不明の非特異的炎症性の疾患で，炎症性腸疾患（IBD）と総称される．腸結核と合わせ臨床的に鑑別が問題となる（表）．
- 日本人の有病率は白人より低いが，徐々に増加している．潰瘍性大腸炎は Crohn 病の約10倍の頻度．

1. 潰瘍性大腸炎
- 直腸から口側結腸へびまん性，連続性に広がる．小腸には発生しないが，回腸終末部に病変が及ぶこともある．
- 大量出血，中毒性巨大結腸症，および長期例における癌化が3大合併症．
- 浮腫状になった粘膜が盛り上がってポリープ状になることがある（pseudopolyposis）．

2. Crohn病
- 回腸末端部に好発し，口腔から肛門まであらゆる消化管にみられる．
- 病変部の間に正常部分を残す非連続性病変（skip lesion）を示す．
- 小腸間あるいは小腸・結腸間の内瘻形成が高率に認められ，腹腔内膿瘍を形成．

3. 腸結核
- 回盲部〜右側結腸に好発するので，Crohn病との鑑別が最も問題となる．肺結核に続発する続発性腸結核が多い．

> **画像所見**

1. 潰瘍性大腸炎
- 直腸から頭側へ伸びる連続性粘膜病変．
- 急性期には鋸歯状，カフスボタン状の潰瘍が多発し，ハウストラが消失して鉛管状（lead-pipe appearance）といわれる硬化短縮した腸管となる（図1, 3）．
- 荒廃した粘膜面には炎症性ポリープが多発する（pseudopolyposis）．

2. Crohn病
- 口腔から直腸まで非連続性にどこでも起こるが（skip lesion），遠位回腸〜回盲部に好発．
- 腸間膜付着側の縦走潰瘍や敷石状の粘膜（cobblestone appearance）が特徴的．
- 潰瘍性大腸炎に比べて病変は深く，瘻孔を合併することが多い（図2c）．

3. 腸結核
- 急性期には横走する浅い帯状潰瘍が特徴的．慢性期には，瘢痕による腸管の変形（瘢痕萎縮帯），短縮が強い．

> ●中毒性巨大結腸症（toxic megacolon）
> 重症例に発症する麻痺性のイレウスの1つ．横行結腸を中心として結腸が著しく拡張し（＞6 cm），全身の中毒症状が加わった状態．30％以上の例で，穿孔を伴い緊急手術の適応となる．

> **くらべてみよう**

> **虚血性腸炎（ischemic enteritis）**
> - 動脈硬化などによる腸間膜動脈の血流障害による虚血性変化で，下行結腸に多い．
> - CTでは腸管の浮腫，上腸間膜動脈内の血栓がみられる．注腸造影では浮腫に伴うthumb printingを認める．
> - 瘢痕化すると管状の狭窄（tubular narrowing）や嚢状膨隆（sacculation）がみられる．
>
> 症例：虚血性腸炎，48歳女性．下行結腸からS状結腸に全周性の壁肥厚と浮腫状の造影効果を認める（→）．腸間膜の血管には閉塞は認めない．

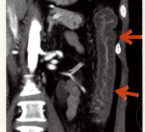

造影CT MPR 冠状断像

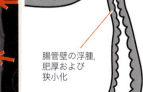

腸管壁の浮腫，肥厚および狭小化

9 急性虫垂炎
acute appendicitis

- 成人ではCT，小児ではUSが第一選択
- 腫大した虫垂，膿瘍合併を診断
- 虫垂が右下腹部とは限らない

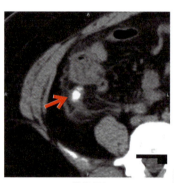

単純CT

図1 急性虫垂炎，37歳女性
虫垂壁の肥厚がみられ，周囲脂肪組織の濃度も上昇（→）．虫垂には粘膜の増強効果を認め，虫垂根部には糞石がみられる．

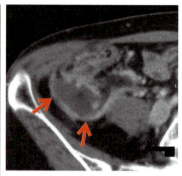

造影CT

図2 虫垂炎に合併した回盲部周囲膿瘍，67歳女性
右回盲部に周囲に肥厚した隔壁を伴った液体貯留を認める（→）．虫垂の同定は困難．

臨床と病理
- 糞石などによる虫垂の内腔の閉塞，狭窄とそれに伴う腸内細菌の感染により発症．
- カタル性，化膿性（蜂窩織炎性），壊疽性虫垂炎の順に進行する．
- 虫垂が後腹膜に回り込んでいると腹膜刺激症状に乏しく，理学的所見による診断が困難．
- 鑑別疾患は，憩室炎，Crohn病，虫垂粘液腫，腹膜垂炎，内ヘルニア，卵巣囊腫茎捻転，小児では腸間膜リンパ節炎など．
- 乳幼児や高齢者では穿孔することがある．

画像所見
- CTはUSに比べて，腹腔内をくまなく検索可能．
- CT所見として以下のものが挙げられる．
  - 虫垂の腫大（径6 mm以上），壁肥厚や強い染まり（図1）
  - 虫垂周囲の脂肪組織の毛羽立ち（図1）
  - 虫垂結石（図1）
  - 虫垂周囲およびDouglas窩の膿瘍形成（図2）
- USでは腫大した虫垂や虫垂結石が同定される（図3）．
- 小児ではUSが第一選択で，診断困難例にCTを行う．

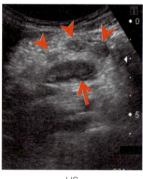

US

図3 急性虫垂炎，14歳女性
虫垂が腫大し（→），周囲は高エコーで脂肪織炎を伴っていると考えられ，周囲リンパ節も腫大している（▶）．

10 消化管憩室・憩室炎
diverticulum/diverticulululitis of gastrointestinal tract

▶ 憩室炎を起こすと結腸壁肥厚および索状の脂肪組織濃度上昇あり

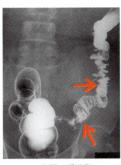
a. 注腸二重造影

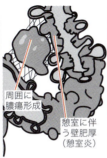

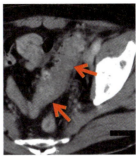
b. 造影 CT

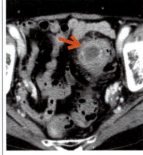
造影 CT

図1 大腸憩室症，60歳男性
注腸二重造影（a）では下行結腸からS状結腸にかけて憩室ならびに伸展不良がみられる（→）．上行結腸にも多数の憩室を認める．造影CT（b）ではS状結腸の著明な肥厚を認め，憩室も多発している（→）．

図2 S状結腸憩室炎および膿瘍合併，74歳女性
S状結腸に憩室を多数認め，壁が肥厚し，周囲にリング状に増強される囊胞性病変を認め（→），憩室炎に伴う膿瘍形成が疑われる．

臨床と病理
- 消化管壁の一部が限局性に膨隆した状態．大腸，十二指腸に多い．
- Zenker 憩室は咽頭食道接合部の後壁において輪状咽頭筋の間隙に発生する圧出性憩室．
- 十二指腸憩室は下行部〜水平部に多く，まれに Vater 乳頭や胆管，膵管を圧迫して閉塞性黄疸の原因となる（Lemmel 症候群）．
- 結腸の憩室はわが国では盲腸〜上行結腸に好発（右側型），欧米では大部分がS状結腸に発生（左側型）．
- 憩室自体は無症状だが，便が詰まって細菌が繁殖したり（憩室炎），出血，腸重積の原因になることもある．

画像所見
- 消化管造影やCTで診断は容易（図1）．
- 憩室炎を起こすと，CTにて結腸壁肥厚や腫瘤影および索状の脂肪組織濃度上昇がみられる．穿孔や膿瘍形成を合併することあり（図2）．

くらべてみよう

Meckel 憩室（Meckel diverticulum）

- 回腸遠位部に存在する胎生期の卵黄腸管（臍腸管）の腸管側付着部が遺残した真性憩室．
- 合併症として①憩室炎（虫垂炎類似の症状），②腸重積（憩室が先進部となる），③消化性潰瘍（異所性胃粘膜からの出血）がある．
- 異所性胃粘膜の診断には，$^{99m}TcO_4^-$ による Meckel シンチグラフィが有用．

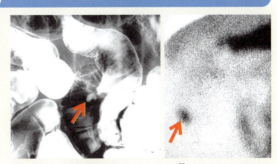
a. 小腸二重造影像　　b. $^{99m}TcO_4^-$ シンチグラフィ

症例　Meckel 憩室，44歳男性．小腸二重造影像（a）では，回腸から突出する憩室を認める（→）．$^{99m}TcO_4^-$ シンチグラフィ（b）では下腹部正中に集積が認められる（→）．

11 腸閉塞（イレウス）
bowel obstruction, ileus

POINT
- ▶ CTによって閉塞部位および原因を検索する
- ▶ 壁内ガスや門脈ガス，腸管の造影不良，腸間膜の不鮮明化をみたら絞扼を疑う

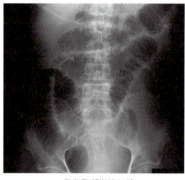
a. 臥位腹部単純X線

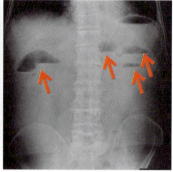
b. 立位腹部単純X線

図1 イレウス，68歳男性
臥位（a）では，Kerckringひだを伴った拡張した小腸ガスを認める．立位（b）では，水平液面形成を認める（stepladder sign，→）．

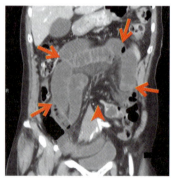
造影CT冠状断像

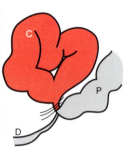

図2 closed loop obstruction，59歳男性
腸管の閉塞によってそれより口側の腸管が限局性に拡張し（→），腸液の貯留，腸間膜のうっ血がみられる．閉塞部（▶）に向かって扇状に収束するうっ血を伴った腸間膜を認める．
P：近位拡張腸管，C：closed loop，D：遠位虚脱腸管

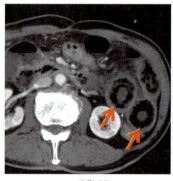
a. 造影CT

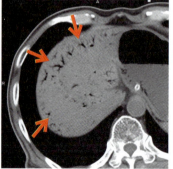
b. 単純CT

図3 絞扼性イレウスに伴う小腸壊死および腸管壁内ガス，76歳男性
造影CT（a）では小腸壁内にガスを認め（→），腸管壁の増強効果も不良．小腸壊死が疑われる．単純CT（b）では門脈内にもガスを認める（→）．

臨床と病理

- さまざまな原因によって腸管が通過障害を起こした病態．器質的な閉塞機転がある場合（機械的イレウス）が大部分だが，機能的原因による場合もある（麻痺性イレウス）．
- 機械的イレウスの原因で頻度の高いものは，術後瘢痕，腹腔内炎症などに起因する癒着，内・外ヘルニア（→156頁），腫瘍などによる壁外からの圧迫，腸管内異物，腸重積，軸捻など．
- 機械的イレウスで腸管の血行障害があるものを絞扼性イレウスといい，重篤で緊急手術の適応である．
- 絞扼性イレウスでは2か所以上で腸管が狭窄，閉塞して closed loop を形成していることが多い（図3）．
- 麻痺性イレウスは主に開腹術後，消化管穿孔，腹膜炎などによる汎発性と，急性膵炎などで炎症局所にのみ認められる限局性がある．
- 腸管異物（食餌，入れ歯，腸石，外来異物），胃石や腸石，宿便でイレウスを発症することもある．

画像所見

- 腹部単純X線では，小腸内のガス像（図1a）や立位での水平液面形成（stepladder sign）を認めるが（図1b），感度，特異度が低く，CTが有用．
- CTでは閉塞部位より口側の腸管の拡張，腸液の貯留を認め（図2），早期に閉塞部位，原因，虚血の有無を診断可能．
- CT上で腸管壁内ガス・門脈内ガスを認め，単純CTで高吸収の腸管壁および造影CTでの腸管の造影効果減弱～欠如あるいは遅延濃染，腸間膜の不鮮明化などがみられたら絞扼性イレウスを疑う（図3）．
- 麻痺性イレウスでは，炎症の部位の腸管ループの拡張を認める（sentinel loop sign）．汎発性では，小腸から結腸まで同程度に拡張する．

12 腸重積
intussusception

▶カニの爪状陰影欠損（注腸造影），pseudokidney sign（US），target sign（CT）が特徴的

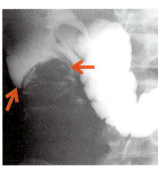
a. 注腸造影

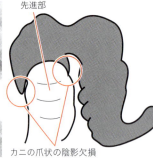

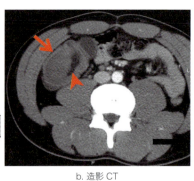
b. 造影 CT

図 1　腸重積，17 歳男性
注腸造影（**a**）では横行結腸にいわゆるカニの爪状陰影欠損がみられる（→）．造影 CT（**b**）では浮腫性に肥厚した腸管（→），陥入腸管の腸間膜脂肪組織の低吸収（▶）が認められる．

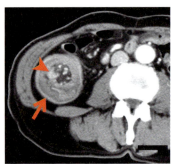
a. 造影 CT

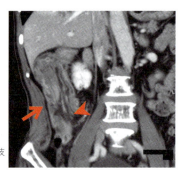
b. 造影 CT MPR 冠状断像

図 2　腸重積，85 歳男性
造影 CT（**a**）では浮腫性に肥厚した上行結腸，陥入腸管の腸間膜脂肪組織の低吸収が，同心円状に認められる（target sign，→）．先進部には強く増強される腫瘍を認める（▶）．MPR 冠状断像（**b**）では上行結腸内（→）に腸間膜を伴った腸管が入り込んでいる（▶）ことが明らかである．

臨床と病理
- 近位腸管が遠位腸管の中に入り込んで嵌頓，閉塞，血行障害をきたし，閉塞性のイレウスを起こす病態．
- 小児では明らかな原因なしに起こる場合もあるが，成人では通常器質的病変がみられる．
- 器質的原因としては，小児では Meckel 憩室が多く，成人では腫瘍が多い．

画像所見
- 注腸造影では，カニの爪状の陰影欠損（先進部が欠損像を呈する）を認める（図1）．
- US では重積部において周辺の浮腫性に肥厚した腸管壁が低エコー，中央部の腸管や腸間膜が高エコーを呈し，あたかも腎のように見える（pseudokidney sign）．
- CT では浮腫により肥厚した腸管，陥入腸管の腸間膜脂肪組織の低吸収域が，同心円状を呈する（target sign，図2）．

13 消化管の軸捻転
volvulus of the gastrointestinal tract

POINT
- 中腸軸捻転：whirl sign
- S状結腸軸捻転：coffee bean sign

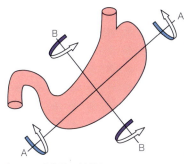

図1 消化管の軸捻転
軸捻転には臓器軸で回転する臓器軸性（A）と間膜を軸とする間膜軸性（B）があり，間膜軸性は間膜内を通る血管を軸に捻転するために，血行障害が起こりやすい．

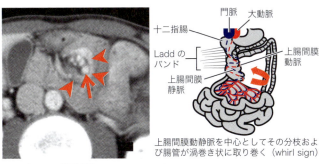

造影CT

図2 食道癌術後にみられた中腸軸捻転，52歳男性
上腸間膜動静脈（→）を中心としてその分枝および腸管（▶）が渦巻き状に取り巻いており，いわゆる"whirl sign"を認める．

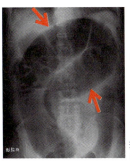

a. 臥位腹部単純X線

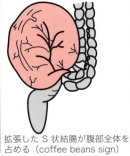

拡張したS状結腸が腹部全体を占める（coffee beans sign）

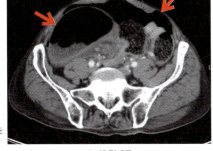

b. 造影CT

図3 S状結腸軸捻転，80歳女性
臥位腹部単純X線（a）では拡張したS状結腸が腹部全体を占め，いわゆる"coffee bean sign"がみられる（→）．造影CT（b）では腹腔前方に著明に拡張したS状結腸を認める（→）．

臨床と病理

- 捻転には臓器軸性と間膜軸性があり（図1），間膜軸性は間膜およびその中を通る血管を軸に捻転するために，血行が障害されやすく絞扼性イレウスとなる．
- 小腸・盲腸・S状結腸に多く，癒着・腸回転異常，長い腸間膜が誘因となる．
- 胃軸捻転は新生児や乳児と40歳以降の二峰性にみられ，臓器軸性が多く，急性発症することが多い．
- 中腸（十二指腸から横行結腸）軸捻転は生後1年以内の発症が多いが，成人の場合は術後に多い（図2）．
- S状結腸軸捻転はS状結腸が腸間膜を軸として捻転するもので，高齢者に多く，常習性便秘によるS状結腸過長症などが素因となる（図3）．

画像所見

- 臓器軸性胃捻転は横隔膜の異常を伴うため，横隔膜上にみられ，間膜軸性では横隔膜下にみられる．
- 中腸軸捻転では，上腸間膜動静脈の位置の逆転や，回転とともに腸管や腸間膜がこれらの血管周囲を取り巻く，whirl sign（渦巻きサイン）を認める（図1）．
- S状結腸軸捻転は，拡張したS状結腸が腹腔全体を占める（腹部単純X線のcoffee bean sign，図2）．

14 消化管穿孔
perforation of gastrointestinal tract

▶ 肺野条件の CT では容易に free air を検出可能
▶ 立位の胸部単純 X 線で横隔膜下に free air を認めることあり

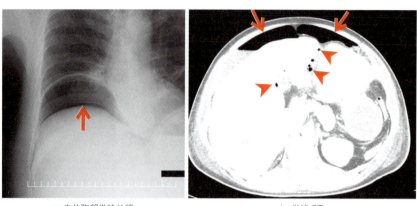

a. 立位胸部単純 X 線 b. 単純 CT

図 1 消化管穿孔に伴う free air, 55 歳男性
立位胸部単純 X 線（a）では右横隔膜と肝の間にガス像が認められる（→）．単純 CT（b）では腹壁直下に free air（→）が認められる．多発肝転移もみられる．肝門部，肝表にかけても free air を認める（▶）．

臨床と病理

- 原因としては，虫垂炎，次いで消化性潰瘍（特に十二指腸潰瘍）が多いが，このほか虚血性腸炎，胆嚢炎，腫瘍なども原因となる．
- 穿孔により消化管内容物が腹腔内に漏出し，腹膜炎を発症．
- 原則として緊急手術の適応だが，微量の場合は保存的治療が行われることもある．

画像所見

- 腹腔内の遊離ガス像（free air）がみられる．
- 横隔膜下ガス像は，腹部単純 X 線よりも立位の胸部単純 X 線で明瞭に描出される（図 1a）．
- 単純 X 線で遊離ガス像を証明できない場合でも，肺野条件の CT では微量の遊離ガス像を診断可能（図 1b）．
- 遊離ガス像は，腹壁直下や肝前面，間膜内の泡状ガス像として認められる．

15 腹膜炎, 腹膜播種
peritonitis and peritoneal dissemination

▶ 腹膜播種では著明な腹水, 腹膜の肥厚および大網ケーキを認める

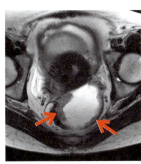

a. T2WI　　b. DWI

図1　卵巣癌に伴う癌性腹膜炎（腹膜播種），54歳女性
T2WI（a）では Douglas 窩の腹水貯留と壁側腹膜の著明な肥厚を認め，播種性の腫瘤が疑われる（→）. DWI（b）では播種巣は高信号を呈している（→）.

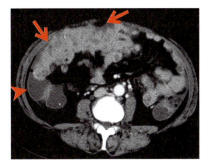

造影 CT

図2　卵巣癌腹膜播種，61歳女性
大網は大きな腫瘤を形成し，大網ケーキ（omental cake）の状態である（→）. 壁側腹膜も濃染されている（▶）.

臨床と病理

- 急性腹膜炎は，腹腔内臓器の穿孔や手術後の吻合部漏出により，腹膜が細菌感染することで発症. 慢性腹膜炎は結核性や腫瘍に伴う癌性腹膜炎が多い. 女性では骨盤内感染症によることもある.
- 放置しておくと，膿瘍形成や瘢痕癒着をきたして腸管を閉塞することがある.
- 癌性腹膜炎の原発巣としては卵巣癌, 胃癌, 結腸癌が多い.

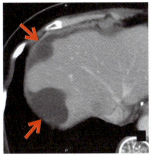

造影 CT

図3　卵巣の粘液性嚢胞腺腫由来の腹膜偽粘液腫，49歳女性
右の上腹部，肝臓周囲に肝辺縁の波状彎入像（scalloping）を伴った低吸収域を認める（→）.

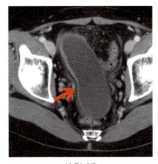

造影 CT

図4　虫垂の粘液性嚢胞腺腫，49歳男性
虫垂が著明に腫大し，内腔に液体貯留を認める（→）. 粘液性嚢胞腺腫が破裂した状態が腹膜偽粘液腫である.

- 腹腔内に広範囲にゼラチン様物質が貯留した状態を腹膜偽粘液腫（図3）と呼び，虫垂および卵巣の粘液性嚢胞腺腫（図4）・癌が穿孔したものである.

画像所見

- CT では腹膜の肥厚を伴う腹水（図1），腸間膜や大網脂肪織の不整な濃度の上昇がみられる.
- 膿瘍を形成すると，辺縁に増強効果を伴った低吸収域として認められる. air を認めることもある.
- 癌性腹水の場合は腹水の濃度が比較的高く，不均一で，壁在結節を認めることも多い. 腸管は浮遊せず，大網は一塊となって腫瘤を形成することもある〔大網ケーキ（omental cake），図2〕.
- 腹膜播種の診断には FDG–PET や DWI も有用である（図1）.
- 腹膜偽粘液腫では CT 値の高い腹水で被包化され，肝表に波状彎入像（scalloping）がみられる（図3）.

16 鼠径ヘルニア，内ヘルニア
inguinal hernia and internal hernia

- ヘルニア嚢と鼠径靱帯，恥骨筋，血管系の関係を評価
- 閉鎖孔ヘルニアは臨床的に見逃されやすい

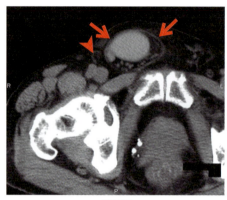

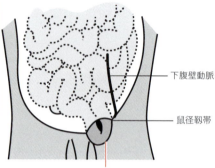

内鼠径ヘルニアは下腹壁動脈の内側に位置し，鼠径靱帯の前を通って鼠径部に脱出する

単純 CT

図1 右内鼠径ヘルニア，80歳男性
恥骨前方の皮下にヘルニアを認める（→）．腸管内容物は軽度高吸収を呈している．ヘルニア嚢は下腹壁動脈の内側に位置する（▶）．

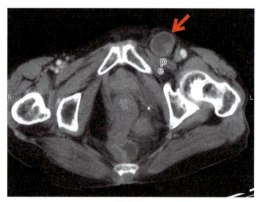

造影 CT

図2 左大腿ヘルニア，72歳女性
恥骨筋の前方に嵌頓した腸管を認める（→）（p：恥骨筋，e：外閉鎖筋）．

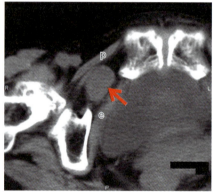

単純 CT

図3 閉鎖孔ヘルニア，80歳女性
外閉鎖筋と恥骨筋の間に嵌頓した腸管を認める（→）（p：恥骨筋，e：外閉鎖筋）．

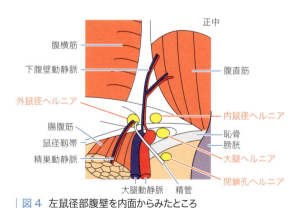

図4 左鼠径部腹壁を内面からみたところ

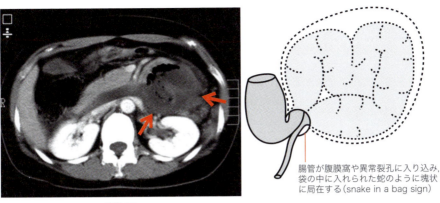

造影 CT

図5 左傍十二指腸ヘルニア，44歳女性
左上腹部に限局・拡張した腸管ループを認め（→），袋の中に入れられた蛇のように塊状に局在する（snake in a bag sign）．

表　鼠径部のヘルニアの鑑別

	好発者	ヘルニア門の位置	血管との関係
外鼠径ヘルニア	男児	鼠径靱帯の前頭側	下腹壁動脈の外側
内鼠径ヘルニア	高齢男性	鼠径靱帯の前頭側	下腹壁動脈の内側
大腿ヘルニア	高齢女性	鼠径靱帯の後足側，恥骨筋の前方	大腿静脈に流入する大伏在静脈の内側
閉鎖孔ヘルニア	高齢女性	恥骨筋と外閉鎖筋の間	―

臨床と病理

- 外ヘルニアは腹腔内の臓器が腹膜に覆われたまま，腹腔外に脱出したもの．腸管が嵌頓して，絞扼性イレウスをきたすことがある．
- 鼠径部には外鼠径ヘルニア，内鼠径ヘルニアのほか，大腿ヘルニア，閉鎖孔ヘルニアがみられる（表，図4）．
- 内ヘルニアは腹膜臓器が腹腔内の陥凹部（腹膜筒）や腸間膜などの欠損部（異常裂孔）に入り込んだ状態で，傍十二指腸ヘルニアが最も多い．

画像所見

- 鼠径ヘルニアは鼠径靱帯の前頭側にみられる．外鼠径ヘルニアは下腹壁動脈より外側のヘルニア門より鼠径管を通って脱出し，内鼠径ヘルニアは下腹壁動脈の内側より直接脱出する（図1）．
- 大腿ヘルニアは鼠径靱帯の後から大腿輪を通って脱出し，恥骨筋の前方に（図2），閉鎖孔ヘルニアは閉鎖孔から恥骨筋と外閉鎖筋の間にみられる（図3）．
- 閉鎖孔ヘルニアは嵌頓することが多いが，身体所見からは診断困難．
- 内ヘルニアは拡張した腸管が特定の部位に袋の中に蛇を入れたように塊状に局在する（snake in a bag sign，図5）．

第6章 肝胆膵

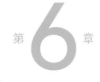

肝画像のアプローチ ▶P160

1. 肝癌 ▶P163
2. 転移性肝腫瘍 ▶P166
3. 肝内胆管細胞癌 ▶P167
4. 肝血管腫 ▶P168
5. 限局性結節性過形成 ▶P169
6. 肝嚢胞 ▶P170
7. 肝膿瘍 ▶P171
8. 脂肪肝 ▶P172
9. 急性肝炎，慢性肝炎，肝硬変 ▶P173

胆道系画像のアプローチ ▶P175

10. 胆道結石 ▶P176
11. 急性胆嚢炎・慢性胆嚢炎 ▶P178
12. 胆嚢腺筋腫症 ▶P179
13. 胆嚢癌 ▶P180
14. 急性胆管炎・慢性胆管炎 ▶P181
15. 肝門部および肝外胆管癌 ▶P182
16. 総胆管嚢腫（先天性胆道拡張症），Caroli 病 ▶P183

膵画像のアプローチ ▶P184

17. 膵癌 ▶P186
18. 膵神経内分泌腫瘍 ▶P188
19. 漿液性嚢胞腺腫，粘液性嚢胞腺腫 ▶P189
20. 粘液産生膵腫瘍（膵管内乳頭腫）▶P190
21. 急性膵炎・慢性膵炎 ▶P191

肝画像のアプローチ

画像解剖（図1）

- **肝臓の亜区域**は，フランスの外科医である Couinaud によって肝下面（内臓面）から尾状葉を中心に反時計回りに S1 から S8 まで命名されている．
- 肝区域は肝静脈で区分され，中央を門脈が通る．左肝静脈が S2 と S3，中肝静脈が S4 と S5/8，右肝静脈が S5/8 と S6/7 を分ける（図2）．

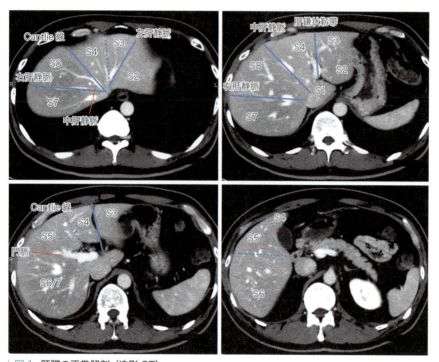

図1 肝臓の正常解剖（造影 CT）

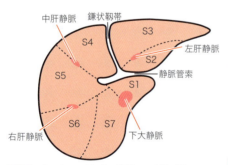

図2 Couinaud による肝臓の区域解剖
肝臓を下面からみて半時計回りに亜区域に分けている．

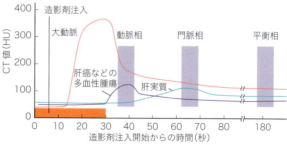

図3 動脈と肝実質の造影効果の CT 値の変化（time-density curve）
造影剤を静脈から 30 秒で注入した場合，動脈の CT 値は急激に上昇し，約 35 秒後にピークとなる．肝実質の CT 値は遅れて上昇し，70〜80 秒後頃でピークとなる．動脈相は動脈の造影効果が最も高いタイミングで，門脈相は肝実質の造影効果の最も高いタイミングで撮像する．

肝のダイナミックCT

- 造影することで小さな腫瘍の検出，鑑別が可能となる．
- ダイナミックCT とは，造影剤を急速静注後，繰り返し撮影することにより病変の血行動態をみる方法．
- 100〜150 mL の造影剤を 30 秒程度（3〜5 mL/秒の注入速度）で投与後，経時的に撮像する（図3）．
  - 動脈相（投与後 30〜40 秒前後）：造影剤が主に動脈内に存在．
  - 門脈相（投与後 60〜70 秒前後）：肝実質が最も強く造影される．
  - 平衡相（投与後 200 秒前後）：血管内と細胞外液中の造影剤濃度が平衡状態となりコントラスト低下．

肝のMRI

- 血管腫や囊胞などの良性病変は T2WI で著明な高信号，通常の充実性の腫瘍は軽度高信号を呈するが，両者の間にオーバーラップも存在する．
- ガドリニウム系造影剤である EOB・プリモビスト は Gd–DTPA を基本骨格として，側鎖には脂溶性のエトキシベンジル基（EOB）が導入されている（図4）．
- 静注早期にはヨードの造影剤と同様に血管内から細胞外液腔に存在するが，静注後 15〜20 分で 50％ が肝実質に取り込まれて肝臓は濃染され（図5），胆道に排泄される．
- EOB・プリモビストを用いたダイナミック MRI では，最初は通常のダイナミック CT や MRI と同様に血流情報を得たのちに，15〜20 分後に肝実質相を撮像する（図5）．
- EOB・プリモビストは腫瘍の存在診断において，現時点で最も感度の高い画像診断法である．これは多くの

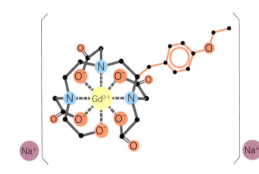

図4 EOB・プリモビスト（Gd-EOB-DTPA）
Gd–DTPA に脂溶性の側鎖である EOB 基が付加され，50％ は肝臓を経て胆道へ排泄，50％ は腎臓から排泄される．肝臓を通る段階で肝実質が T1WI で白く描出される．

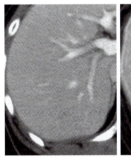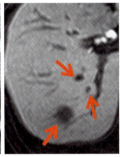

a. 造影 CT　　　b. EOB・プリモビスト

図6 膵癌の肝転移，64 歳女性
造影 CT（a）でははっきりしないが，EOB・プリモビスト MRI（b）では S7/8 に 2 cm 大をはじめとする大小多数の腫瘍が明らか（→）．

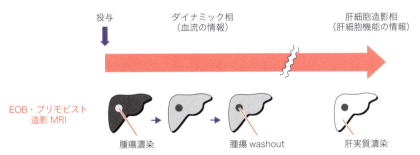

図5 EOB・プリモビストの撮影法
通常のヨード造影剤や Gd–キレート剤では動脈相から平衡相まで経時的に撮像する．EOB・プリモビストではそれに加えて肝実質に造影剤が取り込まれて 15〜20 分後に撮像を追加する．

肝腫瘍は細胞外液性造影剤（ヨード造影剤やGd-DTPAなど）では，ある程度造影されるため，撮像タイミングによっては肝実質のコントラストが消失するのに対し，EOB・プリモビストでは，大多数の肝腫瘍は造影されないことから，腫瘍-肝コントラストが大きいためである（図6）．

鑑別のポイント

- 肝臓の病変は腫瘍性病変とびまん性疾患に分けて考える．
- 嚢胞以外の肝腫瘤で頻度が高いものは肝癌，転移性肝癌，血管腫である．
- 多血性腫瘍の鑑別を図7，乏血性腫瘍の鑑別を図8に示す．
- 多くの腫瘍はプリモビストを取り込まないが，中分化肝細胞癌の一部，限局性結節性過形成（FNH）では取り込みを認める．

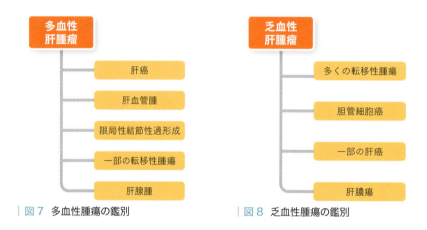

図7 多血性腫瘍の鑑別　　図8 乏血性腫瘍の鑑別

◉小児の腹部腫瘤の鑑別

小児の腹部腫瘤は神経芽腫，Wilms腫瘍，肝芽腫が多い．なお，年長児（5歳以上）には成人型の肝癌もみられる．

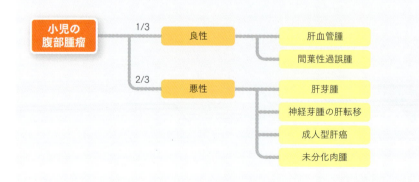

1 肝癌
hepatocellular carcinoma (HCC)

- 古典的肝癌は多血性（hypervascular），被膜形成，モザイク像
- 早期の肝癌は乏血性
- EOB・プリモビストの取り込み低下

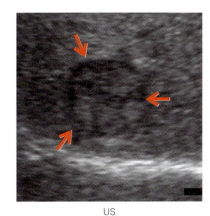

US

図1 古典的肝癌，79歳女性
腫瘍の辺縁に低エコー帯（halo）を認め（→），内部はモザイク像を呈する．

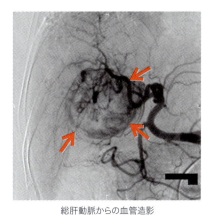

総肝動脈からの血管造影

図3 古典的肝癌，61歳女性
右肝動脈からの腫瘍濃染像を認める（→）．

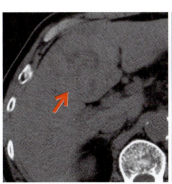

a. 単純CT

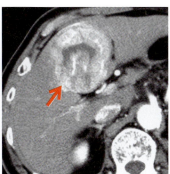

b. ダイナミックCT 動脈相

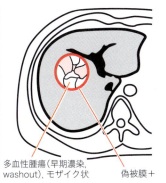

多血性腫瘍（早期濃染，washout），モザイク状　偽被膜＋

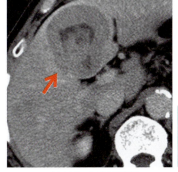

c. ダイナミックCT 平衡相

図2 古典的肝癌，74歳女性
単純CT（a）ではS4に周囲肝臓よりやや高吸収，内部に一部低吸収の腫瘍が描出されている（→）．ダイナミックCT動脈相（b）で内部にはモザイク状の造影効果がみられる（→）．ダイナミックCT平衡相（c）で内部の造影剤はwashoutされ，被膜がよく造影されている（→）．

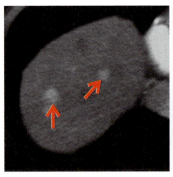
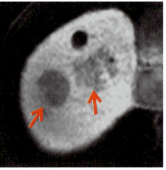
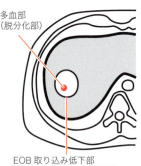

a. ダイナミック CT 動脈相　　　　b. EOB・プリモビスト肝実質相

図4　結節内結節像を呈する肝癌，69 歳女性
造影 CT 動脈相（a）では肝右葉に多発性に濃染を認める（→）．EOB・プリモビスト（b）では濃染部よりも広い範囲で EOB・プリモビストの取り込み低下を認める（→）．

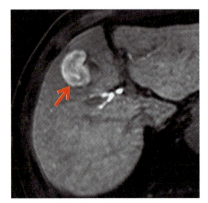
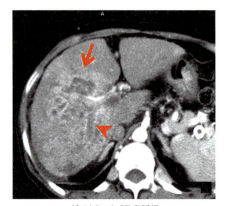

EOB・プリモビスト肝実質相　　　　ダイナミック CT 動脈相

図5　古典的肝癌，77 歳男性
肝 S4 の腫瘍は EOB・プリモビスト取り込みを認める（→）．

図6　びまん性肝癌，69 歳女性
肝は腫大し，肝両葉にわたり広く造影される領域が，びまん性に広がる．腫瘍と正常肝との境界は不明瞭で，右門脈本幹には腫瘍栓がみられ（→），門脈は閉塞している（▶）．

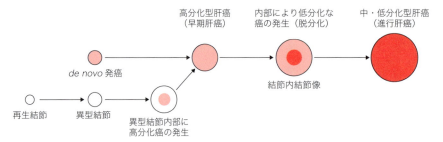

図7　肝癌の発生過程
多くの肝癌は再生結節から異型結節を経て，内部に高分化の肝癌が発生し，高分化型，結節内結節型から通常の中分化および低分化の進行肝癌に至る多段階発癌を示す．しかし，一部の腫瘍は de novo に発癌する．

臨床と病理

- 多くはウイルス性やアルコール性の肝硬変に発生することが多いが，慢性肝炎や正常肝にも発生することがある．
- 再生結節→異型結節→早期肝細胞癌→通常の肝癌と多段階発癌することが多いが，一部 de novo の発生もみられる（図7）．
- 肉眼的に，結節型，塊状型，びまん型に分類される．
- 古典的な結節型肝癌では組織学的に被膜形成，モザイク像が特徴的だが（図2），早期肝癌ではみられないことが多い．

画像所見

- US ではモザイクパターンの腫瘤で，辺縁に被膜に相当する低エコー帯（halo）を認める（図1）．
- ダイナミック CT・MRI では早期に周囲肝より濃染されるが，早期に造影剤が washout され，平衡相では周囲肝より低吸収となる（図2）．
- 平衡相では線維被膜や隔壁は濃染される（図2c）．
- 血管造影では肝動脈の拡張，腫瘍の濃染を認める（図3）．
- 早期肝癌は乏血性で，周囲との境界が不明瞭．
- 異型結節から早期肝癌に進展し，乏血性の結節内に部分的に多血性の結節内結節像（nodule-in-nodule）を認めることもある（図4）．
- 前癌状態（異型結節）では EOB・プリモビストは取り込みを認めることが多いが，分化度が低下するに従って，取り込みが低下する．しかし一部の中分化の肝癌には取り込みを認める（図5）．
- 高分化型の肝癌では，脂肪を有することあり．
- びまん型は明らかな腫瘤を形成せず，門脈や肝静脈に浸潤し，腫瘍栓を高率に認める（図6）．

くらべてみよう

肝芽腫（hepatoblastoma）

- 3歳以下の小児の正常肝に発生し，右葉に単発の辺縁明瞭な塊状型が多い．多発することあり．
- AFP の著明な上昇がみられることが多い．
- CT では，通常の肝癌に類似し多血性．石灰化や隔壁形成による分葉構造がみられる．
- 年長児（5歳以上）には成人型の肝癌もみられる．

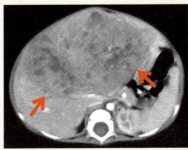 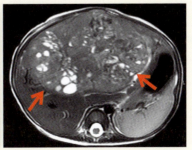

a. 造影 CT　　　　　　　　　　　b. T2WI

症例 肝芽腫，11か月男児．造影 CT（a）では，右葉を占める塊状の腫瘍は不整に造影されている．内部には隔壁がみられ，腫瘍の境界は明瞭である（→）．T2WI（b）では腫瘍内部は不整で，隔壁がみられる（→）．

2 転移性肝腫瘍
metastatic liver tumor

POINT
- 多くの腫瘍は乏血性で，辺縁がリング状に濃染
- EOB・プリモビストの診断能が高い

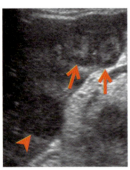

US

図1 膵癌の多発肝転移，67歳男性
肝内には一部 bull's eye sign を認める大小さまざまな多発低エコー腫瘤を認める（→）．低エコーの結節もみられる．（▶）

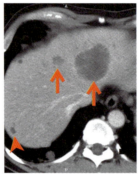

造影 CT 門脈相

図2 大腸癌の肝転移，61歳男性
肝左葉の腫瘤は乏血性であるが，辺縁にリング状の増強効果を認める（→）．小さな囊胞もみられる（▶）．

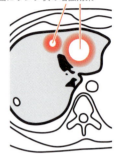

乏血性腫瘍，EOB の取り込みなし，周囲にリング状の増強効果

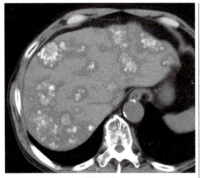

単純 CT

図3 S状結腸癌の多発肝転移，71歳男性
肝内に多発性に石灰化を伴う腫瘤を認める．

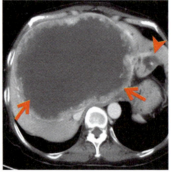

造影 CT 門脈相

図4 GIST の肝転移，62歳女性
肝臓に右葉の大部分を占める囊胞性腫瘤を認める（→）．囊胞壁は不整．腫瘤により左葉や門脈は著明に圧排され，肝内胆管拡張もみられる（▶）．

臨床と病理
- 消化器癌（特に大腸癌）からの血行性転移が最も多い．
- 組織学的に腫瘍細胞は主に辺縁に存在し，内部には変性，壊死，線維化がみられる．囊胞変性が著明となることもある（図4）．

画像所見
- US では，辺縁部が低エコーで中心部が高エコーの bull's eye sign が典型的（図1）．
- CT では多くの腫瘤が乏血性で，腫瘤辺縁がリング状に濃染する（図2）．
- 原発巣が多血性の腫瘍は，転移巣も多血性のことが多い．
- 門脈相で腫瘤-肝コントラストが最大で，平衡相では腫瘤内部の線維性間質に細胞外液性の造影剤が停滞し，腫瘤-肝コントラストが低下するため診断能は低い．
- 小さな転移巣（特に膵癌の転移など）は，CT では診断困難．EOB・プリモビスト MRI が最も感度が高い（→161頁）．
- 石灰化は大腸癌からの転移で比較的多い（図3）．

3 肝内胆管細胞癌
intrahepatic cholangiocellular carcinoma

POINT
- 乏血性腫瘍で，転移性肝腫瘍に類似
- 肝内胆管が拡張することあり

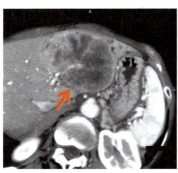

a. ダイナミックCT 動脈相　　b. ダイナミックCT 門脈相

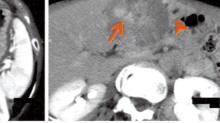

末梢胆管の拡張
肝萎縮
乏血性腫瘍（転移と類似），平衡相で中心部濃染（線維化による）

図1 肝内胆管細胞癌，66歳女性
ダイナミックCT動脈相（a）では，肝左葉を中心に軽度造影され，内部は低吸収の腫瘍を認める（→）．肝左葉は萎縮している．門脈相（b）では，腫瘍内部は造影効果に乏しいが，遷延性の増強効果を認める（→）．拡張した肝内胆管がみられる（▶）．

臨床と病理
- 胆管上皮より発生する悪性腫瘍で，肝末梢に発生．
- 多くは非硬変肝に発生し，肝内結石，原発性硬化性胆管炎，Caroli病，肝吸虫症，トロトラスト症の患者で多い．
- 組織学的に，腫瘍内部に粘液産生と間質線維成分が豊富．

画像所見
- 比較的乏血性の腫瘍で，画像上，消化管からの転移と類似（図1）．
- 平衡相では腫瘍内の粘液間質や線維巣が濃染．
- 発生部位によっては肝内胆管が拡張する（末梢型では20%，図1）．

くらべてみよう

肝囊胞腺腫・癌（hepatic cystadenoma/adenocarcinoma）

- 肝内胆管由来の多房性囊胞性腫瘍．囊胞壁内に卵巣様間質を伴い，ほぼ女性のみに発生（膵の粘液囊胞腺腫・癌に類似）．
- 腺腫と癌の鑑別は困難なことも多いが，癌では乳頭状隆起，壁在結節，粗大な石灰化がみられることが多い．

 肝囊胞腺癌，71歳女性．肝内に多房性の囊胞性腫瘍を認める．不整な壁在結節（→）および囊胞壁の石灰化がみられる（▶）．

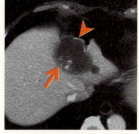

造影CT

4 肝血管腫
hepatic cavernous hemangioma

▶ US：高エコーあるいは marginal strong echo・T2WI：著明高信号
▶ ダイナミック CT：辺縁より始まる結節状濃染

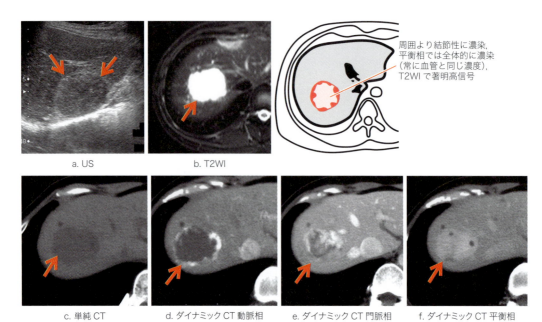

a. US　　b. T2WI

c. 単純 CT　　d. ダイナミック CT 動脈相　　e. ダイナミック CT 門脈相　　f. ダイナミック CT 平衡相

図1 肝海綿状血管腫，48 歳女性
US（a）では肝右葉に高エコーの腫瘤として描出されている（→）．T2WI（b）では腫瘍は著明な高信号を呈している（→）．ダイナミック CT においては，単純（c）では周囲肝実質よりやや低吸収の腫瘍性病変を認め（→），造影（d, e）にて腫瘍辺縁から結節状に徐々に造影され（→），平衡相（f）では腫瘍全体が均一な高吸収となっている（→）．どの時相でも腫瘍濃染部と血管が同じ吸収値を呈している．

臨床と病理

- 臨床で頻度が非常に高い良性腫瘍で，多発例もある．増大したり，縮小したりすることもある．
- 無症状であれば放置してよいため，転移性肝腫瘍や原発性肝癌との鑑別が重要．
- 病理学的にさまざまに拡張した血管腔から成り，全体として海綿状を呈する．
- 巨大な血管腫では血小板減少を伴うことがある（Kasabach–Merritt 症候群）．

画像所見

- US では全体が高エコー（時に一部低エコー），あるいは辺縁に高エコーの縁取り（marginal strong echo）がみられる（図1a）．
- MRI では通常，T1WI で低信号，T2WI で著明高信号を呈し，嚢胞と区別できない（図1b）．
- ダイナミック CT・MRI では，腫瘍辺縁より結節状に濃染し，徐々に内部に広がる．平衡相では周囲肝に比べ等または高吸収（図1f）．どの時相でも腫瘍濃染部と血管が同じ吸収値を呈する（図1d〜f）．
- 小さな血管腫では腫瘍全体が早期に濃染される（肝癌との鑑別が問題となる）．周囲にシャントによる肝実質の濃染を認めることも多い．
- 大きな血管腫では変性や出血，血栓，石灰化により所見が多彩．
- EOB・プリモビスト MRI では正常肝より低信号となり，転移との鑑別が困難．

5 限局性結節性過形成
focal nodular hyperplasia（FNH）

- 多血性腫瘍で大きな腫瘍では中心瘢痕あり
- EOB・プリモビストや鉄の取り込みあり

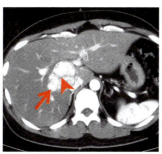
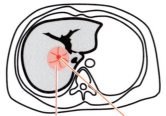
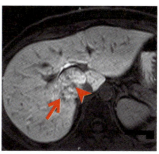

多血性腫瘤（動脈相で強く濃染），EOB や鉄の取り込みあり　　平衡相で中心部濃染（中心瘢痕）

a. ダイナミック CT 動脈相　　　　　　　　　　　　　　　　　　　b. EOB・プリモビスト造影後 T1WI

図 1 限局性結節性過形成，43 歳女性
ダイナミック CT 動脈相（a）では，肝右葉に早期より強く造影される腫瘤が存在する（→）．内部には中心瘢痕と呼ばれる低吸収域がみられる（▶）．EOB・プリモビスト造影後 T1WI（b）では，腫瘤内に造影剤が取り込まれている（→）．中心瘢痕も明らかである（▶）．

臨床と病理
- 非硬変肝に発生する境界明瞭な過形成性（非腫瘍性）の結節性腫瘤．
- 若年女性に多く，無症状で，偶然発見されることが多い．
- 組織学的に腫瘤は肝細胞，類洞からなり，Kupffer 細胞もみられる．大きな腫瘤では中心部に線維性の星芒状瘢痕（stellate scar）を伴う．悪性化することはない．

画像所見
- 多血性の腫瘤で，ダイナミック CT では動脈相で濃染，大きな腫瘤では中心瘢痕を認める（図 1a）．
- EOB・プリモビスト MRI では正常肝と比して高信号あるいは等信号となり，特徴的（図 1b）．
- Kupffer 細胞があることにより，T2WI あるいは T2*WI で SPIO† の取り込みあり．
- 血管造影では腫瘤の中心瘢痕部から辺縁に向かう車軸状の血管（spoke wheel）が特徴的．

†：SPIO：肝に組織特異性のある MRI 造影剤で，superparamagnetic iron oxide の略．静注することによって肝の Kupffer 細胞に取り込まれ，T2WI あるいは T2*WI にて肝実質の信号は低下する．転移性肝腫瘍の検出に有効．

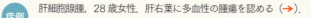

くらべてみよう

肝細胞腺腫（hepatocellular adenoma）

- 非硬変肝に好発する単発あるいは多発性の多血性良性腫瘍．女性に多い．腫瘍内出血，癌化がみられる．
- 経口避妊薬，蛋白同化ホルモン摂取，糖原病などと関連．
- 分子生物学的知見から，❶ TCF1 遺伝子変異型（頻度 35〜50％），❷ β カテニン活性型（10〜18％），❸ 炎症性（40〜55％），❹ その他（10％）に分類される．
- FNH と異なり，EOB・プリモビストは取り込まれないことが多い．

症例　肝細胞腺腫，28 歳女性．肝右葉に多血性の腫瘤を認める（→）．

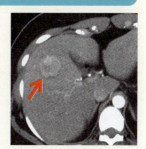

ダイナミック CT 動脈相

6 肝嚢胞
hepatic cyst

- ▶ 造影 CT で造影効果なし
- ▶ MRI，T2WI で著明な高信号

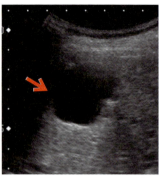

a. US

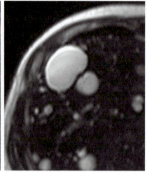

b. T2WI 冠状断

図1 肝嚢胞，42歳女性
US（**a**）では内部は均一な低エコーで，後方エコーの増強と側方陰影を認める（→）．T2WI（**b**）では肝内に多発性に著明な高信号を示す腫瘤を認める．

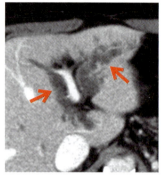

造影 CT

図2 肝硬変に合併した胆管周囲嚢胞，63歳女性
肝左葉外側区の門脈や胆管周囲に多発性の低吸収域を認める（→）．

臨床と病理

- 単層の胆管上皮に類似した細胞に裏打ちされた真生の嚢胞．内容液は漿液性液体である．
- 頻度はきわめて高く，臨床的には問題とならないが，巨大化したり，出血や感染を合併したりすることがある（complicated cyst）．
- 成人型多発性嚢胞疾患では嚢胞が多発する．
- 特殊な肝嚢胞として，肝内胆管壁外の胆管周囲付属腺が嚢胞状拡張をきたした胆管周囲嚢胞（peribiliary cyst，肝硬変に合併することが多い）や，胆管壁組織の遺残を起源とする胆管性過誤腫（von Meyenburg complex）がある．

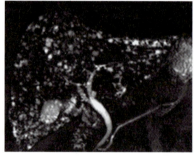

MRCP

図3 胆管性過誤腫，65歳女性
肝内に無数の小嚢胞を認める．

画像所見

- US では内部は無エコーで，明瞭な側方陰影（lateral shadow）と後方エコーの増強（posterior echo enhancement）がみられる（**図1a**）．
- CT では境界明瞭で，水に近い CT 値を呈し，造影されない．
- MRI では T1WI で低信号，T2WI で著明な高信号を示す（血管腫と同じパターン，**図1b**）．
- 感染や出血を合併すると CT で高吸収，MRI ではさまざまな信号強度を呈する．
- 胆管周囲嚢胞では門脈近傍に集簇する多発小嚢胞を認める（**図2**）．
- 胆管性過誤腫では 1 mm 以下～5 mm 程度の小病変が肝内に多発する（**図3**）．

7 肝膿瘍
hepatic abscess

- 二重のリング構造（double target sign）
- DWI で内容液が著明高信号

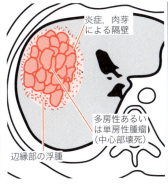
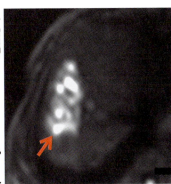

a. 造影 CT　　　　　　　　　　　　　　　　　　　　　　　b. DWI

図1　細菌性肝膿瘍，74歳男性
造影CT（a）では肝右葉に多房性腫瘤を認める（→）．高吸収の壁のさらに外側に，浮腫による低吸収域を認める（double target sign, ▶）．小さな膿瘍が集簇している（cluster sign）．DWI（b）では，嚢胞内容液は著明高信号（拡散制限あり）を呈する（→）．

臨床と病理
- 胆管から上行性あるいは血行性に細菌が肝臓へ到達し，肝実質壊死，膿瘍形成とそれに対する反応性の感染肉芽を形成したもの．
- 肝右葉に好発し，単房性のことも多房性もある．多発のこともある．
- 細菌性（化膿性）とアメーバ性があるが，画像上の鑑別はできない．免疫不全患者では真菌性のこともある．

画像所見
- 膿瘍の形成に伴い，さまざまな段階の病変がみられ，画像所見が変化する．
- 単純CTでは境界不明瞭で不均一な低吸収域としてみられ，ガスが存在することもある．
- 造影CTでは，リング状あるいは外側が低吸収域，内部が高吸収域の二重のリング構造（double target sign）が特徴的（図1a）．時に小さな膿瘍が集簇することもある（cluster sign）．
- DWIで内容液が強い高信号を呈し（図1b），単純性の嚢胞や転移性肝腫瘍との鑑別に有用．

8 脂肪肝
fatty liver

POINT
▶ US でびまん性高エコー，CT で低吸収
▶ 進行例では肝実質と肝内脈管の CT 値が逆転

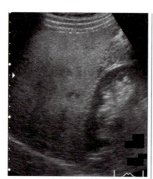
US
図1 脂肪肝，50 歳男性
肝実質はびまん性に高エコーで，肝・腎コントラストは増強している．

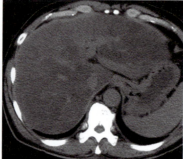
単純 CT
図2 脂肪肝，61 歳男性
肝実質の CT 値が低下し，肝実質と肝内脈管の CT 値が逆転している．肝内に吸収値の低い部分と正常の部分が入り乱れている（まだら脂肪肝）．

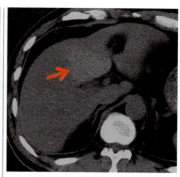
単純 CT
図3 脂肪肝，41 歳男性
肝右葉にはびまん性に低吸収域がみられ，胆嚢周囲の健常部（spared region）が周囲より高吸収を呈している（→）．

臨床と病理

- 肝細胞内に中性脂肪が過剰に沈着する病態（肝細胞の 30% 以上）．
- 原因は，アルコール，脂肪の合成亢進（肥満や中心静脈栄養），分解の障害（妊娠脂肪肝など），虚血など．
- 非アルコール性脂肪性肝炎（NASH）は肝の脂肪化に伴い炎症・線維化が進行する病態で，一部は肝硬変に移行する．

画像所見

- US では，肝実質はびまん性高エコーを呈し（bright liver），肝深部エコーは減衰する．肝・腎コントラストは増強する（図1）．
- 肝は腫大し，肝実質の CT 値はびまん性あるいは限局性に低下する[†]．
- 進行例では肝実質と肝内脈管の CT 値が逆転（単純 CT でも脈管が肝実質より高吸収，図2, 3）．
- 脂肪沈着はびまん性が多いが，限局性，不均一，まだら（図2），結節性にみられることあり．
- MRI の chemical shift imaging も診断に有用．

† : spared region：脂肪肝の肝実質内で限局性に脂肪沈着の少ない場所が小腫瘤にみえることがある．境界不明瞭な低吸収域で，胆嚢床部や門脈水平部に多くみられる（図3）．

9 急性肝炎，慢性肝炎，肝硬変
acute hepatitis, chronic hepatitis, liver cirrhosis

POINT
- 劇症肝炎では肝萎縮，回復期には馬鈴薯肝
- 肝硬変の再生結節は肝癌との鑑別困難

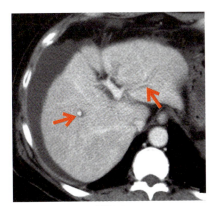

造影CT

図1 劇症肝炎，67歳女性
肝臓は萎縮し，肝表は凹凸不整で，腹水貯留を認める．門脈周囲に低吸収域（periportal collar sign，→）がみられる．

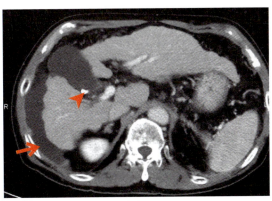

造影CT

図2 肝硬変，78歳男性
肝表は凹凸不整で，右葉の萎縮と左葉の腫大，腹水貯留がみられる（→）．胆石もみられる（▶）．

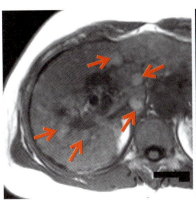

a. T1WI

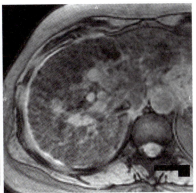

b. T2WI

図3 肝硬変，62歳女性
T1WI（a）では肝実質は粗糙で，高信号の再生結節が多発している（→）．T2WI（b）では肝内にびまん性に再生結節を認め，低信号に描出されている．

臨床と病理

- わが国ではB型・C型肝炎ウイルスによるものが多く，次いでアルコールによるものが多い．最近では脂肪性（NASH）が増加．
- 劇症肝炎では広範な肝細胞壊死のため肝臓は萎縮し，腹水が出現．壊死巣は塊状，地図状に分布．回復期には瘢痕と残存肝の代償性肥大が混在し，肝は変形する（馬鈴薯肝）．
- 肝硬変では肝小葉構造が破壊され，偽小葉（再生結節）形成，間質の線維化をきたす．門脈圧亢進，肝内外シャント増加により肝血流量は減少．
- 進行した肝硬変では大小の再生結節をはじめ，腺腫様過形成や高分化肝細胞癌が発生．

画像所見

- 慢性肝炎では左葉が腫大し，高頻度に肝門リンパ節が腫大する（扁平な腫大）．
- 劇症肝炎では肝は萎縮し，単純 CT で低吸収，造影後平衡相で増強効果を示す．門脈周囲に低吸収域がみられる（periportal collar sign，図1）．
- 肝硬変では肝の右葉，方形葉は萎縮し，左葉外側区，尾状葉は腫大する．肝辺縁の鈍化，肝実質の粗糙，凹凸不整がみられる（図2）．
- アルコール性や脂肪性肝硬変では肝はびまん性に腫大し，晩期に萎縮．
- 再生結節は，CT では肝よりやや高吸収値で乏血性．MRI では T1WI で高信号，T2WI で低信号を呈し（図3），高分化の肝細胞癌との鑑別が困難だが，EOB・プリモビストは取り込むことが多い．

くらべてみよう

門脈圧亢進症（portal hypertension）

- 肝硬変や門脈血栓症，Budd-Chiari 症候群，心不全などが原因で，門脈の血行障害によって門脈圧が亢進．側副血行路が発達し，脾腫，腹水，胆嚢壁や腸管壁の浮腫などがみられる．
- 代表的な側副血行路として，❶噴門部・食道静脈瘤，❷胃腎短絡路，❸脾腎短絡路，❹傍臍静脈がある．

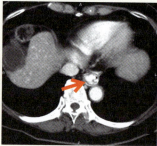

a. 造影 CT

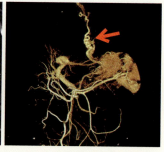

b. 3D-CT MIP 像

症例 肝硬変による門脈圧亢進症（食道静脈瘤），69歳女性．造影 CT（a）では，食道に強く造影される静脈瘤を認める（→）．3D-CT MIP 像（c）では胃冠状静脈の怒張ならびに食道の静脈瘤（→）が明らか．

Budd-Chiari 症候群（Budd-Chiari syndrome）

- 肝部下大静脈の閉塞・狭窄による肝の慢性的なうっ血．次第に肝線維症より肝硬変となる．
- 膜様閉塞部に石灰化がみられることも多い．
- 尾状葉は腫大し，奇静脈や腹壁静脈の側副血行路を認める．
- 肝内に多発性に濃染する過形成性結節や肝癌を認めることがある．

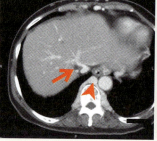

a. 造影 CT

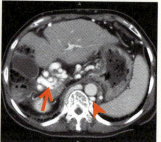

b. 造影 CT

症例 Budd-Chiari 症候群，70歳女性．造影 CT（a, b）では，肝内下大静脈には石灰化を伴った陰影欠損を認める（→）．側副路として奇静脈の発達がみられる（▶）．足側には著明な側副路を認める．

胆道系画像のアプローチ

画像解剖

- 胆嚢は他の消化管と異なり粘膜筋板，粘膜下層を欠く．
- 肝下縁，総胆管，胆嚢管でつくられる三角形を Calot 三角と呼び，高頻度にこの中を胆嚢動脈が通る（図 1, 2）．
- 総胆管は正常では径 6 mm 以下で，一部膵内を通る．

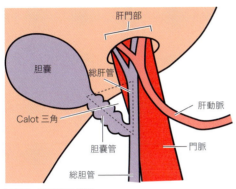

図 1 肝門部の構造
肝門には肝十二指腸靱帯が入り込み，靱帯内においては門脈の上に総肝管と肝動脈が乗っている．肝十二指腸靱帯の背側は網嚢の入口（網嚢孔）である．胆嚢管，総肝管，肝下縁でつくる三角を Calot 三角と呼び，75％の例で胆嚢動脈が通る．

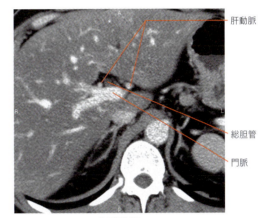

肝門部 CT

図 2 胆道系の画像解剖
肝門部では肝十二指腸靱帯がグリソン鞘として肝臓の中に入っていく．肝十二指腸靱帯内には門脈と胆管，肝動脈が併走する．

鑑別のポイント

- 胆嚢壁の肥厚では慢性胆嚢炎，胆嚢癌，胆嚢腺筋症や浮腫性肥厚が鑑別に挙がる（図 3）．
- 胆管の拡張は結石，癌，炎症性変化などによる閉塞で認める（図 4）．
- 胆管壁の肥厚では胆管癌，胆管炎（原発性硬化性胆管炎や IgG4 関連胆管炎）が鑑別に挙がる（図 5）．

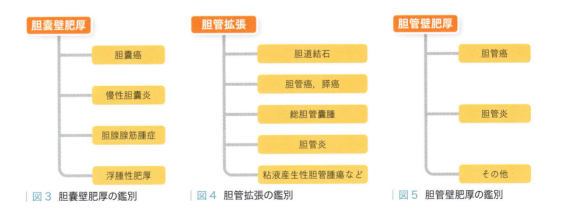

図 3 胆嚢壁肥厚の鑑別　　図 4 胆管拡張の鑑別　　図 5 胆管壁肥厚の鑑別

10 胆道結石
bile duct stones

POINT
- CT ではみえないことも多い（特にコレステロール結石）
- MRI で欠損像として描出
- US では胆石の診断は容易だが，総胆管結石の診断機能は低い

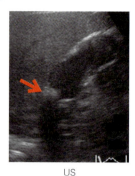
US
図1 胆石，62歳女性
胆嚢内に音響陰影を伴う高輝度エコーを認める（→）．

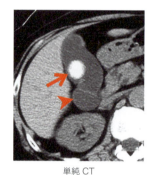
単純 CT
図2 胆石，50歳女性
胆嚢底部の結石は石灰化しており明瞭だが（→），頸部の結石はX線透過性で胆嚢内腔と区別できない（▷）．

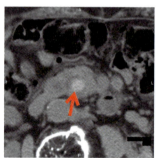
a. 単純 CT

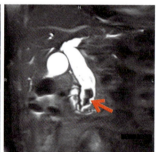
b. MRCP

図3 総胆管結石，67歳女性
総胆管部は拡張し，単純 CT（a）では内部に高吸収の結石を認め（→），MRCP（b）でも下部総胆管内に結石を認める（→）．

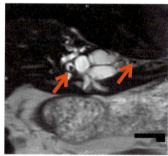
T2WI 冠状断像
図4 肝内結石，67歳男性
拡張した胆管内に不整な結石が認められ，末梢の拡張胆管内にも小さな結石がみられる（→）．

臨床と病理

- 構成成分によってコレステロール結石とビリルビン結石（色素結石）に分類される（割合は3：1）．
- コレステロールのX線吸収値は水より低いが，ビリルビンカルシウムは人体とほぼ等吸収か，やや高吸収となる．

1．胆嚢結石（胆石）

- コレステロール結石が多い．
- 無症状のことが多いが，疝痛発作や胆嚢炎を起こすこともある．
- 結石が胆嚢管に嵌頓し，総胆管を圧排し，黄疸をきたす病態を Mirizzi 症候群と呼ぶ．
- 合併する胆嚢炎によって胆嚢が十二指腸や空腸と瘻孔を形成し，胆石が小腸に嵌頓しイレウスを起こすことがある（胆石イレウス）．

2．総胆管結石

- 胆管内に発生したもの（色素結石）と胆嚢結石が総胆管に落下したもの（コレステロール結石）がある．
- 乳頭に嵌頓すると腹痛を訴え，黄疸や閉塞性化膿性胆管炎の原因となる．

3. 肝内結石
- 日本人に多く，ビリルビン結石がほとんど．
- 先天性や炎症性の胆道狭窄に合併し，胆汁うっ滞と感染が結石生成に関与．発癌とも関連．

> 画像所見

1. 胆嚢結石
- US では，胆嚢内に可動性の音響陰影を伴う高輝度エコー（図1）．
- ポリープと紛らわしい場合は，体位変換によって可動性を確認．
- 石灰化の頻度は 10〜30% のみで（図2），CT による胆石の検出率は US に明らかに劣る．

2. 総胆管結石
- US での診断能は低く，30% 程度．
- CT では石灰化結石は高吸収（図3a）だが，色素結石の石灰化は弱い．
- 石灰化のない結石は腫瘍との鑑別が困難．
- MRCP による結石の検出は CT より優れ，陰影欠損として認める（図3b）．
- 総胆管の閉塞により上流の胆管，胆嚢の拡張がみられる．

3. 肝内結石
- 肝内胆管の拡張と石灰化，T2WI での胆管内陰影欠損として認める（図4）．
- 胆汁うっ滞により，門脈血流低下や肝萎縮を認める．

> くらべてみよう

浮腫性胆嚢壁肥厚（edematous wall thicking of the gallbladder）

- 肝硬変，急性肝炎，低蛋白血症，右心不全，腹水貯留など種々の病態でみられ，胆嚢周囲のリンパ管内圧の上昇が原因である．
- 肥厚した壁は，CT で全周性の均一な低吸収域，T2WI で均一な高信号として描出される．

 浮腫性胆嚢壁肥厚，64 歳男性．胆嚢壁のびまん性の肥厚および低吸収を認める（→）．胆嚢壁内に脈管構造も同定される．

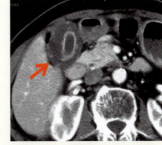

造影 CT

胆嚢ポリープ（gallbladder polyp）

- 良性のコレステロールポリープの頻度が高いが，過形成性ポリープ，肉芽腫性ポリープ，腺腫のこともある．
- 径 10 mm を超えるものや広基性の場合は癌の可能性あり．
- コレステロールポリープは多発する．

 a：胆嚢ポリープ，51 歳男性．胆嚢内に突出し多発する高エコーを認める（→）．可動性なし．
b：胆嚢ポリープ（腺腫），81 歳男性．比較的造影効果の高い広基性の隆起性病変を認める（→）．

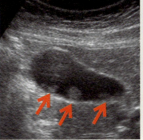
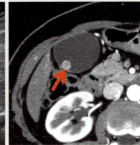

a. US　　　　b. 造影 CT

11 急性胆囊炎・慢性胆囊炎
acute/chronic cholecystitis

POINT
- 急性胆囊炎：胆嚢の腫大と壁肥厚，圧痛．多くは胆嚢管に結石あり
- 慢性胆囊炎：胆石を合併することが多い．癌と鑑別困難

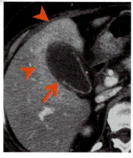
a. 造影 CT

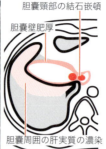
b. T2WI

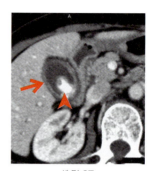
造影 CT

図1 急性胆囊炎，61歳男性
造影 CT（a）では胆嚢に浮腫を伴う壁肥厚を認める（→）．一部体部の壁は増強効果が弱く，虚血が疑われる．胆石は明らかではない．胆嚢周囲の肝実質の濃染を認める（▶）．T2WI（b）では胆嚢壁の不整な肥厚，胆嚢内に結石を認める（→）．

図2 慢性胆囊炎，62歳女性
胆嚢の壁はびまん性に肥厚している（→）．胆嚢内に結石も認める（▶）．

臨床と病理
- 急性胆囊炎は，胆石が胆嚢管に嵌頓して発症する．まれに結石を伴わない無石胆囊炎もみられる．
- 胆嚢は腫大し，胆嚢壁は浮腫状に肥厚する．肝実質にも炎症が波及する．
- 胆嚢炎の部分の腹部を US のプローブで圧迫すると圧痛がある（sonographic Murphy sign）．
- 慢性胆囊炎は胆石によって慢性的に炎症が持続したもので，胆嚢は萎縮し，胆嚢壁は線維性に肥厚する．

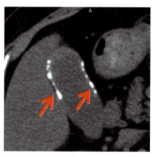
単純 CT

図3 陶器様胆嚢，62歳女性
胆嚢壁に石灰化が多発している（→）．

画像所見
1. 急性胆囊炎
- 胆嚢が緊満し，壁は浮腫状に肥厚，胆嚢周囲の肝実質が濃染される（図1）．
- 胆嚢管内に嵌頓した胆石や胆泥（debris）がみられる．CT では胆石が同定できないことがある．

2. 慢性胆囊炎
- 壁肥厚がみられ，癌との鑑別は困難（図2），胆石，胆泥を合併することが多い．
- 胆嚢壁の石灰化は陶器様胆嚢と呼ばれ（図3），胆嚢癌のリスクが高い．

くらべてみよう

黄色肉芽腫性胆囊炎（xanthogranulomatous cholecystitis；XGC）

- 結石などで胆嚢内圧が上昇し，RAS が破綻し，胆嚢壁に胆汁が漏出，炎症を起こした病態．
- 胆嚢壁に膿瘍形成を認め，癌との鑑別が困難．

症例 黄色肉芽腫性胆囊炎，37歳男性．胆嚢壁は肥厚し，造影 CT（a）で低吸収，T2WI（b）で高信号を呈する（→）．

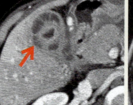
a. 造影 CT

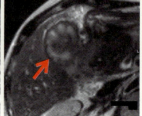
b. T2WI

12 胆嚢腺筋腫症
gallbladder adenomyomatosis

- US：comet tail sign
- T2WI：RAS による胆嚢壁内の高信号

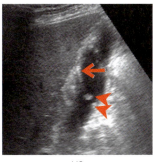

図1 胆嚢腺筋腫症（底部型），60歳男性
胆嚢底部の壁肥厚と，壁内結石による後方への数本の線状高エコーがみられる（comet tail sign，→）．ポリープも多発している（▷）．

US

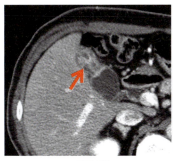 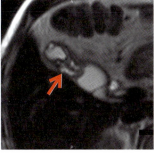 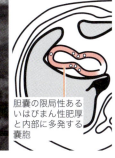

a. 造影 CT　　　　　　　　　　b. T2WI

胆嚢の限局性あるいはびまん性肥厚と内部に多発する嚢胞

図2 胆嚢腺筋腫症分節型，57歳男性
造影CT（a）では，胆嚢体部〜底部はくびれており，同部には厚い胆嚢壁肥厚を認める．肥厚部は低吸収である（→）．T2WI（b）では壁内にRASによる著明な点状の高信号を認める（→）．

 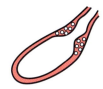 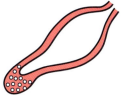

a. びまん型（diffuse type）　　b. 分節型（segmental type）　　c. 底部型（fundal type）

図3 存在部位による胆嚢腺筋腫症の分類

臨床と病理
- 胆嚢壁が限局性またはびまん性に肥厚した状態で Rokitansky–Aschoff sinus（RAS）と平滑筋の増生が特徴．
- 病変の分布によりびまん型，分節型，底部型に分類される（図3）．

画像所見
- 胆嚢壁に限局性あるいはびまん性の肥厚を認める．造影により胆嚢壁は濃染する（図2）．
- US では胆嚢壁内結石による高エコーを認める（いわゆる comet tail sign，図1）．
- MRI では，T2WI で RAS は肥厚した胆嚢壁内に高信号として描出される（図2）．

13 胆嚢癌
gallbladder cancer

- ▶ 胆嚢壁の不整な肥厚や腫瘤
- ▶ 10 mm 以上の胆道ポリープは，癌の割合が増加する
- ▶ 高率に肝 S4 に浸潤

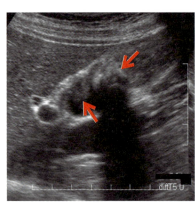
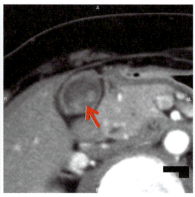

a. US　　　　　　　　　　　　　b. 造影 CT

図1　胆嚢癌（内腔突出型），58 歳女性
US（**a**）では，内腔に突出する高エコーの隆起性乳頭状腫瘍を認める（→）．造影 CT（**b**）では胆嚢底部に不整に増強される腫瘍を認める（→）．

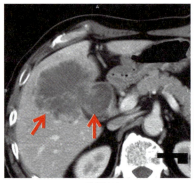
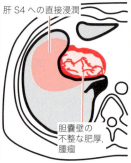
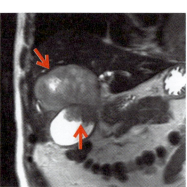

a. 造影 CT　　　　　　　　　　　　　　　　　　　　　b. T2WI 冠状断像

図2　進行胆嚢癌（腫瘤形成型），66 歳男性
胆嚢底部に肝実質よりやや高信号の辺縁不整な腫瘍を認める（→）．

臨床と病理

- 高齢の女性に多く，胆石や慢性胆嚢炎，膵管胆管合流異常がリスクファクターである．
- 胆嚢壁は粘膜筋板を欠くため，早期に肝へ浸潤し，発見時には進行していることが多い．
- 早期の胆嚢癌は癌が胆嚢壁内（粘膜，筋層）に留まるもので，US で偶然みつかる．

画像所見

- 内腔突出型（ポリープと要鑑別，図1），壁肥厚型（慢性胆嚢炎と要鑑別），腫瘤形成型（図2）に分けられる．
- 早期の胆嚢癌は，良性の胆嚢ポリープとの鑑別が困難なことも多く，組織学的検索が必要．
- 胆嚢癌はリンパ節転移の頻度が高く，肝 S4 に直接浸潤することも多い（図2）．

14 急性胆管炎・慢性胆管炎
acute/chronic cholangitis

POINT
▶ 急性胆管炎では胆道閉塞の有無や原因（結石や狭窄など）をみつける
▶ PSC と IgG4 関連胆管炎は画像所見が似ており，癌と鑑別困難

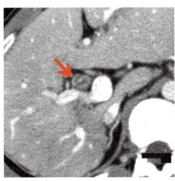
a. 造影 CT

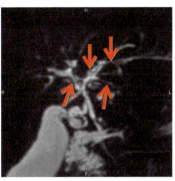
b. MRCP

図1 原発性硬化性胆管炎（PSC），28 歳女性
造影 CT（a）では総胆管壁に肥厚を認める（→）．MRCP（b）では肝内胆管に多発性の狭窄がみられる（→）．

臨床と病理
- 原因は胆汁うっ滞に伴う上行性感染が多いが，免疫学的機序による慢性の炎症もある．

1. 急性胆管炎（acute cholangitis）
- 胆汁うっ滞と細菌感染により腹痛，発熱，黄疸をきたす．意識障害やショックに陥ることもある．
- 進行すると膵炎，門脈周囲炎，肝膿瘍をきたすこともある．

2. 原発性硬化性胆管炎（primary sclerosing cholangitis；PSC）
- 胆管が進行性に線維性硬化を起こし，胆汁の流出障害を起こす自己免疫疾患．
- 病理学的に小葉間胆管の周囲を取り囲む onion-skin 状の線維化が特徴的．
- 予後不良で，炎症性腸疾患を合併し，胆管癌も 5〜10% に合併する．

3. IgG4 関連胆管炎（IgG4 related cholangitis）
- IgG4 関連疾患の部分症で，自己免疫性膵炎，唾液腺炎，後腹膜線維症，リンパ節腫大，閉塞性静脈炎も合併．
- PSC との鑑別は困難だが，IgG4 関連胆管炎は高齢者，PSC は若年者に多い．
- ステロイド治療によく反応し，予後が良好．

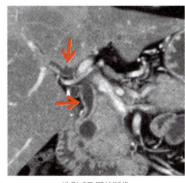
造影 CT 冠状断像
図2 IgG4 関連胆管炎（自己免疫性膵炎に合併），64 歳男性
総胆管から肝内胆管にかけて胆管拡張および胆管壁の肥厚を認める（→）．肝実質の濃染も不整．

画像所見
- 急性胆管炎はあまり特徴的な所見はないが，胆道閉塞の有無ならびに原因となる胆道狭窄や結石の有無を診断．
- 胆管炎では胆管や肝実質に濃染を認めることもある．
- PSC および IgG4 関連胆管炎は胆管狭窄（PSC では多発性，IgG4 では距離の長い狭窄が多い），管壁の肥厚，濃染を認める（図1, 2）．癌と鑑別困難なこともある．

15 肝門部および肝外胆管癌
hilar or extrahepatic bile duct cancer

POINT ▶総胆管，肝門部の軟部陰影や胆管壁肥厚

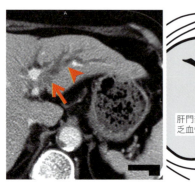
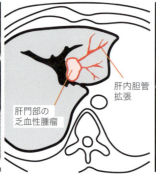
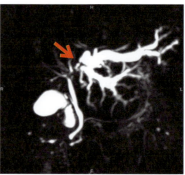

a. 造影 CT　　　　　　　　　　　　　　　　　　　　　b. MRCP

図1　肝門部胆管癌，82歳男性
造影CT（a）では，門脈の臍部（umbilical portion）に接して軟部陰影を認める（→）．肝内胆管拡張がみられる（▷）．MRCP（b）では総胆管は肝門付近で途絶し（→），肝内胆管の拡張がみられる．

臨床と病理

- 黄疸で発見され，発見時には肝内胆管拡張を伴う．
- 膵管胆管合流異常，原発性硬化性胆管炎，有機溶剤曝露などが胆管癌のリスクファクター．
- 肉眼的に壁肥厚型，結節浸潤型，乳頭突出型（胆管内乳頭状腫瘍の癌化による）に分類される（図2）．

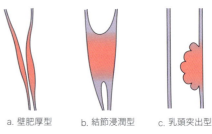

a. 壁肥厚型　　b. 結節浸潤型　　c. 乳頭突出型

図2　胆管癌の肉眼分類

画像所見

- 胆道造影，MRCP：胆管の狭窄ならびに末梢胆管の拡張（図1b）．
- CT，US：胆管内に突出し濃染する乳頭状腫瘍や胆管壁の肥厚を認めるが（図1a），壁肥厚や濃染のみで腫瘍が同定困難なことあり．
- 胆管炎による壁肥厚や石灰化を伴わない総胆管結石，胆嚢癌や膵癌の胆管浸潤と要鑑別．

⊙粘液産生胆管腫瘍〔胆管内乳頭状腫瘍（intraductal papillary neoplasm of bile duct；IPNB）〕
胆管内発育を示す胆管癌の1つで，膵のIPMNの胆道系のカウンターパートと考えられている．粘液産生を伴い，胆道内に乳頭状の腫瘍がみられる．

16 総胆管嚢腫（先天性胆道拡張症），Caroli 病
choledochal cyst and Caroli disease

- 総胆管嚢腫は膵管胆管合流異常を合併
- Caroli 病では central dot sign を認める

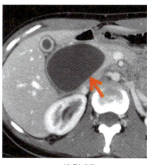
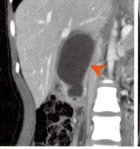
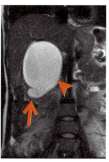

a. 造影 CT　　b. 造影 CT 矢状断像　　c. MRCP

図1 総胆管嚢腫，25 歳女性
造影 CT（a, b）では肝門部の総胆管の拡張がみられる（→）．胆嚢（▶）や肝内胆管の拡張はみられない．MRCP（c）では左右肝管合流部以下の総胆管は拡張している（→）．十二指腸外で，膵管胆管合流がみられる（→）．

図2 膵管胆管合流異常と総胆管嚢腫
総胆管が十二指腸の壁外で合流し，膵液が胆道に逆流する．

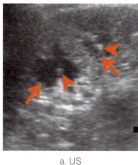
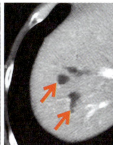
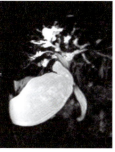

a. US　　b. 造影 CT　　c. MRCP

図3 Caroli 病，49 歳女性
US（a）では嚢胞様構造物（→）の中心に点状のエコー信号を認める（central dot sign，▶）．造影 CT（b）では肝内に限局性の胆管拡張を認める（→）．MRCP（c）では肝内胆管は末梢側〜中間部を中心に軽度の拡張と狭窄が混在している．

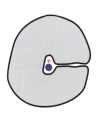

図4 central dot sign
拡張胆管によって全周性に取り込まれた門脈枝が中心部に点として描出．

臨床と病理

- 総胆管嚢腫は東洋人女性に多い小児疾患だが，成人にもみられる．膵管胆管合流異常による膵液の胆道内逆流を伴うことが多い（図1, 2）．
- Caroli 病は肝内胆管系が非閉塞性に嚢状拡張するまれな常染色体劣性遺伝の先天性疾患．先天性肝線維症，門脈圧亢進症を合併する．腎嚢胞性疾患（集合管の拡張）を伴うことがある．
- 両疾患とも胆道系の悪性腫瘍（胆管癌，胆嚢癌）の合併のリスクが高い．

画像所見

1. 総胆管嚢腫

- 総胆管の拡張を認める（図1）．拡張が総肝管や肝内胆管に及ぶことがあるが，通常胆嚢の拡張はみられない．
- 膵管胆管合流異常は ERCP や MRCP で診断可能．

2. Caroli 病

- 胆道系と交通する大小さまざまの嚢胞．拡張胆管に結石を認めることあり．
- 拡張した肝内胆管の中に，門脈枝に相当する点状の増強（central dot sign）を認める（図3, 4）．

膵画像のアプローチ

画像解剖

- 膵臓は十二指腸，結腸などとともに前腎傍腔に存在する．前面は腹膜に覆われ，網嚢を隔てて胃の後面に対する．背側とは腎筋膜によって強固に隔絶されている（図1, 2）．
- 膵臓は背側膵原基と腹側膵原基の融合によって形成され，融合の異常によって膵管非融合（図3），輪状膵などの奇形がみられる．背側膵原基の無形成によって体尾部欠損症をみることもある．
- 膵実質は比較的血流の多い臓器である．最大の造影のピークは動脈の濃染よりやや遅く，肝実質より早い時相にみられ，ほぼ門脈が造影される時相と一致する．
- ダイナミックCTでは造影剤を30秒間で注入した場合，45秒後頃に膵実質が最も強く濃染され，膵病変の診断に最適である．

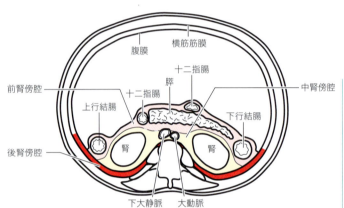

図1 膵と後腹膜

後腹膜腔は3つに分けられ（前腎傍腔，中腎傍腔，後腎傍腔），膵は，上行結腸や下行結腸，十二指腸などとともに後腹膜内の前腎傍腔に存在する．前面は腹膜に覆われ，網嚢を隔てて胃の後面に対する．背側とは腎筋膜によって強固に隔絶されている．

（Meyers MA：Acute extraperitoneal infection. Semin Roentgenol 8：445-464, 1973より）

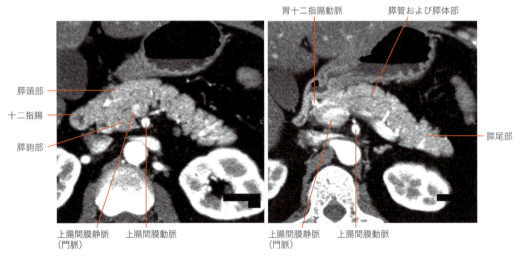

図2 膵臓の解剖

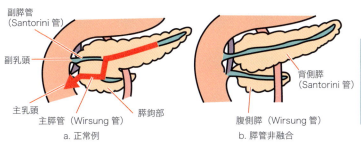

図3 膵管非融合
膵臓は腹側膵と背側膵が融合して形成される．膵液は主に体尾部は Santorini 管から頭部は Wirsung 管によって流れていく（**a**）．非融合では背側膵と腹側膵が独立して開口する（**b**）．

鑑別のアプローチ

- 膵臓にみられる病変は乏血性膵腫瘍，多血性膵腫瘍，膵嚢胞性疾患に分けて考える．
- 乏血性腫瘍では膵癌以外に腫瘤形成性膵炎，NEC（neuroendocrine carcinoma）の一部が鑑別に挙がり，まれに SPT（solid pseudopapillary tumor）やリンパ腫，転移を認めることがある（図4）．
- 多血性腫瘍では，NEC 以外に腎癌の転移や膵内副脾も鑑別に挙がる（図5）．
- 嚢胞性腫瘍では仮性嚢胞，漿液性嚢胞腺腫，粘液性嚢胞腺腫，膵管内乳頭粘液性腫瘍（IPMN）がみられる（図6）．
- 急性膵炎や慢性膵炎（自己免疫性膵炎を含む）は，びまん性病変ではあるが，限局性に腫瘤を形成することがあり，腫瘤との鑑別が問題となる．
- 膵管の拡張は，❶膵癌などで膵管の閉塞がある場合，❷IPMN などで膵液産生亢進がある場合，❸慢性膵炎などで膵実質が萎縮する場合にみられる．

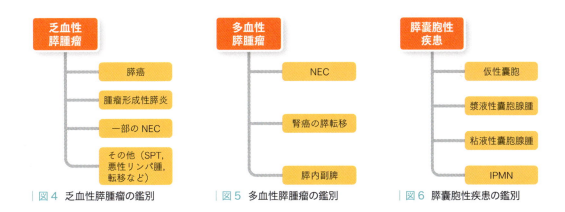

図4 乏血性膵腫瘍の鑑別　　図5 多血性膵腫瘍の鑑別　　図6 膵嚢胞性疾患の鑑別

> ◉ 選択的カルシウム動注負荷後肝静脈採血法（Arterial Stimulation Venous Sampling；ASVS）
> 腹腔動脈分枝に選択的にカルシウムを動注し，インスリン分泌を刺激し肝静脈より採血を行い，膵臓のどの部位で最も血中インスリン値が上昇したかを評価することで腫瘍の存在部位を推定する．微小なインスリノーマの診断は困難である．

17 膵癌
pancreatic cancer

- 乏血性の境界不明瞭な腫瘤
- 末梢膵管は拡張（鉤部発生の場合，拡張しないことあり）
- 高頻度に膵周囲血管へ浸潤

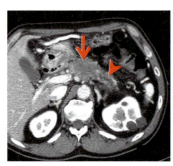
a. ダイナミック CT 膵実質相

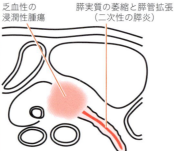

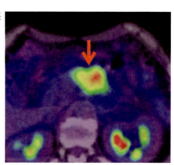
b. FDG-PET

図 1　膵体部癌，65 歳男性
ダイナミック CT 膵実質相（a）では膵体部に不整形の低吸収腫瘤が存在し（→），末梢の膵管は拡張している（▶）．FDG-PET（b）では腫瘍部に一致して強い FDG の取り込みを認める（→）．

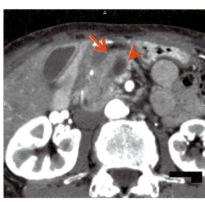

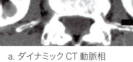

a. ダイナミック CT 動脈相　　　　　　b. MRCP

図 2　膵頭部癌，73 歳女性
ダイナミック CT 動脈相（a）では膵頭部に浸潤性の腫瘍を認める（→）．内部に膵管拡張による低吸収域も認める（▶）．MRCP（b）では，膵管の著明な狭窄（→）および末梢膵管の拡張を認める．総胆管の狭窄は明らかではないが，肝内胆管，総胆管は拡張している．

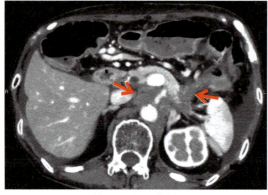

ダイナミック CT 動脈相

図 3　膵癌，64 歳男性
膵体尾部から浸潤性に後腹膜に進展する腫瘍を認め，腹腔動脈および大動脈周囲に軟部陰影がみられる（→）．

臨床と病理

- 消化器系の悪性腫瘍のなかでも最も予後不良の癌の1つ．
- 乏血性の腫瘍で，線維性の間質の量が多い．浸潤性に発育し，膵実質に被膜がないため，小さな癌でも進行例が多い．
- 急に発症した糖尿病や，糖尿病が急速に増悪した場合，膵癌に伴う二次的糖尿病を疑う．
- 膵癌では小さな腫瘍でも早期に肝転移やリンパ節転移がみられ，径 2 cm 以下の小膵癌でも，リンパ節転移の頻度は 50％程度．

画像所見

- 単純 CT では正常膵とほぼ等吸収．造影では乏血性で（図1〜3），豊富な間質のため徐々に濃染する．
- MRCP や ERCP では膵管の途絶ならびに腫瘍より末梢側の膵管の拡張がみられる（図 2b）．膵鉤部発生の場合は拡張しないことがある．
- FDG–PET では強い取り込みを認めることが多い（図 1b）．
- CT による切除可能かどうかの診断が重要．門脈および腹腔，上腸間膜動脈への浸潤，肝転移，後腹膜浸潤（図 3）があれば通常手術適応はない．
- 画像上，腫瘤形成性膵炎も類似の所見を呈し，鑑別は困難．

くらべてみよう

腫瘤形成性膵炎（tumor-forming pancreas）

- 慢性膵炎で限局性に腫大あるいは腫瘤を形成したもので，膵癌との鑑別が問題となる．CT にて腫瘤内に石灰化を伴うこともある．
- アルコール性でも自己免疫性でもみられる．FDG–PET で，膵癌より取り込みが弱いとされるが，鑑別困難なことも多い．

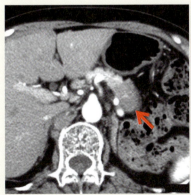 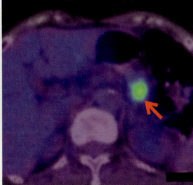

a. ダイナミック CT 膵実質相　　　　　　b. FDG–PET

症例 腫瘤形成性膵炎，81 歳女性．ダイナミック CT 膵実質相（a）では膵体部に低吸収腫瘤がみられる（→）．主膵管拡張はみられない．FDG–PET（b）では腫瘤部に一致して軽度の FDG の取り込みを認める（→）．

18 膵神経内分泌腫瘍
neurondocrine neoplasm of the pancreas

POINT
- インスリノーマは小さなものが多く，動脈相で強く濃染
- 大きな腫瘍は内部変性をきたす

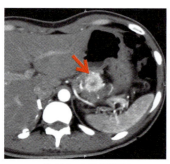

ダイナミックCT動脈相

図1 NEC（neuroendocrine carcinoma），28歳女性
膵体部に強く造影される腫瘍を認める（→）．腫瘍内部には低吸収域が認められる．

境界明瞭な多血性腫瘍，時に内部変性や多発

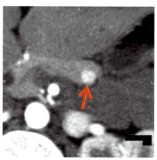

ダイナミックCT動脈相

図2 MEN 1型およびインスリノーマ，35歳女性
膵体部に強く造影される腫瘍を認める（→）．

臨床と病理

- Langerhans島から発生する神経内分泌腫瘍（NET）で，膵腫瘍の1〜2%とまれである．
- ホルモンを分泌して症状を現す機能性と，非機能性がある．
- 機能性のものとしては，インスリノーマ（50%），ガストリノーマ（30%），VIPオーマ（10〜15%）の順，ほかにグルカゴノーマ，ソマトスタチノーマと続く．
- インスリノーマは9割が良性であるが，その他の機能性腫瘍は悪性が6〜8割である．
- 多発性内分泌腫瘍症（MEN）1型，von Hippel–Lindau病，結節性硬化症，神経線維腫症1型などに合併することがある．
- ガストリノーマは胆嚢管合流部，膵頸部-体部，十二指腸の下行脚と水平脚の移行部から成るgastrinoma triangleに好発し，難治性胃十二指腸潰瘍をきたす（Zollinger–Ellison症候群）．
- 非機能性の腫瘍は大きくなってから発見されることが多い．

画像所見

- 多くの腫瘍は多血性で，造影CTの動脈相で強く濃染する（図1, 2）．多発することもある．
- 大きな腫瘍は変性・壊死をきたし，嚢胞性となることもある．
- 門脈や膵管，胆管に腫瘍栓を合併することあり．
- 腎癌の膵転移は比較的頻度が高く，多血性で，膵神経内分泌腫瘍と類似の画像所見を呈する．

> ⦿神経内分泌腫瘍（neuroendocrine tumor；NET）
>
> 神経細胞や内分泌細胞から発生する腫瘍の総称で，膵臓，下垂体，消化管，肺，子宮頸部など，全身のさまざまな臓器に発生する．2010年のWHO分類で神経内分泌腫瘍という名前で統合された．Ki–67指数と核分裂像数を基にした細胞の増殖動態を指標として，NET G1（カルチノイド），NET G2，NECに分類される．

19 漿液性嚢胞腺腫，粘液性嚢胞腺腫
serous cystadenoma, mucinous cystadenoma

POINT
- ▶ 漿液性嚢胞腺腫は蜂巣状腫瘍
- ▶ 粘液性嚢胞腺腫は多房性腫瘍

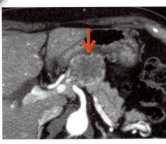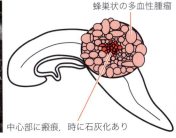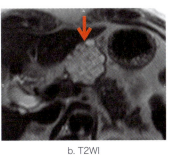

a. 造影 CT　　　　　　　　　　　　　　　　　　　　　　　　　　　b. T2WI

図1　漿液性嚢胞腺腫，73 歳女性
造影 CT（a）では，膵頭部に造影された隔壁を認める（→）．T2WI（b）では嚢胞壁は低信号，内部は著明な高信号（→）．

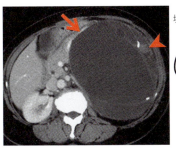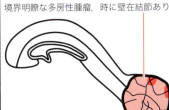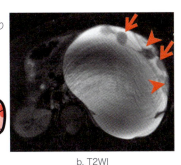

a. 造影 CT　　　　　　　　　　　　　　　　　　　　　　　　　　　b. T2WI

図2　粘液性嚢胞腺癌，59 歳女性
造影 CT（a）では，膵尾部に接して多房性の嚢胞性腫瘍を認める（→）．内部に乳頭状に突出する部分は増強効果を有する（▶）．T2WI（b）では嚢胞は高信号を呈し，嚢胞内にやや低信号の嚢胞もみられる（cyst in cyst，→）．壁在結節もみられる（▶）．

臨床と病理

1. 漿液性嚢胞腺腫
- 中年女性の膵体尾部に好発し，蜂巣状の小嚢胞から成る嚢胞性腫瘍（図1）．悪性化はまれ．経過観察が基本．
- 嚢胞隔壁には毛細血管が多く，血流豊富．中心部に線維性の星芒状瘢痕を認める．
- 大きな嚢胞を形成する macrocystic type や，微小な嚢胞のため肉眼的に充実性の solid type もある．

2. 粘液性嚢胞腺腫
- 中年女性の膵尾部に好発する嚢胞性の腫瘍．悪性化の可能性あり．切除が原則．
- 粘液産生能を有する上皮より構成される単房性あるいは多房性の嚢胞性腫瘍で，卵巣様間質が存在（図2）．
- IPMN（→ 190 頁）と異なり，通常膵管との交通はみられない．

画像所見

1. 漿液性嚢胞腺腫
- 嚢胞壁は濃染され，典型例では蜂巣状．まれに充実性のこともある（図1a）．
- 中心瘢痕部に点状の石灰化がみられることあり（20〜40％）．
- T2WI では高信号（図1b），内部に隔壁あり．

2. 粘液性嚢胞腺腫
- 境界明瞭な多房性腫瘍で，大きな嚢胞内に隔壁や壁在嚢胞を伴う（cyst in cyst）．壁在結節は悪性を示唆する所見．
- 周囲に線維性の被膜をもつ．被膜や隔壁に石灰化を伴うことがある（図2a）．
- MRI では個々の嚢胞が異なった信号を呈する（stained glass appearance，図2b）．

20 粘液産生膵腫瘍（膵管内乳頭腫）
intraductal papillary mucinous neoplasm（IPMN）

▶ MRCPにおけるぶどうの房状の分枝膵管の拡張ならびに主膵管拡張

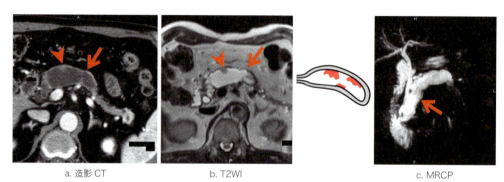

a. 造影CT　　b. T2WI　　c. MRCP

図1　主膵管型のIPMN，75歳男性
造影CT（a）では，全長にわたり主膵管の拡張が低吸収域として描出されている（→）．T2WI（b），MRCP（c）でも主膵管の拡張がみられる（→）．壁在結節様の軟部陰影が多発性にみられる（▶）．

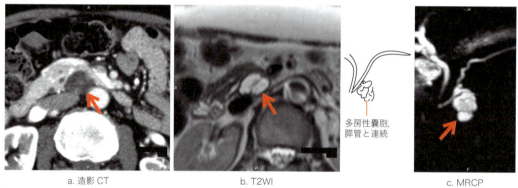

a. 造影CT　　b. T2WI　　c. MRCP

多房性嚢胞，膵管と連続

図2　分枝型のIPMN，70歳女性
造影CT（a）で膵鈎部に低吸収域を認める（→）．T2WI（b），MRCP（c）では分枝膵管に多房性の嚢胞を認める（→）．

臨床と病理

- 高齢男性に好発する膵管内の乳頭状増殖を特徴とする腫瘍．腫瘍細胞は粘液産生能を有する．
- 拡張膵管の部位によって<u>主膵管型</u>（腺腫や癌が多い）と<u>分枝型</u>（過形成が多い）に分類され（図1），分枝型の頻度が高く，膵頭部に好発する．
- 内視鏡では十二指腸乳頭が開大し，粘液の排出がみられることがある．

画像所見

- MRCPが診断に有用で，拡張膵管は高信号，充実部は低信号として描出される（図1c，2c）．
- 主膵管型は<u>主膵管が全長にわたって拡張</u>（図1）．
- 分枝型は膵頭部，特に鈎部に，拡張した分枝膵管が<u>ぶどうの房状</u>に密集（図2）．
- 悪性を示唆する所見として，❶径10 mm以上の主膵管の拡張，❷径30 mm以上の分枝膵管の拡張，❸壁在結節や腫瘍の存在などが重要．

21 急性膵炎・慢性膵炎
acute/chronic pancreatitis

POINT
- 急性膵炎：膵実質の腫大と壊死
- 慢性膵炎：膵石，主膵管拡張，膵実質の腫大や萎縮

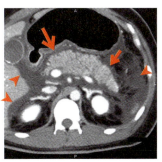

造影 CT

図1 浮腫性膵炎，33歳女性
腫大した膵（→）の周囲（前腎傍腔）に滲出液の貯留を認める（▶）．腎周囲の bridging septa にも肥厚を認める．膵実質の造影不良域はない．

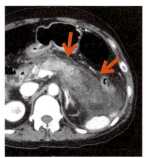

造影 CT

図2 壊死性膵炎，49歳女性
膵は腫大し，体尾部は低吸収で，壊死に陥っている（→）．前腎傍腔に広範な炎症の波及を認める．

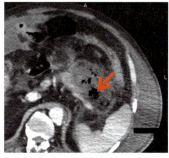

造影 CT

図3 感染性膵壊死，66歳男性
膵には広範に壊死性変化を認め，壊死巣内に感染に伴う air を認める（→）．

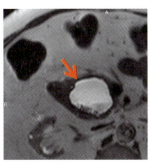

T2WI

図4 慢性膵炎および仮性囊胞，48歳女性
膵頭部に，内腔に debri を有する仮性囊胞を認める（→）．

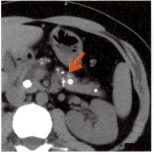

a. 単純 CT

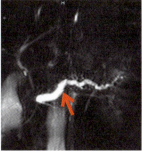

b. MRCP

図5 慢性膵炎および膵石症，38歳女性
単純 CT（a）では，膵はやや萎縮し，膵実質には高吸収に描出される膵石が散在する（→）．MRCP（b）では膵の全長にわたり拡張した主膵管を認める（→）．膵管分枝も拡張している（正常ではほとんど描出されない）．

臨床と病理

1. 急性膵炎
- アルコール多飲，胆石，外傷，虚血などに伴う自己膵の消化．膵実質の浮腫期→破壊期→組織吸収期と進行する．
- 時期や程度によって**浮腫性膵炎**（間質の浮腫，図1）と**壊死性膵炎**（膵実質の壊死，図2）に大別．
- 前腎傍腔の脂肪浸潤，出血，周囲への炎症波及，膵液による組織融解，脂肪壊死と液体貯留など合併．
- 壊死性は予後不良で，壊死巣に感染を合併し（感染性膵壊死，図3），敗血症や多臓器不全を引き起こす．

2. 慢性膵炎
- アルコールなどによる膵液の排泄障害→膵実質の炎症性の破壊（膵実質の脱落，細胞浸潤）→線維性変化→膵の外分泌，内分泌機能の低下（糖尿病発症）に至る．
- 膵全体を侵すが，病変の程度は不均一で，分布や進行度もさまざま．

- 仮性嚢胞，門脈系の狭窄や閉塞，仮性動脈瘤，肝や脾の梗塞を合併することあり．

画像所見

1．急性膵炎

- 所見の全くないものから，腫大，広範に壊死があるものまでさまざま．
- 膵周囲には滲出液貯留，辺縁けばだち（浮腫性膵炎，図1）や脂肪織内に不均一な索状の濃度上昇を認める．
- 壊死部は造影CTで低吸収域として描出される（図2）．感染を合併することあり．
- CTによって急性膵炎の重症度の判定が可能であり，所見は経過によって変化する．

2．慢性膵炎

- USやCTでの膵管内結石（膵石）もしくは膵実質のびまん性石灰化（図5）．
- 主膵管の拡張，膵実質の腫大や萎縮，仮性嚢胞（図4）もみられる．
- ERCPやMRCPでは，主膵管の不整な拡張，陰影欠損（膵石や蛋白栓）を認める（図5b）．
- 限局性の腫瘤を形成する場合があり，腫瘤形成性膵炎と呼ばれ，膵癌との鑑別が困難である（→187頁）．

くらべてみよう

自己免疫性膵炎（autoimmune pancreatitis；AIP）

- 高齢男性に多く，IgG4高値．
- 硬化性胆管炎，硬化性唾液腺炎，後腹膜線維症などの膵外病変が同時もしくは異時性に合併．
- 膵のびまん性腫大（sausage-like appearance）と周囲被膜様変化（capsule-like rim）が特徴的．
- 病変部は造影不良で漸増性の増強効果を示す．狭細化した主膵管が貫通し，T2WIで明瞭（duct penetrating sign）．
- 被膜様変化はCTでは乏血性で遅延造影効果を示し，T2WIでは低信号．
- 限局性の腫瘤を形成し，膵癌との鑑別が困難なこともある．

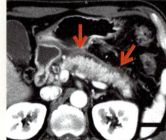

a. 造影CT

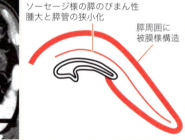

ソーセージ様の膵のびまん性腫大と膵管の狭小化
膵周囲に被膜様構造

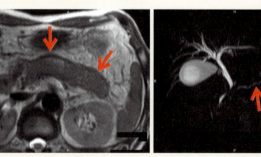

b. T2WI　　c. MRCP

 症例　自己免疫性膵炎，53歳男性．造影CT（a）では膵実質にびまん性の腫大を認め，周囲に低吸収の被膜様構造がみられる（→）．T2WI（b）では周囲の被膜様構造は膵実質より低信号である（→）．MRCP（c）では膵管に不整な狭窄を認める（→）．

第7章 泌尿器

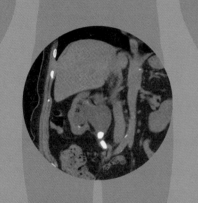

腎，副腎，後腹膜画像のアプローチ ▶ P194

1. 腎嚢胞 ▶ P196
2. 多発性嚢胞腎 ▶ P197
3. 腎癌 ▶ P198
4. 腎動静脈奇形・瘻 ▶ P201
5. 腎血管性高血圧 ▶ P202
6. 副腎腺腫，副腎癌 ▶ P203
7. 褐色細胞腫・傍神経節細胞腫 ▶ P204
8. 神経芽腫 ▶ P205
9. 後腹膜腫瘍 ▶ P206

尿路，前立腺，精巣画像のアプローチ ▶ P207

10. 尿路結石症 ▶ P209
11. 腎盂尿管腫瘍 ▶ P210
12. 馬蹄腎，その他の尿路奇形 ▶ P211
13. 膀胱癌 ▶ P213
14. 前立腺癌 ▶ P214
15. 精巣腫瘍 ▶ P216

腎，副腎，後腹膜画像のアプローチ

腎，副腎，後腹膜の画像解剖

- 後腹膜腔は3つの筋膜により3つのコンパートメントに分けられる．つまり，前腎筋膜，後腎筋膜，外側円錐筋膜により，前腎傍腔，腎周囲腔，後腎傍腔に分けられる（図1）．
- 腎臓および副腎は腎周囲腔に位置し，Gerota筋膜および脂肪組織に囲まれる（図2）．
- 腎臓は皮質，髄質および腎杯，腎盂およびその周囲の脂肪組織，腎動静脈から成る腎門より構成される．
- ヨード造影剤は腎から排泄されるため，CTにおける腎の造影効果は他の臓器とは違ったパターンを呈し，造影剤の注入速度を2～3 mL/秒とした場合，次の時相が観察される（図3）．
  - 30～60秒後：皮質が主に造影される皮髄相（corticomedullary phase）
  - 100～130秒後：腎実質が造影される腎実質相（nephrographic phase）
  - 4～5分後以降：造影剤が排泄される排泄相（excretory phase）
- 副腎は腎の上極に位置し，CTでは逆のV，Y字型の構造として描出される（図4）．

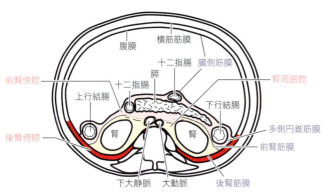

図1 後腹膜の解剖
（Meyers MA：Acute extraperitoneal infection. semi Roentgenol 8：445-464, 1973より）

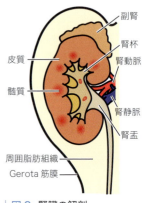

図2 腎臓の解剖

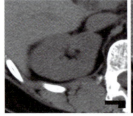
a. 単純CT

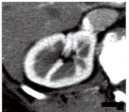
b. 皮髄相

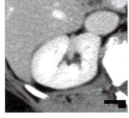
c. 腎実質相

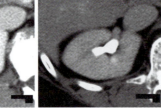
d. 排泄相

図3 腎のダイナミックCT
単純CT（a）では，腎臓は肝臓より若干低吸収を呈する．皮髄相（b）では皮質に強い造影効果を認める．腎実質相（c）では腎実質が均一に造影されている．排泄相（d）では腎盂内に造影剤が排泄されている．

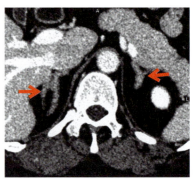
単純CT

図4 正常副腎
副腎はCTで腎の上極に逆のV，Y字型の構造として描出される（→）．

腎腫瘍の鑑別

- 腎の腫瘤性病変ではまず，囊胞性病変か充実性病変かを見極める．
- 腎の腫瘤性病変では囊胞性病変の頻度が高く，充実性病変であれば腎癌が多い．
- 一部，囊胞性を呈する腎癌や他の充実性の良性腫瘍や悪性腫瘍も存在し，鑑別が重要（図5）．
- 囊胞性病変では充実部や壁不整を伴うと悪性腫瘍の可能性が高くなる（→196頁）．
- 充実性病変では腫瘤が限局性か，浸潤性かを評価．
- 限局性腫瘤では，脂肪があれば血管筋脂肪腫である．それ以外では腎癌をはじめ，脂肪の少ない血管筋脂肪腫も含めてさまざまな疾患が鑑別に挙がる．
- 浸潤性病変で多いものは，尿路上皮癌が腎臓に浸潤したもの（多くは乏血性）と浸潤性発育を示す腎癌（多くは多血性）である．
- 悪性リンパ腫や種々の炎症性疾患も浸潤性に発育する．
- 一部の腎盂腎炎や膿瘍なども腫瘤性病変を呈することがあるので，注意が必要．

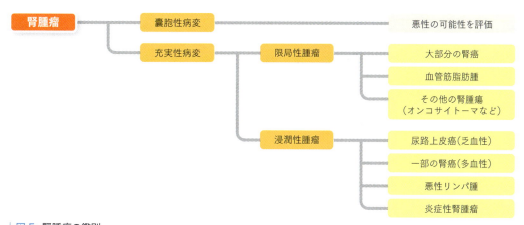

図5 腎腫瘍の鑑別

副腎腫瘍の鑑別

- 副腎に腫瘍をみた場合，まず機能性か，非機能性かを鑑別する（図6）．
- 機能性であれば，分泌されるホルモンに応じて腺腫（まれに癌）か褐色細胞腫かが診断可能．
- 非機能性は小さなものでは腺腫が圧倒的に多いが，まれに転移，非機能性の褐色細胞腫，副腎癌などがある．
- 骨髄脂肪腫は腫瘍内に脂肪が存在するため，診断は容易．

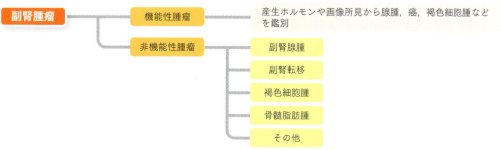

図6 副腎腫瘍の鑑別

1 腎嚢胞
renal cyst

▶壁不整の囊胞や充実部を有する囊胞は腎癌を疑う

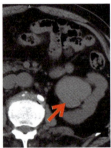

a. 単純CT　　b. 造影CT

図1 complicated cyst, 76歳男性
単純CT（a）では，左腎盂に腎実質より内部均一な高吸収の腫瘤を認める（→）．造影CT（b）では腫瘤の増強効果はない（→）．

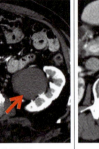

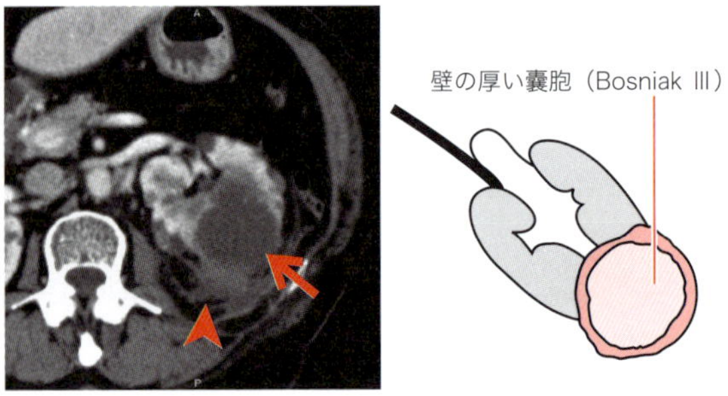

造影CT

図2 左腎感染性囊胞, 69歳女性
左腎に辺縁不整の低吸収域を認める（→）．腎実質には造影不良域があり，炎症が腎にも波及しているものと思われる．周囲脂肪織には炎症波及による濃度上昇が認められる（▶）．

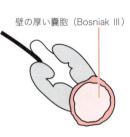

壁の厚い囊胞（Bosniak III）

臨床と病理

- 腎囊胞は加齢とともに増加．後天性の尿細管の閉塞に起因する．
- 囊胞内に感染や出血を合併することがあり（complicated cyst），腎癌との鑑別が問題となる．
- 腎洞部の囊胞は傍腎盂囊胞（parapelvic cyst）と呼ばれ，多発，多房性のことがある（図3）．
- 癌が発生することはきわめてまれだが，腎癌の囊胞変性との鑑別が問題となる．壁不整や充実部の存在，多房性の場合は悪性の可能性が高い．

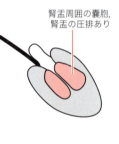

造影CT

図3 傍腎盂囊胞, 74歳女性
正常の腎盂周囲に囊胞を認める（→）．水腎症はみられない．

腎盂周囲の囊胞，腎盂の圧排あり

画像所見

- USでは内部無エコーで，境界明瞭，平滑な腫瘤としてみられる．
- CTでは，造影前は水濃度のCT値で均一，辺縁平滑で，造影効果なし（図1, 2）．
- complicated cyst CTで高吸収を呈したり，MRIでさまざまな信号強度を示す．
- 悪性度の指標としてBosniak分類が用いられる（図4）．

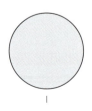
I

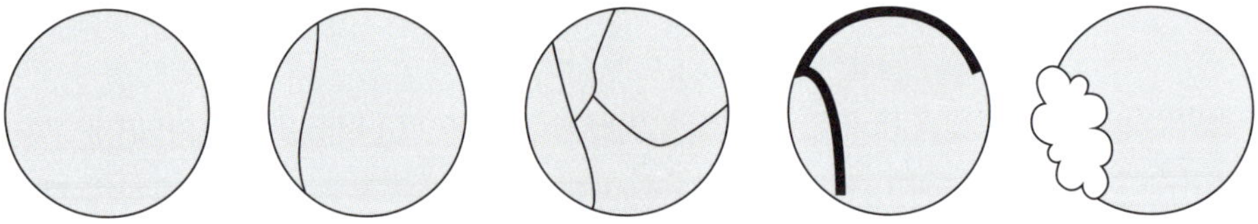

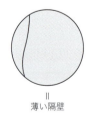
II
薄い隔壁

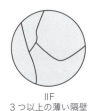
IIF
3つ以上の薄い隔壁
高吸収囊胞

III
厚い囊胞壁，隔壁

IV
明らかな充実部

図4 Bosniak分類
カテゴリーが高くなるほど，悪性の可能性が高くなる．

2 多発性嚢胞腎
polycystic kidney disease (PKD)

POINT
- 先天性（成人型）では腎は腫大し，後天性では萎縮する
- 後天性では腎は萎縮し，腎癌を合併することあり

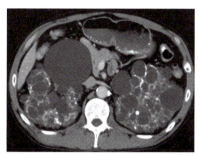

造影CT

図1 先天性（成人型）嚢胞腎，56歳女性
両側腎は腫大し，大小不同の嚢胞を認める．嚢胞辺縁に石灰化が散在．正常腎実質はほとんど認めない．

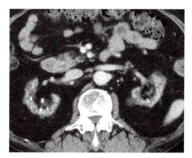

造影CT

図2 後天性嚢胞腎，75歳男性
両側腎は萎縮し，小さな嚢胞が多発している．

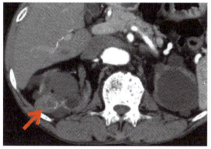

造影CT

図3 後天性嚢胞腎，58歳男性
両側腎に嚢胞が多発する．合併する腎癌は濃染される（→）．

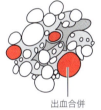

a. 先天性（成人型）　　b. 後天性

図4 先天性嚢胞腎と後天性嚢胞腎
腎内に嚢胞が多発，出血を合併することもある．先天性では腎は腫大（a），後天性では萎縮（b）．

臨床と病理

- 遺伝性で両側腎に多発性に嚢胞が発生する先天性嚢胞腎（常染色体劣性遺伝の乳児型および常染色体優性遺伝の成人型）と後天性嚢胞腎（ACKD）に分けられる（図4）．
- 乳児型の先天性嚢胞腎（ARPKD）では，腎は腫大し小嚢胞を無数に認める．新生児期より症状が出現し，致死的．
- 成人型の先天性嚢胞腎（ADPKD）は肝，膵などにも嚢胞を合併．また30％に脳動脈瘤を合併．
- 結節性硬化症，von Hippel–Lindau病，Caroli病，神経線維腫症でも多発性の嚢胞を認めることがある．
- 後天性嚢胞腎は，長期透析患者でみられ，萎縮した腎に無数の嚢胞が発生し，腎癌合併も多い（図3）．

画像所見

- 乳児型は，US上，両側腎が腫大し，びまん性の高エコーを呈する．
- 成人型は，多発した嚢胞により両腎は腫大し，辺縁は凹凸著明（図1）．嚢胞内に出血や感染を伴うと，CTで高吸収の嚢胞を認める．また，嚢胞壁や萎縮した実質内に石灰化がみられる．
- ACKDでは，腎は萎縮する（図2）．合併する腎癌は造影CTで濃染される（図3）．

3 腎癌
renal carcinoma

POINT
- 多くの腎癌は多血性で，腎静脈，下大静脈への進展やリンパ節転移を認める
- 乳頭状腎癌は乏血性で脂肪の少ない血管筋脂肪腫と鑑別困難

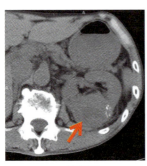
a. 単純 CT

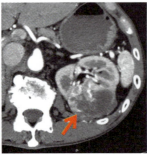
b. ダイナミック CT 皮髄相

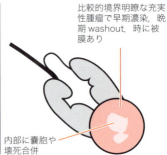

比較的境界明瞭な充実性腫瘤で早期濃染，晩期 washout，時に被膜あり

内部に囊胞や壊死合併

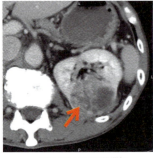
c. ダイナミック CT 排泄相

図1 腎癌，69歳男性
右腎上極に充実性腫瘍を認める（→）．腫瘍は不整に増強されている．内部には壊死も認める．腫瘍は腎に限局している．

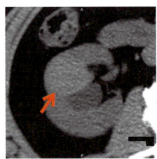
a. 単純 CT

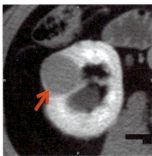
b. 造影 CT

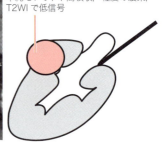

単純 CT でやや高吸収，軽度の濃染，T2WI で低信号

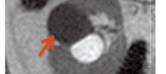
c. T2WI

図2 右乳頭状腎癌，61歳男性
右腎盂中極に単純 CT（a）でやや高吸収の腫瘤を認める（→）．内部は均一で，造影 CT（b）による増強効果は軽度である（→）．T2WI（c）では低信号である（→）．

臨床と病理

- 尿細管上皮由来の腎で最も多い悪性腫瘍.
- 主な組織型は淡明細胞癌（70〜80%），乳頭状腎癌（15%），嫌色素細胞癌（5%）で，ほかに Xp11.2 転座型，集合管癌などがある.
- 最近では無症候性の 3 cm 以下の小腎癌がみつかることが多い.
- CT の最も重要な役割は腫瘍の病期診断（staging）である．病期分類には TNM 分類が使われることが多い.
- 腎静脈，下大静脈へ進展し，腫瘍栓を合併することがある.

画像所見

- 淡明細胞型は多血性で，皮髄相で腫瘍は濃染し，排泄相で周囲より低吸収（図1）.
- 嫌色素型は造影早期に均一な中等度のピーク濃染を認める．乳頭状腎癌の増強効果は弱く，漸増するパターンを呈する（図2）.
- 小さい腫瘍は内部均一，大きい腫瘍は出血・壊死により内部不均一.
- ほとんどの腫瘍は境界明瞭で，小さい腫瘍では腫瘍周囲に被膜をもつ（T2WI で明瞭）.
- 腫瘍の浸潤範囲，静脈内腫瘍栓の有無および範囲，リンパ節転移の有無，遠隔転移の有無をチェックする.

くらべてみよう

血管筋脂肪腫（angiomyolipoma；AML）

- 脂肪組織，平滑筋組織，血管組織の混在した過誤腫．良性腫瘍では頻度が高い．被膜はみられない.
- 結節性硬化症に合併することがあり，その場合は両側性，多発性であることが多い.
- CT または MRI での脂肪の存在の証明が診断根拠となる.
- 5%の症例では，脂肪含有が少なく均一で腎実質よりやや高濃度の腫瘤（AML with minimal fat）として認められる．T2WI で低信号を呈し，乳頭状腎癌との鑑別が困難.
- 小動脈瘤がみられ，破裂することもある.

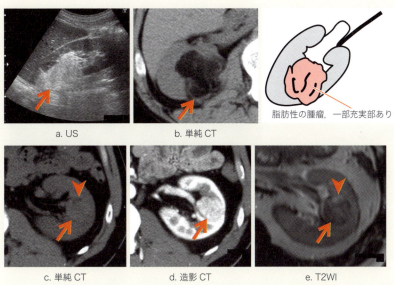

a. US　　b. 単純 CT　　脂肪性の腫瘤，一部充実部あり

c. 単純 CT　　d. 造影 CT　　e. T2WI

a, b：血管筋脂肪腫，69 歳男性．US（a）では，右腎中極に高エコーの腫瘤を認める（→）．単純 CT（b）では脂肪濃度を有する腫瘤影を認める（→）．内部に線状の軟部陰影を認める.

c〜e：脂肪成分の乏しい血管筋脂肪腫．36歳男性．単純CT（c）では左腎中極に周囲よりやや高吸収の腫瘤を認め（→），脂肪成分はごくわずか（➤）．造影CT（d）では腫瘤は均一に増強（→）．T2WI（e）では腫瘤は周囲腎臓より低信号（→）．腫瘤内部に高信号の部分を認め（➤），脂肪を含むと思われる．

オンコサイトーマ（oncocytoma）

- 比較的まれな腎の良性腫瘍．
- 多血性で，腎癌との鑑別困難．嫌色素細胞癌類似の画像所見．
- 径の大きなものでは中心瘢痕を認めることがある．

良性腎腫瘍（オンコサイトーマ），67歳女性．左腎に均一に増強される腫瘤を認める（→）．

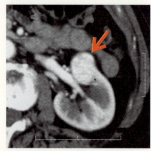

造影CT

腎芽腫〔Wilms 腫瘍（nephroblastoma）〕

- 小児の腎腫瘍の約80％を占め，生後1年以内に発見されたものは予後がよい．
- 両側性が5〜10％，遺伝性が1％にみられる．
- 無虹彩症や泌尿生殖器の奇形を合併することがある．
- USやCTで，内部不均一で境界明瞭な腫瘤がみられる．石灰化はまれ．

Wilms 腫瘍，4歳女児．左腎に境界明瞭な腫瘤を認める（→）．腫瘤の増強効果は軽微，内部に不整な低吸収域あり．

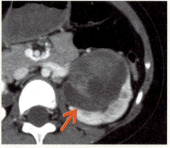

造影CT

急性腎盂腎炎，腎膿瘍（pyelonephritis, renal abscess）

- 上行性尿路感染（大腸菌が多い）により腎実質に血管攣縮，尿細管の閉塞が起こり，腎乳頭を根っことした楔形の造影不良域を呈する．
- 進行すると巣状となり，液化して膿瘍へと進行し，限局性のリング状の増強効果を認める．
- 劇症化して腎実質や被膜下にガスを認めることがあり，気腫性腎盂腎炎と呼ばれる．糖尿病患者に多い．

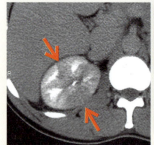 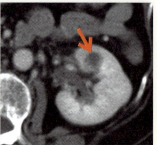

a. ダイナミックCT 腎実質相　　b. 造影CT

a：急性腎盂腎炎，47歳男性．左腎に多発性に楔状の造影不良域を認める（→）．
b：左腎膿瘍，61歳女性．左腎に限局性の低吸収域を認める（→）．中心部が水程度の吸収値である．

4 腎動静脈奇形・瘻
renal arteriovenous malformation and fistula

▶ダイナミック CT 動脈相で多数の蛇行した異常血管

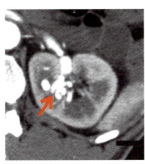
a. ダイナミック CT 動脈相

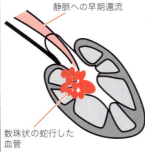

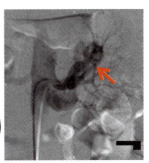
b. 左腎動脈造影

図1 腎動静脈奇形，31 歳男性
ダイナミック CT 動脈相（a）では，左腎腎門部から腎盂周囲に多数の小血管を認める（→）．左腎動脈造影（b）では左腎中極に動静脈奇形および早期の静脈の描出を認める（→）．

臨床と病理
- 先天性のものは多数の蛇行した血管を認めることが多く（cirsoid type），突然の血尿として発症．外傷や手術，生検などに伴うものは瘻を形成することが多い（aneurysmal type）．
- 大量の血尿があれば経カテーテル動脈塞栓術（TAE）が行われるが，先天性は再発が多い．

画像所見
- 単純 CT では出血があれば腎洞内に腎実質と等〜高吸収の病変がみられる．
- ダイナミック CT 動脈相や血管造影で数珠状の蛇行した血管，静脈への早期還流を認める（図1）．

くらべてみよう

腎梗塞
- 腎梗塞の多くは心原性（弁膜症に伴う心房拡大や，心筋梗塞に伴う左心室の異常運動により腔内に血栓を形成）である．
- 腎全体が侵されると，浮腫性変化に伴って腎は腫大する．被膜枝は温存されるため，辺縁の造影は認められることがある（cortical rim sign）．

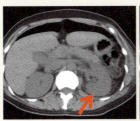
a. 単純 CT

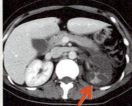
b. 造影 CT

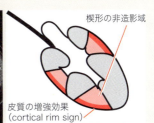

症例 左腎梗塞，30 歳女性．単純 CT（a）で左腎は腫大している（→）．造影 CT（b）で左腎に多発性に低吸収域を認める．辺縁の造影効果は残存している（cortical rim sign, →）．

5 腎血管性高血圧
renovascular hypertension

POINT
▶ 動脈硬化症：近位 1/3 の狭窄
▶ 線維筋性異形成：中心部から遠位部に数珠状の狭窄
▶ 大動脈炎症候群：起始部の狭窄

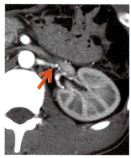 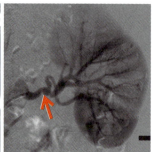 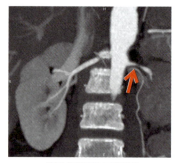

a. ダイナミック CT 動脈相　　　b. 腎動脈造影　　　　　　造影 CT MPR 冠状断像

図1 腎血管性高血圧（線維筋性異形成による腎動脈狭窄），19歳男性
ダイナミック CT 動脈相（a）では，左腎動脈が近位側で狭小化している（→）．腎動脈造影（b）では左腎動脈に数珠状の狭小化を認める（→）．

図2 大動脈炎症候群，9歳女児
左腎動脈近位部に狭窄を認める（→）．

臨床と病理

- 腎動脈狭窄によって二次性の高血圧が発症する．動脈硬化症，線維筋性異形成，大動脈炎症候群などが原因となる（図3）．
- 治療として経皮的血管形成術（PTA）が選択され，ステントが留置されることもある．

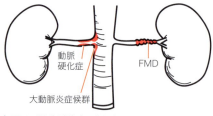

図3 腎動脈狭窄の鑑別

画像所見

- 診断には血管造影が必要だが，最近では非侵襲的な CTA や MRA で診断上十分な画質が得られる．

1. 動脈硬化症
- 腎動脈の狭窄は腎動脈の近位 1/3 に多い．
- 血管造影では腎動脈が全周性に狭窄を示すが，偏心性のこともある．PTA による治療効果は FMD に次ぐ．

2. 線維筋性異形成（fibromuscular dysplasia；FMD）[†]
- 腎動脈狭窄は中心部から遠位部にみられ，半数は両側性である．20〜50歳代の女性に好発，PTA のよい適応．
- 中膜の異形成があり，血管造影で数珠状の狭窄（string of beads sign）がみられる（図1b，→130頁）．

3. 大動脈炎症候群（aortitis syndrome）
- 若い女性に多く，狭窄部は腎動脈の起始部，両側性が多い（図2）．
- PTA の効果は不良．

[†]：腎動脈以外に頸動脈，鎖骨下動脈，腸間膜動脈，腸骨動脈にもみられ，多発することも多い．

6 副腎腺腫，副腎癌
adrenal adenoma, adrenal carcinoma

▶ 腺腫内の微量の脂肪を CT 値（≦10 HU），MRI（chemical shift imaging）で検出する

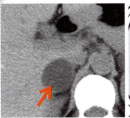
a. 単純 CT

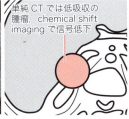
単純 CT では低吸収の腫瘍，chemical shift imaging で信号低下

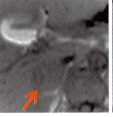
b. MRI in-phase 画像

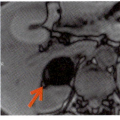
c. MRI opposed-phase 画像

図 1 非機能性副腎腺腫，37 歳女性
単純 CT（**a**）では右副腎に低吸収の腫瘍を認める（→）．MRI in-phase 画像（**b**）では，右副腎腫瘍はやや低信号を示している（→）．MRI opposed-phase 画像（**c**）では腫瘍の信号は著明に低下している（→）．腫瘍が脂肪を含んでいると考えられる．

臨床と病理

- 腺腫は機能性（ホルモン産生能あり）と非機能性に大別され，後者が多い．多くは偶然発見される（偶発腫）．
- 非機能性の腺腫は治療を要さないが，担癌患者では転移との鑑別が重要．
- 機能性腺腫では，分泌されるホルモンの種類によってアルドステロン症や Cushing 症候群が起こる．
- 多くの腺腫は細胞内脂肪（コレステロール）を多く含む．
- 副腎癌は女性に多く，40% は機能性（Cushing 症候群や副腎性器症候群，小児では男性化）．

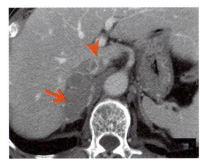

造影 CT

図 2 右副腎癌，68 歳男性
右の副腎に不整な形態の低吸収の腫瘍を認める（→）．壊死は明らかではない．腫瘍は下大静脈に進展している（▶）．

画像所見

- CT での吸収値はさまざまだが，10 HU 以下であれば腺腫の可能性が高い（図 1a）．
- MRI では chemical shift imaging で細胞内脂肪（コレステロール）の存在を証明することで腺腫の確定診断が可能（図 1b，c）．
- ダイナミック CT では早期に濃染し，造影剤の washout が大きい．
- 画像診断で悪性腫瘍（転移など）との鑑別が困難な場合は生検が必要．
- 癌は大きなものが多く（5 cm 以上），内部は不均一で石灰化を 1/3 に認める（図 2）．

くらべてみよう

骨髄脂肪腫（myelolipoma）

- 成熟脂肪組織と骨髄の造血細胞成分から成る副腎の良性腫瘍．
- 好発年齢は 50〜70 歳代で，多くは無症状．
- 肥満，高血圧，糖尿病が高頻度にみられ，Cushing 症候群や ACTH 様免疫活性を有する物質が高値をとる例も報告されている．
- 腫瘍内に脂肪がみられる．石灰化や出血を伴うこともある．

 副腎骨髄脂肪腫，73 歳男性．右副腎に脂肪信号を主体とした腫瘍を認める．被膜様の構造や非脂肪性の充実部分も散見される（→）．

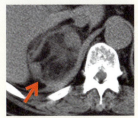
造影 CT

7 褐色細胞腫・傍神経節細胞腫
pheochromocytoma, paraganglioma

- T2WIで強い高信号
- ¹²³I–MIBGシンチグラフィにて陽性像

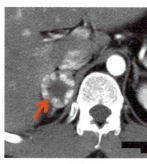
a. 造影CT

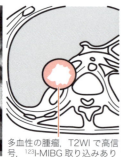
多血性の腫瘤，T2WIで高信号，¹²³I-MIBG取り込みあり

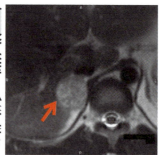
b. T2WI

図1 褐色細胞腫，34歳男性
造影CT（a）では右副腎に多血性の腫瘤を認める（→）．T2WI（b）では腫瘍は高信号を呈している（→）．

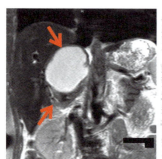
a. T2WI 冠状断像

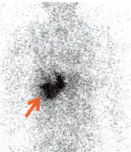
b. ¹²³I-MIBGシンチグラフィ

図2 56歳女性，褐色細胞腫
右副腎領域に腫瘤を認め，T2WI（a）で高信号である（→）．これは内部の囊胞変性による．¹³¹I-MIBGシンチグラフィ（b）でも実質部に強い取り込みを認める（→）．

臨床と病理

- 副腎髄質（褐色細胞腫）や傍神経節（傍神経節細胞腫）などのクロム親和組織から発生し，カテコールアミンを分泌．
- 副腎外，悪性，両側性，多発性がそれぞれ10％ずつ存在する（rules of 10）．
- MEN2A†，MEN2B†，von Hippel–Lindau病（→26頁）でみられることあり．
- 腫瘍内に出血や囊胞性変化を示す例が多い．

†：MEN：多発性内分泌腫瘍症．MEN2A：褐色細胞腫，甲状腺髄様癌，副甲状腺腫（＝Sipple症候群）．MEN2B：褐色細胞腫，甲状腺髄様癌，Marfan様体型．

画像所見

- CTでは多血性で，壊死も高頻度（図1a）．
- MRIではT1WIで低信号，T2WIで非常に高い信号強度を示す（図1b, 2a）．
- ¹²³I–MIBGシンチグラフィでの取り込みあり（図2b）．
- ホルモン産生を認める場合，診断は容易だが，ホルモン非産生性の腫瘍の場合，副腎の悪性腫瘍や副腎近傍から発生した傍神経節細胞腫との鑑別は困難．

8 神経芽腫
neuroblastoma

▶小児にみられる巨大腹部腫瘤，石灰化が高頻度

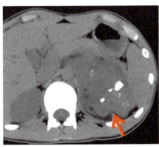
a. 単純CT

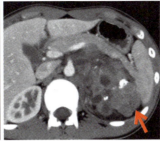
b. 造影CT

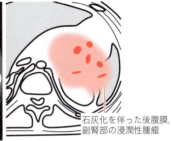
石灰化を伴った後腹膜，副腎部の浸潤性腫瘤

図1 神経芽腫，15歳男性
単純CT（a）では後腹膜に石灰化を有する腫瘍を認める．造影CT（b）では腫瘍は不整に増強されており，内部に壊死と思われる低吸収域を認める．

臨床と病理
- 小児期に最も多い腹部腫瘍で多くは2歳までに発症．副腎＞後腹膜＞縦隔＞頸部に多い．
- 70％に転移を認め，リンパ節，骨髄，骨，肝に多い．
- 悪性度が各々の腫瘍で極端に異なり，1歳未満の例では自然退縮，消失もみられ，神経節芽腫，神経節腫に分化．アポトーシスが関与していると考えられる．

画像所見
- 浸潤性の軟部腫瘤で，単純CTにて80％に石灰化あり（図1）．
- ^{123}I-MIBGシンチグラフィにて高頻度に集積を認める．

くらべてみよう

副腎転移（adrenal metastasis）
- 肺癌，乳癌，腎癌，悪性黒色腫で多い．
- chemical shift imagingが腺腫との鑑別に有用．

 肝細胞癌の副腎転移，74歳男性．左腎の上前方に不均一に増強される巨大な腫瘤を認める（→）．

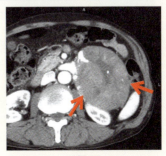
造影CT

9 後腹膜腫瘍
retroperitoneal tumors

▶ 良性では神経原性腫瘍，リンパ管腫，悪性では脂肪肉腫，平滑筋肉腫，悪性線維性組織球腫が多い

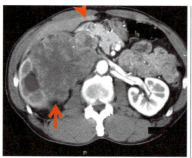

造影 CT

図1 後腹膜腫瘍（脂肪肉腫），55歳男性
右腎の内側に巨大な腫瘤性病変を認める（→）．内部は不均一である．明らかな脂肪は認めない．膵臓は前方に圧排されている（➤）．右の水腎症も認める．

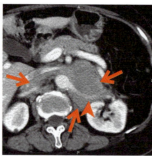

a. 造影 CT

図2 後腹膜悪性リンパ腫，70歳女性
造影 CT（a）では，後腹膜腔において腹部大動脈左側から左腎門部にかけて広がる腫瘍を認める（→）．大動脈は腫瘍に取り囲まれ，腫瘍内を血管が貫通している（vessel penetrating sign，➤）．

臨床と病理

- 後腹膜腔に発生した発生臓器のはっきりしない腫瘍．無症状で，発見時には巨大なことが多い．
- 良性では神経原性腫瘍，リンパ管腫，悪性では脂肪肉腫（図1），平滑筋肉腫，悪性線維性組織球腫が多い．
- 後腹膜のリンパ節腫大では悪性リンパ腫（図2）や転移，Castlemanリンパ腫が多い．

画像所見

- 脂肪腫，高分化型の脂肪肉腫，奇形腫では脂肪を認める．脂肪肉腫で脂肪を認めないものもある（図1）．
- 一般に大きいもの，辺縁が不整なものや境界が不明瞭なもの，内部性状が不均一な場合は悪性を疑う．
- 神経原性腫瘍は神経に沿った進展を示すことが多い．
- リンパ腫では腫瘍内を血管が貫通することがある（vessel penetrating sign，図2）

くらべてみよう

後腹膜線維症（retroperitoneal fibrosis）

- 後腹膜の線維組織の慢性炎症性増殖．IgG4関連疾患が多い．
- 腹部大動脈瘤，悪性腫瘍，自己免疫性疾患，系統的線維性疾患，感染，出血，放射線照射に続発することあり．
- 40～60歳前後に好発し，男性に多い．
- 大動脈から周囲に軟部陰影を認め，慢性期には線維化のため，T2WIでは低信号，造影CTで遷延性濃染を示す．

 症例　後腹膜線維症，81歳男性．大動脈周囲には軟部陰影が認められる（→）．尿管の拡張もみられる（➤）．

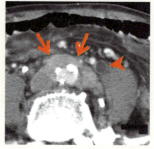

造影 CT

尿路，前立腺，精巣画像のアプローチ

尿路の画像解剖

- 尿管には腎盂尿管移行部（UPJ），腸骨動静脈との交差部，尿管膀胱移行部（VUJ）の3か所に生理的狭窄部位がある．
- 尿管結石はこの生理的狭窄部位に認めることが多い．
- 血尿の精査には薄いスライスで尿路全体を撮像する CT urography が有用．

水腎症の画像所見

- 尿路の閉塞が起こると腎盂内圧は上昇し，腎盂と腎杯の拡張が起こる（図1）．腎実質は腎盂内圧の上昇により菲薄化する（図2）．
- 排泄機能のない水腎症は造影剤が排泄されないため，排泄性尿路造影（IVU）では描出されないが，MR urography では描出可能．
- 膀胱は頭側のみ腹膜に覆われ，ほかは脂肪に囲まれる．尿管は三角部に開口（図3）．
- 膀胱は造影剤を用いることにより粘膜下層が高信号となり，筋層と区別される．

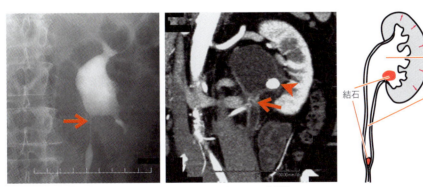

a. 尿路造影 b. 造影CT冠状断像

図1 左腎盂尿管移行部狭窄に伴う水腎症，54歳男性
左尿管移行部で狭小化を認め（→），左水腎症がみられる．腎盂内に結石を認める（▶）．

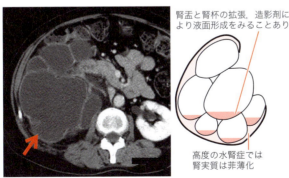

造影CT

図2 尿管腫瘍による右水腎症および無機能腎，56歳男性
右腎の腎杯・腎盂・尿管は著明に拡張している（→）．腎皮質は菲薄化し，無機能腎の状態である．

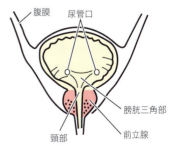

図3 膀胱と前立腺

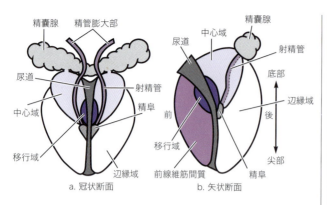

a. 冠状断面　　b. 矢状断面

図4 前立腺の層構造
前立腺は移行域，中心域，辺縁域に大別され，中心域と移行域とを合わせて内腺と呼ぶ．辺縁域はT2WIで高信号を呈する．

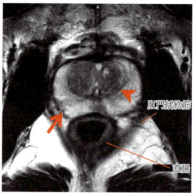

図5 前立腺（軽度の前立腺肥大あり）のMRI，58歳男性
辺縁域（外腺）は高信号（→），移行域と中心域は類似した低信号を呈するため，合わせて内腺と呼ばれる（▶）．

水腎症の鑑別

- 水腎症には閉塞性と非閉塞性がある．
- 閉塞性では結石や尿路腫瘍によることが多いが，血管や尿路以外の腫瘍，子宮内膜症なども原因となる．

前立腺，精巣の画像解剖

- 前立腺は移行域（transitional zone），中心域（central zone），辺縁域（peripheral zone）に分かれる（図4）．
- 移行域と中心域はT2WIで類似した低信号を呈するため，中心域と移行域とを合わせて内腺（inner gland）と呼び，辺縁域は外腺（outer gland）と呼ばれる（図5）．
- 癌は主に外腺から発生し，前立腺肥大は内腺に起こる．
- 前立腺背側の5時，7時の位置に神経血管束を認め，癌が浸潤する経路となる．
- 精巣はT2WIで高信号で，精巣上体は低信号を呈する（図6）．

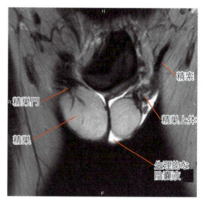

T2WI 冠状断像

図6 精巣のMRI

◉経直腸超音波検査

- 前立腺の検査には7.5 MHzの探触子を用いる経直腸超音波検査（transrectal ultrasonography；TRUS）が用いられる．内腺は高エコー，辺縁域は低エコーを呈する．
- またTRUSは，前立腺生検のガイドとしても利用される．病変部位が明らかでない場合は，両葉の基部から尖部まで計6か所から組織を採取する（sextant biopsy）のが基本的な手法である．

10 尿路結石症
urolithiasis

▶ 単純CTで診断は容易で,尿管の生理的狭窄部に停滞

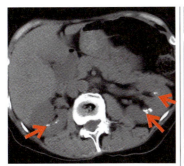
単純CT
図1 尿路結石,53歳女性
両側腎に結石が散見される(→).

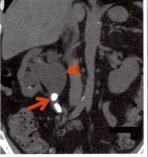
単純CT 冠状断像
図2 右尿管結石とそれによる水腎症,63歳女性
右尿管に多発性に結石を認め(→),腎盂～上部尿管は拡張している(▶).

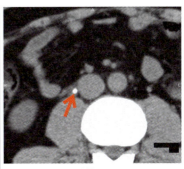
単純CT
図4 尿路結石,32歳男性
結石嵌頓部の尿管は浮腫のため肥厚する(soft tissue rim sign,→).

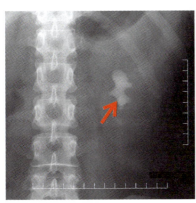
a. 単純X線

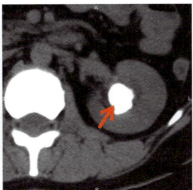
b. 単純CT

図3 サンゴ状結石,49歳女性
単純X線(a)では左腎にX線不透過の結石が散見される(→).単純CT(b)では左腎に結石を認める(→).左腎の結石は鹿角様であり,いわゆるサンゴ状結石である.

臨床と病理

- 30～60歳代の男性に多い.左右差はなく10～20%は両側性.結石が尿路に嵌頓すると激しい痛みを生じる.
- 結石の成分はカルシウム塩から成るものが多い.
- X線の透過性はリン酸石,シュウ酸石で低く(X線陽性),シスチン石,尿酸石で高い(X線陰性).
- 腎盂腎杯を埋めつくし,鹿角様に見えるサンゴ状結石(図3)は感染が原因のことが多い.
- 尿管結石は腎結石が落下したものであり,生理的狭窄部〔腎盂尿管移行部(UPJ),腸骨動静脈との交差部,尿管膀胱移行部(VUJ)〕に停滞する(→207頁).
- 5 mm以下の結石の多くは自然に排石する.

画像所見

- 90%以上の結石はX線不透過性で,単純CTでほぼ診断可能(図1～3).
- 尿管結石(図2)では,結石の中枢側の尿管の拡張,水腎症を合併する.
- 結石嵌頓部の尿管は浮腫のため肥厚する(soft tissue rim sign,図4).
- 最新のdual energy CTでは管電圧によって成分の吸収値が変化することから,結石の成分を推定可能.

11 腎盂尿管腫瘍
urothelial carcinoma

POINT
- 診断に CT urography が有用
- 多くの腎盂尿管腫瘍は乏血性で多発する

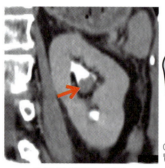
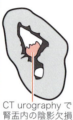

造影 CT 排泄相冠状断像

図1 腎盂尿管腫瘍，76歳男性
左腎盂に排泄された造影剤の陰影欠損を認め，腎盂腫瘍に一致する（→）．

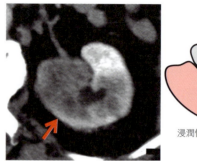
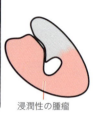

造影 CT

図2 左腎盂腫瘍，83歳男性
左腎がやや腫大し，不整な乏血域を認める（→）．

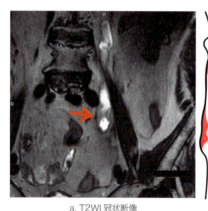
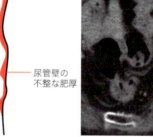
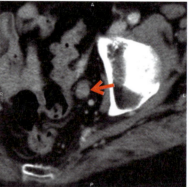

a. T2WI 冠状断像　　　　　　　　　　　b. 造影 CT

図3 左尿管腫瘍，80歳女性
T2WI 冠状断像（a）では左尿管に腫瘍を認め（→），中枢側の尿管は拡張している．造影 CT（b）では尿管の走行に一致して軟部陰影を認める（→）．

臨床と病理
- 腎盂尿管癌の 90% は尿路上皮癌で，そのうち 30% は多中心性である．
- 腎盂尿管の尿路上皮癌の 85% は乳頭型であり，浸潤度，悪性度は低い．
- 非乳頭型の尿路上皮癌や，慢性炎症や結石を背景に発生する扁平上皮癌，腺癌は，浸潤性に発育し，転移を起こしやすく予後不良．

画像所見
- CT urography が診断に有用．
- 早期の腎盂癌は腎盂内の不整な欠損像としてみられる（図1）．
- 腎盂癌は進行すると傍腎盂脂肪や腎実質に浸潤し，辺縁不整な乏血性腫瘤として認められる（図2），腎癌や悪性リンパ腫と鑑別が困難．
- 尿管癌は CT で拡張した尿管の遠位端に軟部陰影を認めることにより診断可能（図3）．

12 馬蹄腎，その他の尿路奇形
horseshoe kidney and typical urinary tract malformations

▶ 馬蹄腎は水腎症，結石や尿路感染を合併

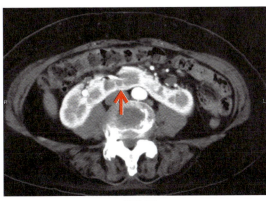

a. 造影CT

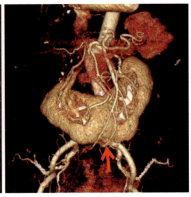

b. 3D–CT VR

図1 馬蹄腎，48歳男性
両側腎が大動脈の前方で融合している（→）．腎門は前方を向いている．

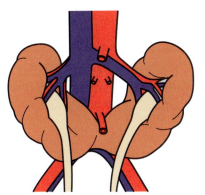

図2 馬蹄腎

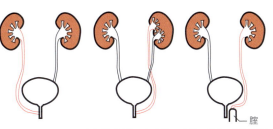

尿管が膀胱頸部に開口

重複腎盂尿管の完全型（腎盂が2つ，尿管も2つある）

女児の場合，腟に開口し，尿失禁が持続する場合がある

図3 代表的な尿管異所開口の例

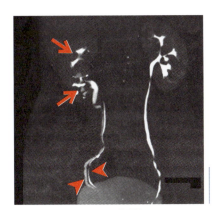

造影CT冠状断像

図4 右重複腎盂尿管，55歳男性
右は重複腎盂尿管となっており（→），右腎下極の腎実質は萎縮している．重複尿管には特に拡張を認めず，膀胱まで合流を認めない（▶）．

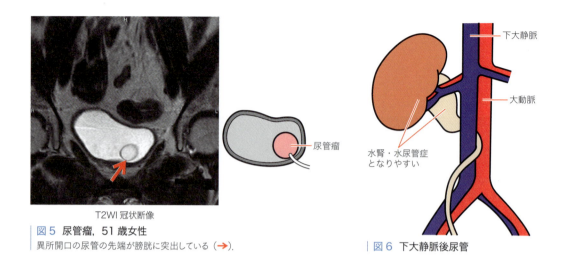

T2WI 冠状断像

図5 尿管瘤, 51歳女性
異所開口の尿管の先端が膀胱に突出している（→）．

図6 下大静脈後尿管

臨床と病理

1. 馬蹄腎
- 馬蹄腎は発生の過程で両腎下極が峡部（isthmus）で融合した奇形で，腎盂は腹側を向く（図2）．
- 腎盂尿管移行部の閉塞や峡部の通過不良による水腎症，結石や尿路感染を合併することがある．
- 峡部は通常，腎実質から成るが，線維組織から成る場合もある．

2. 重複尿管（ureteral duplication）
- 2本の尿管が膀胱への開口前に合流する不完全型と，尿管が別々に開口する完全型に分けられる（図3, 4）．
- 腎上部の segment の尿管は，腎下部の segment からの尿管より膀胱の遠位に開口する．つまり2本の尿管は途中で交差する（Weigert–Meyer の法則）．
- 膀胱内に異所開口するときに尿管瘤をつくることが多い（図5）．膀胱外の尿道，腟，会陰部などに異所開口し，失禁の原因となる．

3. 腎の位置異常（renal malposition）
- 腎が骨盤内にとどまる骨盤腎と，胸腔内まで上行する胸腔腎が多い．
- 左側に多く，膀胱尿管逆流（vesicoureteral reflux；VUR），水腎症，対側腎無形成などを合併．
- 一方の腎が対側に変位するものを交差腎（crossed ectopy）と呼ぶ．
- 変位した腎は下方に位置し，対側腎と融合する場合としない場合がある．

4. 下大静脈後尿管（retrocaval ureter）
- 大静脈の発生異常によって尿管が下大静脈の後方を走行する奇形（図6）．
- 水腎症の原因となる．

画像所見
- 馬蹄腎は IVU で腎長軸の偏位と腎盂の腹側への異常回転がみられる．CT で峡部が確認される（図1）．
- 尿管瘤は膀胱内に囊胞として認められる（図5）．
- 下大静脈後尿管では右尿管の異常屈曲と頭側の拡張，水腎症を認める．

13 膀胱癌
bladder cancer

- MRI で筋層浸潤の程度を評価
- 腫瘤はダイナミック MRI で濃染され，DWI で高信号

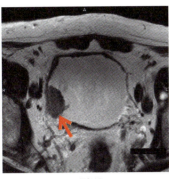
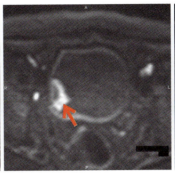
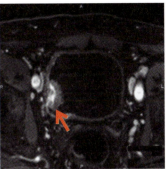

a. T2WI　　　　　　　　　b. DWI　　　　　　　　　c. ダイナミック MRI

図1　膀胱癌 T2，71歳男性
T2WI（a）では膀胱右側壁に乳頭状の腫瘤を認める（→）．DWI（b）では粘膜面に高信号を認める（→）．ダイナミック MRI（c）では腫瘍の増強効果を認める（→）．粘膜下の増強効果が強い．明らかな深部浸潤は認めない．

臨床と病理

- 尿路上皮癌が90％以上を占め，膀胱三角部に多い．
- しばしば同時性，異時性に多発する．
- 扁平上皮癌はまれだが，慢性感染や膀胱憩室の患者に続発し，浸潤性で予後不良．
- 筋層浸潤の程度は経尿道的切除術（TUR）で組織学的に判断される．
- 多くの筋層非浸潤癌（〜T1）は TUR で治療されるが，筋層浸潤癌（T2〜）では膀胱全摘が必要である．

画像所見

- CT や MRI の役割は病期診断，特に深達度診断をすることである．
- 腫瘍は内腔に突出する隆起像，限局性もしくはびまん性の壁肥厚像を示し，DWI で高信号（図1）．
- 膀胱腫瘍は血流が豊富で，ダイナミック CT 動脈相で濃染され，膀胱粘膜との関係が明瞭となる．

くらべてみよう

尿膜管癌（urachal cancer）

- 膀胱頂部に発生する膀胱癌では，尿膜管由来の腺癌のことがある．
- 点状の石灰化を伴うことが多い．

 尿膜管癌，40歳男性．膀胱頂部に点状の石灰化を伴う腫瘍を認める（→）．

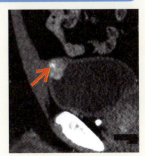

造影 CT 矢状断像

14 前立腺癌
prostate cancer

- 癌は辺縁域に発生することが多い
- DWI が有用

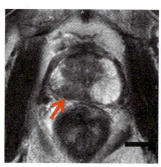
a. T2WI

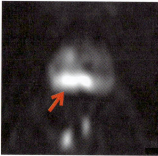
b. DWI

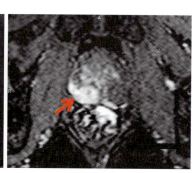
c. ダイナミック MRI

図1 前立腺癌, 73歳男性 (PSA 8.2 ng/mL)
T2WI (**a**) では辺縁域の左側に低信号域を認める (→). 明らかな被膜外への進展はみられない. DWI (**b**) では腫瘍は高信号を示している (→). ダイナミック MRI (**c**) では早期相で強い濃染を認める (→).

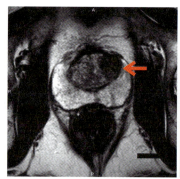
a. T2WI

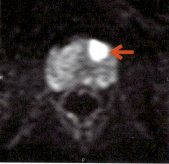
b. DWI

図2 多発性の前立腺癌, 69歳男性 (PSA 7.0 ng/mL)
T2WI (**a**) では辺縁域には明らかな異常信号はみられないが, 左の移行域に均一な低信号域を認める (→). DWI (**b**) では明瞭な高信号として描出されている (→).

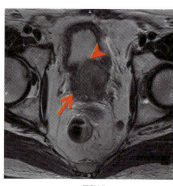
a. T2WI

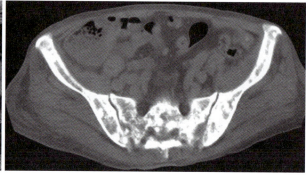
b. 単純 CT (骨条件)

図3 前立腺癌, 67歳男性 (PSA 96 ng/mL)
T2WI (**a**) では, 前立腺に被膜外浸潤する腫瘍を認め (→), 膀胱浸潤も認める (▶). 左内腸骨リンパ節の腫大がみられる. CT (**b**) では骨盤骨にびまん性の骨硬化像を認め, 硬化性の骨転移の所見である.

臨床と病理

- 癌のなかでは比較的予後がよい．欧米同様，わが国でも増加．
- 前立腺特異抗原（PSA）によるスクリーニングで早期発見が可能．
- 発生部位は辺縁域が70％以上だが，内腺（移行域および中心域）にも30％程度みられ，診断困難（図4）．
- PSAの値，分化度（Gleasonスコア），T stageならびに年齢などで治療法を決定する．
- 前立腺癌のなかには比較的進行が緩徐で，寿命に影響をきたさないと考えられる癌も存在する（ラテント癌）．

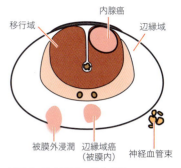

図4 前立腺癌の発生部位

画像所見

- 辺縁域に発生した癌は，T2WIで高信号の辺縁域内の低信号域として描出され（図1），診断容易だが，内腺癌の診断はやや困難（図2）．
- DWIでは高信号（拡散の制限）として描出され，辺縁域および移行域双方の診断に有効（図1, 2）．
- ダイナミックMRIで早期濃染を認める（図1）．
- MRIでは被膜浸潤（T3）ならびに精嚢浸潤（T3b）の評価が重要．
- 生検後やホルモン療法中の患者では，画像に修飾がみられ診断困難．
- 被膜外へ進展すると前立腺の辺縁の不整，および腺周囲脂肪組織の濃度上昇が認められる．
- 骨転移の頻度が高く，造骨性のことが多い（図3）．

くらべてみよう

前立腺肥大症（benign prostatic hyperplasia；BPH）

- 前立腺の移行域には加齢とともに内腺の腫大が進行し，辺縁域は相対的に圧排され菲薄化する（図5）．
- 病理学的には，間質の筋線維の増殖と腺組織の増殖が混在する．
- TRUSやMRIで対称性の内腺の結節状の腫大がみられる．

 前立腺肥大，66歳男性．前立腺移行域領域が拡大している（→）．辺縁域は菲薄化している．

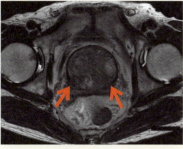

T2WI

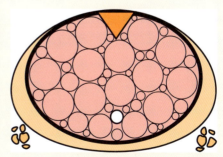

図5 移行域（内腺）の増大と辺縁域の菲薄化

15 精巣腫瘍
testicular tumor

POINT ▶最初に転移するリンパ節は傍大動脈リンパ節である

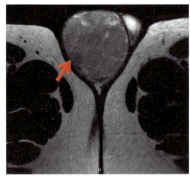
T2WI

図1 セミノーマ，29歳男性
右の精巣は腫大し，境界明瞭な腫瘍を認める（➡）．内部は比較的均一．

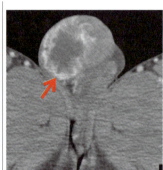
a. 造影CT

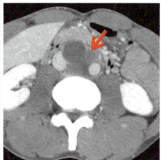
b. 造影CT 傍大動脈レベル

図2 非セミノーマ（混合組織型），47歳男性
造影CTでは右の精巣は腫大し，内部が不整な腫瘍を認める（a, ➡）．傍大動脈にも低吸収のリンパ節転移を認める（b, ➡）．

臨床と病理

- 青年男性に好発し，白人に多い．停留睾丸や胎児期のエストロゲン曝露，精巣微石症などはリスクファクター．
- 90%以上は胚細胞腫瘍で，臨床上はセミノーマ，非セミノーマ（胎児性癌，卵黄嚢癌，絨毛癌，奇形腫の少なくとも1種類が含まれるもの，40%は混合組織型）に分類される．
- 腫瘍マーカーは胎児性癌ではAFPやhCGが上昇，セミノーマは陰性．
- 初診時すでに20～30%に転移が発見され，傍大動脈リンパ節（図2b）や骨盤内，縦隔や鎖骨上の遠位リンパ節に転移がみられる．
- 50歳以上では悪性リンパ腫（びまん性大細胞型B細胞性リンパ腫）が多い．

画像所見

- セミノーマは分葉状，多結節状で線維性隔壁あり．壊死や出血はあっても軽度（図1）．
- 非セミノーマは壊死，出血を伴いやすく内部不均一である（図2）．
- 悪性リンパ腫は内部均一で，精巣にびまん性に広がり，精巣上体や精索に浸潤することが多い．

くらべてみよう

停留睾丸（retained testicle）

- 主に睾丸下降のルート内に存在し，腹腔内（25%），鼠径管内（75%，図），陰嚢前（まれ）に分類される．
- 合併症として悪性化（正常精巣の3～14倍），男性不妊，捻転が挙げられる．

 症例 両側停留睾丸，15歳男性．両側鼠径管内に精巣および精巣上体と思われる構造を認める（➡）．

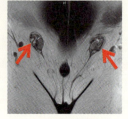
T2WI 冠状断像

第 8 章
女性

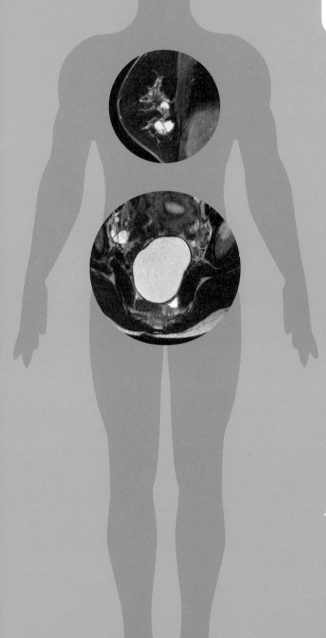

子宮，卵巣画像のアプローチ ▶ P218

1. 子宮筋腫 ▶ P220
2. 子宮腺筋症，内膜症性嚢胞 ▶ P221
3. 子宮頸癌 ▶ P223
4. 子宮体癌 ▶ P224
5. 成熟嚢胞性奇形腫 ▶ P225
6. 嚢胞腺腫，嚢胞腺癌 ▶ P226
7. 悪性卵巣腫瘍 ▶ P227
8. 双角子宮，腟閉鎖 ▶ P230

乳腺画像のアプローチ ▶ P231

9. 乳癌 ▶ P233
10. 乳腺の良性腫瘤 ▶ P235

子宮，卵巣画像のアプローチ

画像解剖のポイント

- 産婦人科領域の画像診断は，US がまず施行され，必要に応じて MRI，CT が行われる．
- 子宮の大きさは女性ホルモンに依存し，性成熟期女性で大きいが，ホルモン産生腫瘍やホルモン製剤投与があれば若年者や高齢者でも腫大する．
- 生殖可能年齢では，T2WI 矢状断像で子宮は体部と頸部，内膜と筋層を区別でき，体部には 3 層構造（高信号の内膜，子宮筋層の最内層とされる低信号の junctional zone，中等度の信号を呈する筋層）がみられる（図1a）．T1WI では層構造はみられない．
- 子宮頸部と骨盤壁の間には基靱帯がみられ（図1b），子宮頸癌の骨盤壁への進展経路である．
- 卵巣は，❶表面を覆う円柱上皮，❷性索間質と呼ばれるホルモンをつくる細胞，❸胚細胞（卵細胞），❹結合組織から成る卵巣間質から構成され，胚細胞の周りを性索間質細胞が取り囲んで卵胞を形成している（図2）．
- MRI では，卵巣は性成熟期に 90％程度で同定可能．子宮両側にある間質の辺縁部に，低～中等度の信号を示した数個の小さな嚢胞状の卵胞や黄体が並ぶ 2〜3 cm の構造として描出される（図3）．

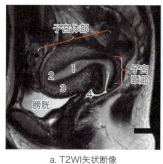
a. T2WI 矢状断像

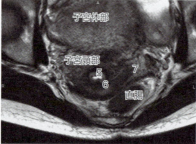
b. T2WI 子宮頸部レベル

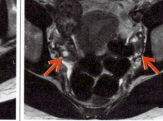
T2WI

図1 正常子宮の MRI
1：子宮内膜，2：junctional zone，3：子宮筋層，4：腟，5：頸管内膜，6：頸部間質，7：基靱帯
矢状断像（a）では高信号を示す子宮内膜，低信号を示す junctional zone，中等度信号を示す筋層子宮の 3 層構造が明瞭である．子宮頸部レベル横断像（b）では，子宮頸部と骨盤壁の間に基靱帯がみられる．

図3 正常卵巣の MRI
卵巣は子宮の両側に，数個の小さな嚢胞状の卵胞や黄体が並ぶ 2〜3 cm の構造として描出される（→）．

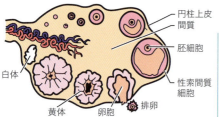

図2 卵巣の構造と卵巣腫瘍の発生
卵巣は表面を覆う円柱上皮，性索間質と呼ばれるホルモンをつくる細胞，胚細胞（卵細胞），結合組織から成る卵巣間質（髄質）から構成される．胚細胞の周りを性索間質細胞が取り囲んで卵胞を形成している．卵巣の腫瘍はこの 4 つの成分のいずれからも発生し，円柱上皮および卵巣間質から発生したものをまとめて表層上皮性間質性腫瘍，性索間質から発生したものを性索間質性腫瘍，胚細胞から発生したものを胚細胞性腫瘍という．

子宮病変の鑑別（図4）

- 子宮体部病変では子宮内膜由来か，筋層由来かをまず鑑別する．
- 筋層由来では子宮筋腫が最も多く，腺筋症が続く．子宮肉腫などはきわめてまれ．
- 筋腫と腺筋症の鑑別のポイントは，筋腫には被膜があるため境界明瞭であるが，腺筋症では周囲筋層との境界が不明瞭であること．
- 子宮内膜の病変は多くが子宮体癌であり，その他の病変（内膜ポリープ，子宮内膜増殖症など）はまれ．

- 粘膜下筋腫は筋層由来であるが，子宮内腔に発育するため，要注意．
- 子宮頸部病変はナボット囊胞などの良性病変を除けば，多くは子宮頸癌である．

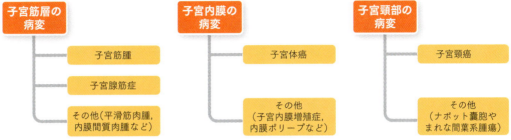

図4 子宮病変の鑑別

卵巣病変の鑑別（図5）

- 卵巣は囊胞性疾患と充実性疾患に大別される．囊胞性は機能性囊胞や貯留囊胞が多いが，囊胞腺腫などの腫瘍性病変もみられる．充実性は多くが腫瘍性である．
- 囊胞性は良性が多いが，囊胞の一部に充実部がみられた場合，悪性の可能性が高い．
- 充実性良性腫瘍では莢膜細胞腫，線維腫，硬化性間質性腫瘍，Brenner腫瘍などがみられ，T2WIで低信号を呈する．
- 多房性囊胞では，粘液性腫瘍，内膜症性囊胞，大腸癌卵巣転移，卵巣甲状腺腫などを鑑別．
- 性索間質腫瘍ではホルモンを産生することがある（顆粒膜細胞腫や線維腫のエストロゲン，Sertoli–Leidig 細胞腫のアンドロゲン）．
- 未分化胚細胞腫はLDH・ALP，卵黄囊腫瘍はAFP，胎児性癌はhCGが上昇する．

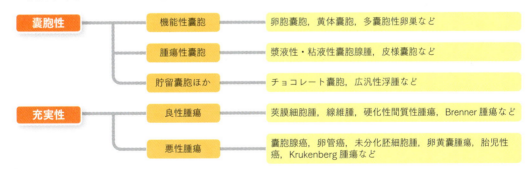

図5 卵巣病変の鑑別
卵巣腫瘍の病理学的分類は227頁を参照．

◉多囊胞性卵巣（polycystic ovary syndrome；PCOS）

卵巣の表面が肥厚し排卵が行われず，滞留した卵胞によって卵巣が多囊胞化したもの．過度の肥満によってインスリン抵抗性物質が分泌され，血中インスリンの上昇で男性ホルモンの産生過剰を招き，黄体形成ホルモン（LH）が高値となるとの説が有力．

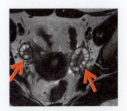

両側卵巣は腫大．被膜肥厚，多発性の卵胞あり（→）．

1 子宮筋腫
uterine myoma

▶ T2WI で境界明瞭な低信号を呈し診断は容易だが，バリエーションも多い

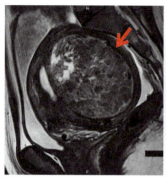

a. T2WI矢状断像　　　　b. T1WI

図1 子宮筋腫，41歳女性
T2WI 矢状断像（a）では，境界明瞭な低信号腫瘤を子宮漿膜下に認める（→）．内部に一部変性による高信号を認める．T1WI（b）では腫瘍周囲の被膜に血管による flow void を認める（→）．

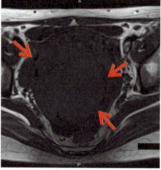

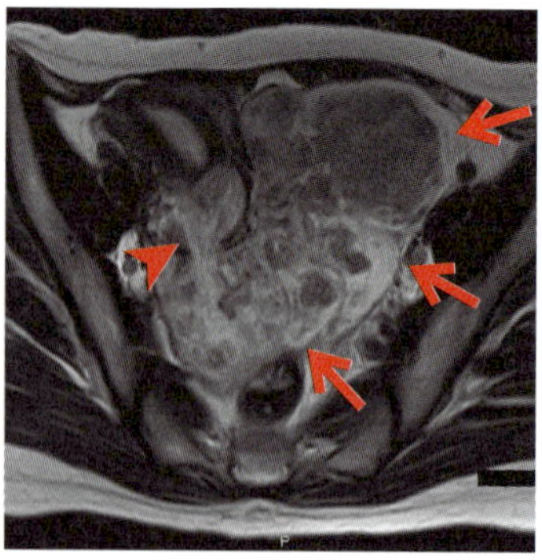

T2WI

図2 変性漿膜下筋腫，46歳女性
子宮外に不整な高信号を呈する腫瘤を認める（→）．一部低信号もみられる．卵巣腫瘍との鑑別が問題となるが，子宮との連続が明らか（▶）．

臨床と病理

- 子宮平滑筋由来の良性腫瘍で，非常に頻度が高い．女性ホルモン依存性．
- 発生部位によって，漿膜下，筋層内，粘膜下に分類（図3）．
- 漿膜下筋腫は症状に乏しいが，巨大になることがある．
- 粘膜下筋腫は症状が出やすい．子宮頸管や腟に脱出することがあり，筋腫分娩と呼ばれる．
- 辺縁に偽被膜を有し，内部に囊胞変性，硝子化，出血，石灰化などの変性をきたすことがある．

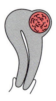 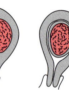 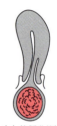

a. 漿膜下筋腫　　b. 壁内筋腫（筋層内筋腫）　　c. 粘膜下筋腫　　（c'. 筋腫分娩）

図3 子宮筋腫の分類

画像所見

- 変性のない筋腫は T2WI で低信号だが（図1），石灰化や浮腫，出血など二次的な変性を起こすと，信号がさまざまに変化（図2）．周囲に被膜を認め，被膜内に血管による flow void を認める（図1）．
- 漿膜下筋腫や有茎性筋腫は，子宮との連続性や筋層から連続する栄養血管を認めることで卵巣腫瘍と鑑別できる（図1）．
- 悪性のもの（平滑筋肉腫）はきわめてまれだが，T2WI で不整な高信号を呈することが多い（→222頁）．

2 子宮腺筋症，内膜症性囊胞
adenomyosis uteri, endometrial cyst

> **POINT**
> ▶子宮腺筋症：T2WI で境界不明瞭な低信号の病変，内部に出血のスポットあり
> ▶内膜症性囊胞：T1WI で高信号，T2WI で低信号（shading）．囊胞内に発生する癌に注意

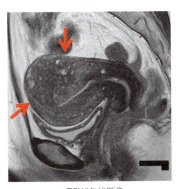

a. T2WI矢状断像 b. T1WI

図1 子宮腺筋症，35歳女性
T2WI（a）で子宮後壁の筋層は肥厚し，境界不明瞭な低信号域を呈する（→）．T1WI（b），T2WI（a）で内部に高信号域が散見される．

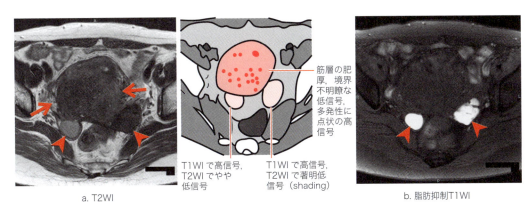

a. T2WI b. 脂肪抑制T1WI

図2 限局性の子宮腺筋症とチョコレート囊胞の合併，44歳女性
T2WI（a）では子宮筋層後壁に筋層の肥厚を認め，信号強度は低い（→）．一部点状の高信号を多発性に認める．背側にやや低信号の囊胞性腫瘤を認める（▶）．脂肪抑制 T1WI（b）では，子宮後壁筋層内に出血による高信号域を多発性に認める（▶）．

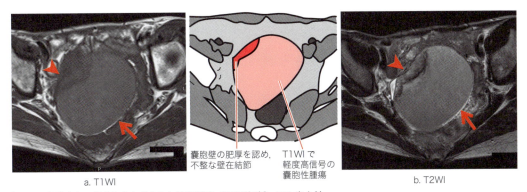

a. T1WI b. T2WI

図3 内膜症から発生したと考えられる卵巣癌（明細胞癌），74歳女性
骨盤内に単房性の囊胞性腫瘤を認める（→）．一部には囊胞壁の肥厚を認め，内部には不整な壁在結節がみられる（▶）．内容液は T1WI（a）で軽度高信号，T2WI（b）で高信号．

臨床と病理

1. 子宮腺筋症
- 子宮内膜組織が筋層内で増殖したもの．辺縁は不明瞭（図1）．
- びまん性と限局性（図1）のものがある．

2. 内膜症性囊胞（チョコレート囊胞）
- 卵巣や骨盤内に異所性子宮内膜が増殖し，粘稠な血液が貯留した囊胞性腫瘤．
- 月経周期に応じて出血を繰り返し，多房性，多発性となる．
- 癒着や卵管閉塞によって月経困難症や不妊を合併しやすい．
- 子宮内膜症は腹膜や臓器表面（卵巣，腸管，膀胱，尿管など）に多いが，肺や臍などにもみられる．

画像所見

- 子宮腺筋症：子宮は腫大し，T2WIで低信号のjunctional zoneと連続した筋層内の境界不明瞭な低信号の病変．異所性内膜による出血がT1WIにて点状の高信号を呈する．
- 辺縁は不明瞭（筋腫には偽被膜が存在し，境界明瞭）
- 内膜症性囊胞：卵巣，骨盤内に多発する出血性の囊胞．T1WIおよび脂肪抑制T1WIでの高信号，T2WIでの低信号（粘稠な内容成分による．shadingと呼ばれる）が特徴的（図2）．
- 癒着のため子宮や腸管の輪郭のひきつれがみられる．
- 内膜症の囊胞内に結節や充実部を認めた場合，囊胞に発生した悪性腫瘍（明細胞腺癌，類内膜腺癌）を疑う（図3，→227頁）．

くらべてみよう

平滑筋肉腫（leiomyosarcoma）

- 高齢者で急速に増大する筋腫では平滑筋肉腫を考慮．
- T2WIで高信号，内部不整のことが多いが，筋腫と鑑別困難なことも多い．

症例　平滑筋肉腫，61歳女性．子宮には不整の腫大を認めており，内部には不整の高信号の腫瘤を認める（→）．

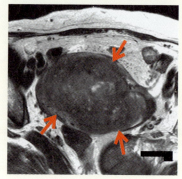

T2WI

3 子宮頸癌
uterine cervical cancer

▶ MRIの目的は病期診断：腫瘍径，子宮傍組織浸潤，骨盤壁浸潤，腟浸潤，膀胱直腸浸潤，リンパ節転移の有無を評価

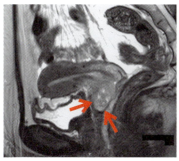
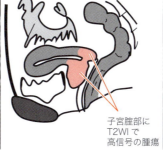
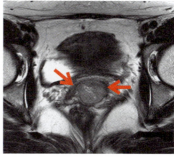

a. T2WI矢状断像　　　　　　　　　　　　　　　　　　　　b. T2WI

図1　子宮頸癌 T1b，57歳女性
子宮腟部前唇にT2WI矢状断像（a）で不整な高信号を呈する腫瘍を認める（→）．横断像（b）では子宮頸部の間質（黒いリング）は保たれており（→），基靱帯への浸潤はないと考えられる．

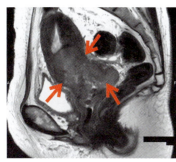
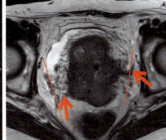
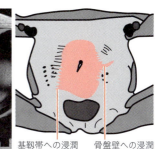

a. T2WI矢状断像　　　　　　　　　　　　　　　　　　　　b. T2WI

図2　子宮頸癌 T3b，57歳女性
T2WI矢状断像（a）では子宮腟部，頸部および体部の内腔まで浸潤する腫瘤性病変を認める（→）．横断像（b）では右側は基靱帯に浸潤し，左側は骨盤壁にまで浸潤している〔→，内腸骨動静脈が骨盤壁のライン（—）〕．

臨床と病理
- 多くはヒトパピローマウイルス（HPV）感染による性行為感染症．発症が若年化し，20歳代の発症も増加．
- 扁平上皮と円柱上皮の移行部（SCJ）から発生し，扁平上皮癌が多い．
- 最近，腺癌も増加傾向にあるが，化学療法や放射線治療に抵抗性で予後不良．
- 子宮頸癌の病期は，縦方向はa（腟上 2/3 まで：IIa，下 1/3 まで：IIIa），横方向はb（頸部間質まで：Ib，子宮傍組織：IIb，骨盤壁：IIIb）で分類．

画像所見
- T2WIで低信号を示す頸部間質に対して中等度の高信号を呈する（図1）．
- MRIの目的は病期診断．腫瘍径，子宮傍組織浸潤，骨盤壁浸潤（図2），腟浸潤，膀胱直腸浸潤，リンパ節転移の有無を評価する．
- リンパ節腫大は短径 10 mm 以上をもって腫大とするが，反応性腫大と転移性腫大は鑑別困難なことも多い．

4 子宮体癌
uterine corpus cancer

POINT
- MRI で内膜の肥厚を認める
- 筋層浸潤の程度，頸部浸潤の評価が重要

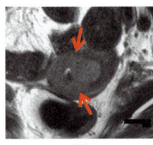 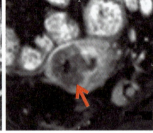 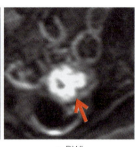

a. T2WI　　b. 造影T1WI　　c. DWI

図1　内向性発育を示す子宮体癌，74歳女性
T2WI（a）では，軽度高信号を呈する腫瘤を認める（→）．右側で junctional zone は断裂し，漿膜直下まで高信号を認めており，筋層浸潤が疑われる．造影T1WI（b）では，腫瘤（→）と筋層が明瞭に区別される．DWI（c）では，腫瘤は著明な高信号を呈する（→）．

臨床と病理

- 子宮内膜より発生する腫瘍で，腺癌が多いが，上皮と間葉系の混合腫瘍（癌肉腫）もみられる．
- リスク要因としては，遅い閉経，出産歴がない，肥満，エストロゲン産生腫瘍，タモキシフェンやエストロゲン製剤の単独使用などである．
- エストロゲン過剰に伴い過形成から発生する外向性発育をするタイプ（図2）と，高齢者にみられる浸潤性に内向性発育をするタイプ（図1）がある．
- 筋層浸潤が50%以上（stage Ib）では，リンパ節転移のリスクが高くなる．

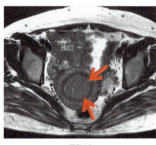

T2WI

図2　外向性発育を示す子宮体癌，43歳女性
中等度高信号を呈する腫瘤を子宮体部に認める（→）．junctional zone は保たれており，筋層浸潤はないと判断される．

画像所見

- 性成熟期には10 mm，閉経後には5 mm以上の内膜の肥厚で内膜病変を疑う．
- MRI では筋層浸潤の程度，頸部浸潤の評価が重要．
- 癌と筋層のコントラストは造影T1WI や DWI が高く，診断に有用（図1）．
- 筋層浸潤がないか微小の場合，内膜の肥厚のみで junctional zone が保たれる（図2）．

memo

◉子宮癌肉腫
- 上皮成分（癌）と間葉成分（横紋筋肉腫，線維肉腫など）が同時に混在する予後不良の腫瘍で，子宮体部悪性腫瘍の約2%を占める．
- 発生学的に上皮と間葉系両方への分化能をもつ中胚葉由来の Müller 管から形成されることより，Müller 管混合腫瘍（MMT）とも呼ばれてきた．

5 成熟嚢胞性奇形腫
mature cystic teratoma

▶ 多彩な画像所見，囊胞内の脂肪や石灰化（歯牙）

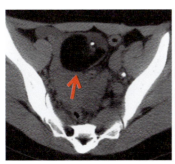

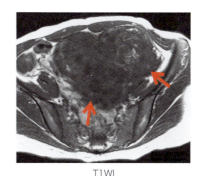

T1WI

図2 未熟囊胞性奇形腫，21歳女性
両側卵巣に多房性の囊胞を認める（→）．通常の奇形腫に比べ，脂肪の量が少なく，充実部の割合が高い．

a. 単純CT　　b. T2WI　　c. 脂肪抑制T1WI

図1 卵巣成熟囊胞性奇形腫，17歳女性
単純CT（a）では骨盤内に脂肪を有する腫瘤を認め，一部石灰化も認める（→）．骨盤内左側にT1WI，T2WI（b）で高信号病変を認める（→）．脂肪抑制T1WI（c）では，左腹側の囊胞で腹側部の脂肪の信号が抑制されている（→）．

臨床と病理

- 腫瘍内に三胚葉成分を含む胚細胞性腫瘍．皮脂腺から分泌される脂肪，歯牙や骨を含有する．
- 茎捻転や破裂により，化学性腹膜炎を発症することがある．
- 悪性度の高い未熟奇形腫や悪性腫瘍（扁平上皮癌）の合併もある．若年者や高齢者，充実部分が大きいもの，大きな腫瘍には注意．
- 抗NMDA受容体の関与による辺縁系脳炎の合併が注目されている．
- 未熟奇形腫は脂肪成分を認めるが，充実部も多い（図2）．

画像所見

- 多様な成分（脂肪，囊胞，充実成分，石灰化など）のため，画像所見もきわめて多彩．
- CTで歯牙などの石灰化を描出可能（図1）．
- 脂肪抑制法（図1c）や脂肪の辺縁に生じるchemical shift artifactによって脂肪の検出[†]が可能．
- 充実部が多い場合は，未熟奇形腫（図2）や悪性腫瘍の合併の可能性も考慮すべきである．

†：T1WIで著明な高信号を呈するのは大半が脂肪（奇形腫でみられる）か出血（内膜症でみられる）であり，脂肪の高信号は脂肪抑制法で抑制される．

6 囊胞腺腫，囊胞腺癌
cystadenoma, cystadenocarcinoma

POINT
- 漿液性は単房性，粘液性は多房性（ステンドグラス状）が多い
- 厚い嚢胞壁や隔壁，壁在結節，充実部分がみられる場合，悪性腫瘍を疑う

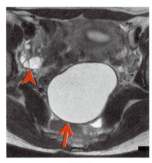

T2WI

図1 卵巣漿液性嚢胞腺腫，24歳女性

骨盤腔内に巨大な単房性の嚢胞性病変を認める（→）．右の正常卵巣は同定でき（▶），左正常卵巣が認められないことから左卵巣由来の腫瘍が疑われる．

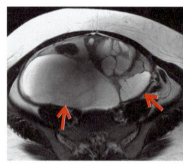

T2WI

図2 卵巣粘液性嚢胞腺腫，74歳女性

骨盤腔内に多房性の嚢胞性病変を認める（→）．内容液はステンドグラス状となっており，T2WIで低信号から高信号まで多彩．嚢胞壁や隔壁の肥厚は明らかではない．

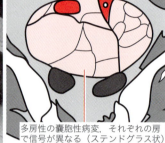

多房性の嚢胞性病変，それぞれの房で信号が異なる（ステンドグラス状）

臨床と病理

- 境界明瞭な薄い壁をもち，液体が貯留する．漿液性と粘液性に分けられる．
- 漿液性は単房性が多く，嚢腫壁は表面平滑であるが時に内腔へ乳頭状の増殖を示す場合があり，悪性との鑑別が重要．
- 粘液性は多房性が多く，内容成分は粘稠性の高い粘液様物質で，しばしば両側性．
- 粘液性嚢胞が破裂すると腹腔内に粘液や腫瘍が散布され，腹膜偽粘液腫と呼ばれる（→155頁）．

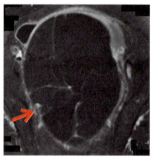

造影後T1WI

図3 卵巣粘液性嚢胞腺腫（境界悪性），80歳女性

骨盤腔内に多房性の嚢胞性病変を認める．嚢胞壁および隔壁に一部肥厚を認める（→）．

画像所見

- 漿液性嚢胞腺腫は単房性で水様の信号（図1）．
- 粘液性嚢胞腺腫は多房性で内容液の蛋白含有量が多く，T1WIで低信号〜高信号までさまざまである．それぞれの房で内容液の濃度に応じて信号が異なる（ステンドグラス状，図2）．
- 嚢胞性腫瘍で，厚い壁や隔壁，壁在結節，充実部分がみられる場合，悪性腫瘍の可能性が高い（図3）．

7 悪性卵巣腫瘍
malignant ovarian tumor

▶ 大きさ 4 cm 超，充実部の存在，3 mm 以上の厚い壁・隔壁・結節，壊死があれば悪性を疑う

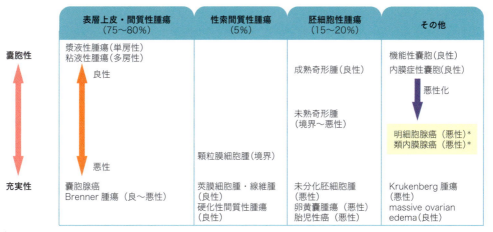

図1 卵巣腫瘍の病理学的分類
表層上皮・間質性腫瘍は50歳代に多いが，粘液性腺癌は若年者にも発生する．
*：明細胞腺癌や類内膜腺癌は内膜症性嚢胞が悪性化したものが多いが，表層上皮・間質性腫瘍の1つである．

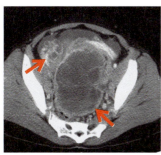
a. 骨盤部造影CT

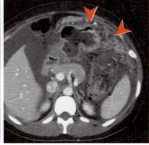
b. 腹部造影CT

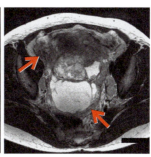
c. T2WI

図2 漿液性嚢胞腺癌，54歳女性
CT（a）およびMRI（c）で骨盤腔内に一部嚢胞を有する不整な腫瘤性病変を認める（→）．造影CT（b）により嚢胞壁や隔壁の肥厚が明らか．腫瘍は大網へ播種しており，いわゆるomental cakeを呈している（▶）．腹水貯留も著明である．

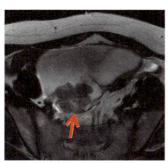
a. T2WI

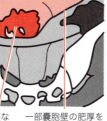
内部に不整な　一部嚢胞壁の肥厚を
壁在結節　　　伴った嚢胞性腫瘍

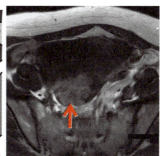
b. 造影後T1WI

図3 内膜症から発生したと考えられる卵巣癌（類内膜腺癌），74歳女性
左卵巣由来と思われる多房性嚢胞性腫瘤を認める（→）．一部には嚢胞壁の肥厚を認め，内部には不整な壁在結節がみられる．内容液はT1WIで低信号．

> 臨床と病理

- 円柱上皮および卵巣間質から発生するもの（表層上皮・間質性腫瘍，80％），性索間質から発生するもの（性索間質性腫瘍，10％），胚細胞から発生したもの（胚細胞性腫瘍，5％）に分類される（図1，→218頁）．
- 高頻度に大網や肝表，腸間膜などに腹膜播種，リンパ節転移をきたすが，血行性転移は比較的まれ．
- 表層上皮性間質性腫瘍ではCA125が高値．
- 子宮内膜症からは明細胞腺癌や類内膜腺癌が発生（図3，→221頁）．
- 家族性腫瘍として乳癌と同様，*BRCA1*，*BRCA2* 遺伝子変異がみられる．

> 画像所見

- 充実部を有する腫瘍において，卵巣外への浸潤や腹膜播種，腹水，リンパ節腫大といった所見を伴う場合は，悪性が示唆される（図2）．
- 大きさ4cm超，充実部の存在，3mm以上の厚い壁・隔壁・結節，壊死があれば悪性の可能性が高い．
- 播種性病変（癌性腹膜炎）は大網（播種によって一塊となったものは omental cake と呼ばれる）や肝表，腸間膜などに認められる（図2）．

くらべてみよう

Krukenberg腫瘍（Krukenberg tumor，悪性）

- **両側性**の頻度が高く，**胃癌**，**大腸癌**の転移が多い．
- 粘液産生能を有する癌細胞が卵巣内で大小の囊胞を形成するとともに，卵巣間質が肉腫様に増生する．
- 間質成分の増殖のため T2WI で低信号．内部に囊胞成分などによる高信号を合併．早期より強い造影効果を認める．

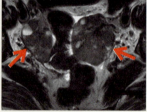
T2WI

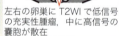
左右の卵巣に T2WI で低信号の充実性腫瘍，中に高信号の囊胞が散在

症例　Krukenberg腫瘍（胃癌原発），42歳女性．左右の卵巣に低信号を呈する充実性腫瘍を認める（→）．低信号の腫瘤の中に，高信号の囊胞が散在している．

未分化胚細胞腫（dysgerminoma，悪性）

- 悪性胚細胞腫瘍のうち最多で，10〜20歳代に好発．高齢者にみられることもある．
- LDH，ALP 上昇，AFP 正常．
- リンパ節転移が高頻度．
- 比較的均一な T2WI で低信号の分葉状腫瘤．

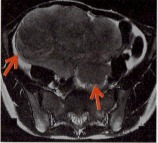
T2WI

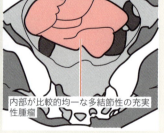
内部が比較的均一な多結節性の充実性腫瘤

症例　未分化胚細胞腫，24歳女性．骨盤腔内に内部が比較的均一な多結節性の充実性腫瘤を認める（→）．

顆粒膜細胞腫（granulosa cell tumor，境界悪性）

- エストロゲンを産生し，95％は成人型で閉経後に好発，5％は小児〜30歳代にみられ，悪性度が高い．
- 充実部内に多数の出血性嚢胞がみられ，スポンジ状の形態．

症例 若年型顆粒膜細胞腫，14歳女性．骨盤腔内に境界明瞭で内部に大小多数の嚢胞を有する多房性嚢胞性腫瘤を認める（→）．

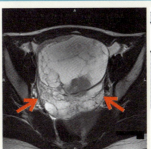
T2WI

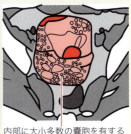
内部に大小多数の嚢胞を有する多房性嚢胞性腫瘤

線維腫・莢膜細胞腫（fibroma/thecoma，良性）

- 良性充実性腫瘍で最も高頻度．
- 1％に胸水および腹水を合併（Meigs症候群）．
- 莢膜細胞腫は閉経後に好発し，エストロゲン活性により不正性器出血で発症．線維腫と莢膜細胞腫が混在することあり．
- T2WIで低信号を呈し，漸増性の増強効果を示す（Krukenberg腫瘍との鑑別点）．漿膜下子宮筋腫と鑑別が必要（筋腫は子宮と連続し有茎性）．

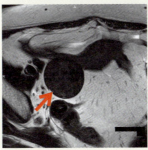
T2WI

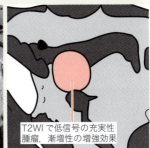
T2WIで低信号の充実性腫瘤，漸増性の増強効果

症例 右卵巣線維腫，62歳女性．右の卵巣に低信号を呈する充実性腫瘤を認める（→）．

卵管卵巣膿瘍（tubo-ovarian abscess，良性）

- 性行為，婦人科的診察，子宮内避妊具などが原因で付属器に感染を起こしたもので，骨盤内感染症（pelvic inflammatory disease；PID）の1つ．クラミジアや淋菌が原因．
- 画像上，卵巣，卵管の腫大および多房性の腫瘤形成を認め，造影にて強い増強効果．
- 膿瘍内容液はT1WIでやや高信号，DWIで著明な高信号．
- 感染が上行し，肝周囲炎をきたすことがある（Fitz-Hugh-Curtis症候群）．

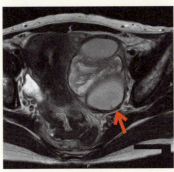
a. T2WI

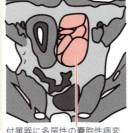
付属器に多房性の嚢胞性病変，内容液はDWIで著明な高信号（粘稠な液体のため）

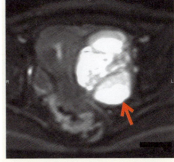
b. DWI

症例 左卵巣卵管膿瘍，48歳女性．T2WI（a）では左付属器に多房性の嚢胞性病変を認める（→）．DWI（b）では内容液は著明な高信号（強い拡散制限）を示し（→），内容液は粘稠であることが示唆される．

8 双角子宮，腟閉鎖
bicornate uterus, vaginal atresia

POINT
▶ T2WI で子宮の形態，隔壁に注目
▶ 若年女性では生殖器に血液貯留をみたら腟や処女膜閉鎖を疑う

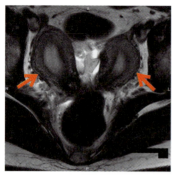
a. T2WI

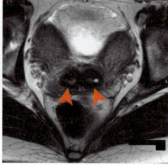
b. T2WI

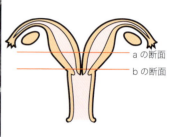
c. a, b の断面と子宮との位置関係

図1 双頸双角子宮，24歳女性
子宮腔内に隔壁があり，双角子宮となっている（→）．頸部も2つ認める（▶）．

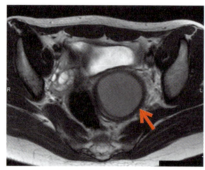
a. T2WI

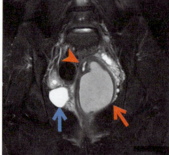
b. T2WI冠状断像

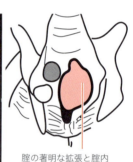
腟の著明な拡張と腟内に大きな血腫

図2 双頸双角子宮・左腎欠損・左腟閉鎖，18歳女性
子宮には双頸双角子宮があり，腟および左の子宮頸部には血液の貯留を認める（→）．腟にも中隔を認め，その一方が閉鎖していた．右側の子宮頸部は正常である（▶）．右の卵巣には機能性嚢胞を認める（→）．

臨床と病理

- Müller 管の融合の障害．完全に分離すると重複子宮，部分的に融合すると双角子宮となる．
- 頸部は1つの場合（単頸双角子宮）と，2つの場合（双頸双角子宮）がある（図1）．
- 中隔は線維性，筋性などさまざまで，習慣性流産の原因となる．
- 腟に中隔を合併し，流出路障害を伴うことがある（図2）．
- 処女膜閉鎖，腟閉鎖などによって月経血の流出路に閉鎖があると，見せかけの無月経となる[†]．
- Müller 管奇形の30〜50%に尿路奇形を合併する．

[†]：無月経は子宮や卵巣の奇形や染色体異常，半陰陽など多くの原因で起こり，遺伝子やホルモンの検査と合わせて画像診断も有用である．

画像所見

- T2WI で子宮の隔壁に注目（図1）．子宮底部はハート型を呈する．
- 処女膜閉鎖，腟閉鎖では閉鎖した腟内に古い血液の貯留を認める（図2）．

乳腺画像のアプローチ

乳腺の画像解剖

- 乳腺はブドウの房のような形状で，乳頭を中心に放射状に存在し，Cooper靱帯によって支えられている．
- 1つの乳腺葉は，たくさんの小葉で構成されており，小葉と小葉外終末乳管を合わせて terminal duct lobular unit（TDLU）と呼ばれ，乳癌の発生母地である（図1）．

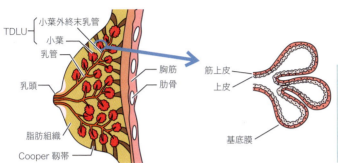

図1 乳腺の正常解剖

乳腺はブドウの房のような形をしていて，1つの乳房に15～25個くらい存在し，乳頭を中心に放射状に配列している．乳腺組織はCooper靱帯によって支えられている．1つの乳腺葉は，たくさんの小葉で構成されており，小葉と小葉外終末乳管を合わせてTDLUと呼ぶ．

マンモグラフィ

- 乳房を専用のX線装置を用いて，乳房を圧迫しながら撮影する．
- 必ず両側の CC（craniocaudal projection）view（図2，頭尾方向，真上から）および MLO（mediolateral oblique projection）view（図3，内外斜方向，ほぼ側面から）の2方向を圧迫しながら撮影し，左右の対称性をみながら読影する（図2）．
- マンモグラフィの評価のポイント
  ❶腺の濃度
  ❷乳腺の左右差
  ❸腫瘤影の有無：辺縁明瞭（良性が多い），境界不明瞭や spicula（悪性が多い）
  ❹石灰化の有無（図4）：びまん性，領域性（良性が多い），集簇性，線状，区域性（悪性が多い）
  ❺その他の所見として構築の乱れや乳頭付近の皮膚の状態，リンパ節など
- 良性の腫瘤は低濃度～等濃度が多く，悪性は高濃度のことが多い．
- 乳腺組織が残存する dense breast は日本人に多く，診断が困難．検査にはUSが適する．

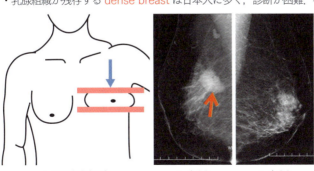

図2 マンモグラフィ CC view（頭尾方向撮影）

右の乳腺に spicula を伴った腫瘤を認める（→）．

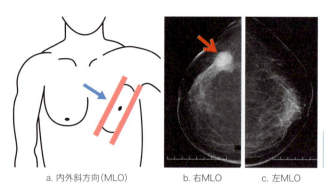

a. 内外斜方向(MLO)　　b. 右MLO　　c. 左MLO

図3 マンモグラフィ MLO view（内外斜方向撮影）
右の乳腺に spicula を伴った腫瘤を認める（→）.

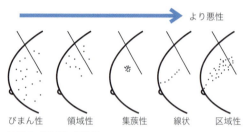

びまん性　領域性　集簇性　線状　区域性

図4 石灰化の性状

MRマンモグラフィ

- 乳房の MRI は，乳癌の手術前の評価として進展範囲の評価，乳管内進展や多発病変の検出，術前化学療法の効果判定に用いる．
- 通常腹臥位で撮像し，専用のコイルを用い，ダイナミック MRI を施行．

マンモトーム生検

- 穿刺吸引細胞診で診断がつかない例や，US にて腫瘤影を認めず，マンモグラフィにて微細石灰化病変を呈する症例に対して針（マンモトーム針）を刺して，組織の一部を吸引採取し，顕微鏡で検査する．

乳腺腫瘤の鑑別診断

- 乳腺腫瘤の鑑別を図5に示す．

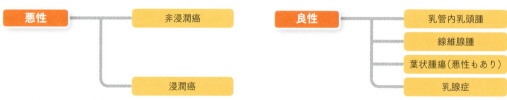

図5 乳腺腫瘤の鑑別

9 乳癌
breast cancer

▶ 腫瘤影は浸潤癌，微細な石灰化のみの場合は非浸潤癌を疑う
▶ US では癌の縦横比が大きい
▶ ダイナミック MRI では癌は早期濃染されることが多い

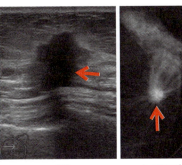

a. US　　　　b. マンモグラフィ

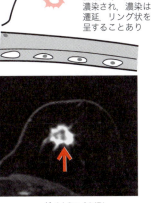

c. ダイナミックMRI

図1　浸潤性乳管癌（硬癌），69歳女性
US（a）で左乳房 AC 領域に辺縁不整な低エコーの腫瘤を認め（→），後方エコーの減弱がみられる．縦横比は 0.7 より大きい．マンモグラフィ（b）では spicula を伴った腫瘤を認める（→）．ダイナミック MRI（c）でも spicula を伴ったリング状の腫瘤を認める（→）．ダイナミック MRI の造影パターンは早期に濃染を認めたが，増強効果は遷延していた．

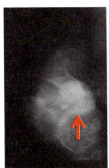 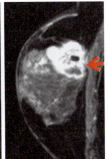 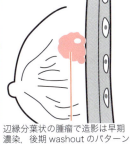

a. マンモグラフィ　　b. ダイナミックMRI

図2　浸潤性乳管癌（充実腺管癌），47歳女性
マンモグラフィ（a）では辺縁が比較的明瞭な高濃度の腫瘤を認める（→）．ダイナミック MRI（b）でも辺縁分葉状の腫瘤を認め，内部に増強不良域がみられる（→）．ダイナミック MRI の造影パターンは早期濃染，後期 washout のパターンであった．

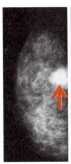 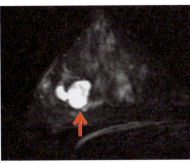 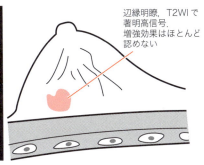

a. マンモグラフィ　　b. STIR

図3　浸潤性乳管癌（粘液癌），52歳女性
マンモグラフィ（a）で右乳房に辺縁が比較的明瞭な高濃度の腫瘤を認める（→）．STIR（b）では著明高信号を呈する（→）．

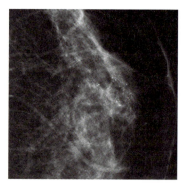
マンモグラフィ

図4 DCIS, 69歳女性
マンモグラフィでは区域性に分布する石灰化を認める. 腫瘤としての認識は困難である.

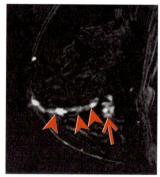
ダイナミックMRI

図5 DCIS, 50歳代女性
ダイナミックMRIでは不整形の造影される腫瘤を認め（→）, 乳管内進展も伴っている（▶）.

臨床と病理

- 約90％は乳管（乳管癌）, 約10％は小葉（小葉癌）に発生する. 進展様式には乳管内を発育する乳管内進展と, 乳管外の間質へ浸潤する乳管外進展がある.
- 乳管の基底膜を破った癌は浸潤性乳管癌（図1〜3）, 乳管内腔に留まる癌は非浸潤性乳管癌（ductal carcinoma in situ ; DCIS）（図4, 5）と呼ばれる.
- 浸潤癌は乳頭腺管癌, 充実腺管癌, 硬癌の3つに亜分類され, 特殊型として粘液癌, 髄様癌, 浸潤性小葉癌などがある.
- 乳癌の治療ではエストロゲン受容体やHER2の有無で治療法の個別化が進んでいる.
- 非浸潤性乳管癌は本邦では10％台の頻度（欧米では20〜30％）. 転移はほとんどなく, 予後良好.

画像所見

- 質的診断と広がり診断が重要である.
- リンパ節転移の評価の目的でセンチネルリンパ節生検を行う（→236頁）.

1. マンモグラフィ

- 多くの浸潤癌は腫瘤像を呈する（図1〜3）.
- 微細な石灰化は乳癌の所見として重要. 石灰化のみの場合は非浸潤癌が多い（図4）.

2. 乳腺US

- 浸潤癌の多くは辺縁不整な低エコーの腫瘤で, 縦横比は0.7より大きい（円形に近い）（図1）.
- 石灰化の検出能はマンモグラフィより悪く, DCISの検出能は高くない.

3. 乳腺MRI

- 検出能が高く, 浸潤癌では100％近い. DCIS（図4, 5）でも90％以上である.
- 乳癌は同時多発性のことがあり, 同側乳房の他部位や対側乳房の検索が重要. 多くの癌はダイナミックMRIにて早期に濃染され（図1, 2）, 硬癌は増強効果が遷延する（図1）.
- 乳管内進展は造影剤で染まる線状, 索状あるいは結節状の染まりとして描出される（図5）.
- 粘液癌はT2WIで著明な高信号を呈する（図3）.

10 乳腺の良性腫瘤
benign tumors of the breast

- 線維腺腫：マンモグラフィで境界明瞭な低濃度腫瘤，ダイナミック MRI では遷延性濃染
- 葉状腫瘍：境界明瞭で，分葉状，巨大となることあり．良悪性の鑑別は困難
- 乳管内乳頭腫：US で囊胞状に拡張した乳管内に腫瘤

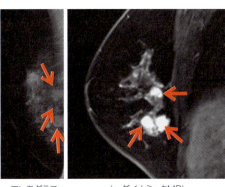

a. マンモグラフィ　　　b. ダイナミックMRI

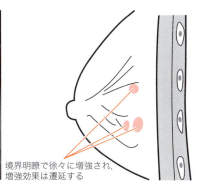

境界明瞭で徐々に増強され，
増強効果は遷延する

図1　線維腺腫，45歳女性
マンモグラフィ（a）で多発性に境界明瞭な腫瘤を認める（→）．ダイナミック MRI（b）でも多発性に濃染される腫瘤を認める（→）．ダイナミック MRI の造影パターンはゆっくりと増強され，増強効果は遷延するパターンを呈していた．

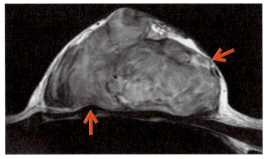

T2WI

図2　右乳腺葉状腫瘍（境界悪性），24歳女性
T2WI では乳房をほぼ占拠する境界明瞭な腫瘤を認める（→）．ダイナミック MRI でも不整な増強効果がみられる．

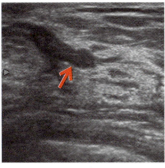

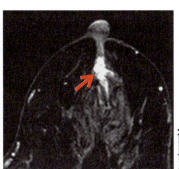

拡張した乳管内の腫瘤

a. US　　　　　　　b. ダイナミックMRI

図3　乳管内乳頭腫，62歳女性
US（a）で拡張した乳管内に充実性のエコーを認める（→）．ダイナミック MRI（b）では漸増型の造影パターンを呈する腫瘤を認め，周囲との境界は比較的明瞭である（→）．

臨床と病理

1. 線維腺腫（fibroadenoma）
- 乳管と間質の両方から成る良性の混合性腫瘍で，最も頻度の高い良性腫瘍．
- エストロゲンの影響を受けており，20〜30歳代の若い女性に多い．多発もある．

2. 葉状腫瘍（phyllodes tumor）
- 乳管と間質から成る腫瘍．結合組織成分の成長が著しく，急激に増大することが多い．
- 悪性のこともあり，血行性転移をきたすが，画像上は良悪性の鑑別は困難．

3. 乳管内乳頭腫（intraductal papilloma）
- 乳頭下の太い乳管から生じる良性腫瘍で，症状としては腫瘤と乳頭異常分泌．
- 乳管内腫瘤，囊胞内腫瘤，充実性腫瘤などの像を呈する．

画像所見

1. 線維腺腫（図1）
- マンモグラフィでは境界明瞭，平滑な腫瘤で，乳癌より低濃度．陳旧化すると**ポップコーン状の粗大石灰化**を認める．
- US では縦横比の小さい，境界明瞭な低エコー腫瘤．
- T2WI で高信号，ダイナミック MRI では**持続的増強パターン**が典型的．

2. 葉状腫瘍（図2）
- 径の大きなものは分葉状で，内部に出血や囊胞性変化を認める．石灰化はまれ．

3. 乳管内乳頭腫（図3）
- US で囊胞状に拡張した乳管内に腫瘤がみられる．DCIS との鑑別が問題となる．
- マンモグラフィでは乳頭下の乳腺組織の多い部分にみられる境界明瞭な腫瘤像．

⊙乳腺症
- 乳房の張りや痛み，時に腫瘤を呈し，病理学的には乳管上皮過形成，小葉過形成，腺症，線維症，アポクリン化生，線維腺腫性過形成などがみられる．
- 画像所見も多彩で，通常は多発性．囊胞を認めることがある．癌との鑑別が難しい場合も多い．

⊙センチネルリンパ節生検
- センチネルリンパ節（癌細胞がリンパ管を通じて最初に流れ着くリンパ節で，腋窩リンパ節のことが多い）に転移がなければ，それ以上のリンパ節の摘出を省略しようとする試み．
- センチネルリンパ節に転移がないと判断された場合はリンパ節郭清が省略でき，さまざまな後遺症を軽減できる．
- 早期癌のみ適応で，明らかなリンパ節転移例には適応なし．
- 色素法〔インドシアニングリーン（ICG）などの色素〕ラジオアイソトープ法（^{99m}Tc-スズコロイド，^{99m}Tc-フィチン酸などの注射液）があり，両者を併用することが推奨されている．

第9章 骨軟部

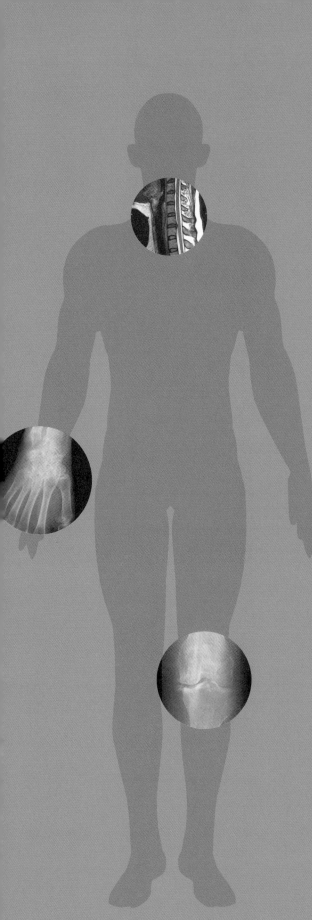

代謝性および系統的骨疾患のアプローチ ▶P238

1. 骨粗鬆症, 脊椎圧迫骨折 ▶P240
2. くる病, 骨軟化症 ▶P241
3. 副甲状腺機能亢進症 ▶P242
4. 変形性関節症 ▶P243
5. 関節リウマチ ▶P244
6. 痛風, 偽痛風 ▶P245
7. 骨端症, 離断性骨軟骨炎 ▶P246
8. 大腿骨内顆・大腿骨頭の特発性骨壊死 ▶P248

脊椎画像のアプローチ ▶P249

9. 椎間板ヘルニア ▶P251
10. 変形性脊椎症, 脊柱管狭窄症 ▶P253
11. 後縦靱帯骨化症, 黄色靱帯骨化症 ▶P255
12. 脊椎すべり症, 分離症 ▶P256
13. 化膿性脊椎炎, 化膿性椎間板炎 ▶P257
14. 強直性脊椎炎 ▶P258

外傷性疾患のアプローチ ▶P259

15. 前・後十字靱帯断裂, 内側側副靱帯断裂 ▶P261
16. 膝関節半月板断裂 ▶P262
17. 肩腱板断裂 ▶P263

骨, 軟部の腫瘍性病変のアプローチ ▶P264

18. 良性骨腫瘍 ▶P265
19. 巨細胞腫 ▶P267
20. 骨肉腫 ▶P268
21. Ewing 肉腫 ▶P269
22. 転移性骨腫瘍 ▶P270
23. 化膿性骨髄炎 ▶P272
24. 良性軟部腫瘍 ▶P273
25. 悪性軟部腫瘍 ▶P274

代謝性および系統的骨疾患のアプローチ

骨の基本解剖

- 骨は下記の4つの要素より構成される．
  1. 骨膜：骨を覆う結合組織の膜で，知覚神経や血管に富む
  2. 関節軟骨および骨端軟骨：軟骨基質〔コラーゲン線維＋糖蛋白（プロテオグリカン）＋水〕と軟骨細胞より成る
  3. 骨質：緻密骨と海綿骨
  4. 骨髄：赤色髄（主に血球組織）と黄色髄（主に脂肪）
- 長管骨は中央の骨幹（diaphysis）と両端の骨端（epiphysis）より成る．骨幹の両端を骨幹端（metaphysis）といい，ここで骨端軟骨と接する（図1, 2）．
- 骨端軟骨はX線透過性のため，透亮帯（骨端線）として描出される（図2）．
- 20歳頃，骨端軟骨が消失して骨の成長は止まり，骨幹と骨端は融合し骨端線は消える．しかし，融合部に沈着した石灰が骨端線の痕跡として細い白い線としてみられ，予備石灰化層とも呼ばれる．

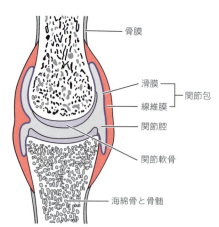

図1 骨，関節の基本構造

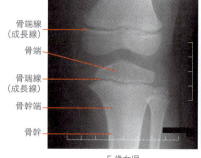 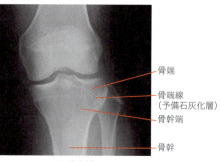

5歳女児　　　　　40歳女性

図2 膝の単純X線正常像

骨代謝

- 人の骨量は成長期で増加し，骨格成熟に達する20歳頃に最大となり，それ以降40歳頃まで維持され，その後加齢につれて徐々に減少する．
- 骨は破骨細胞による骨吸収と，それに続く骨芽細胞による骨形成によって絶えずリモデリング（再造形）され，新しい骨と常に置換されている．
- 骨粗鬆症の骨量減少は，リモデリングでの破骨細胞による吸収と骨芽細胞形成とのバランスが負になるために起こる．
- びまん性に骨密度に異常を認める場合，表1の疾患を考える．

表1 びまん性に骨密度の異常をきたす疾患の鑑別

骨密度が上昇	びまん性骨転移，腎性骨異栄養症，大理石病，Paget病，中毒など
骨密度が低下	骨粗鬆症，骨軟化症，副甲状腺機能亢進症，びまん性骨髄病変

関節の構造

- 関節は，関節腔，軟骨，滑膜，関節液（滑液），およびこれら全体を包む関節包で構成されている（図1）．

◉**骨軟化症と骨粗鬆症の違い**

骨芽細胞は骨基質である類骨（osteoid）をまず形成し、続いてそこに石灰化を生じて骨形成が完成する．
骨粗鬆症は、骨の大きさから骨髄腔を除いた絶対量が減少しているのに対し、骨軟化症では、絶対量は変わらなくても、骨よりも類骨の割合が増加している（図3）．

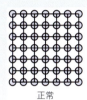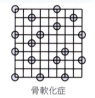

正常　　骨粗鬆症　　　　　　骨軟化症
　　　造骨細胞の機能低下によ　類骨の形成は保たれるが，
　　　り骨絶対量の低下がある　骨塩の沈着が障害される

─：類骨
○：骨塩

図3　骨軟化症と骨粗鬆症の違い

多発性関節炎

- 全身の多発性関節炎では**関節リウマチ**が代表的疾患である．血清リウマチ因子陰性の類似の関節炎として**強直性脊椎炎**、**乾癬性脊椎炎**、**Reiter症候群**などがある．
- 腱や靱帯の付着部が病変の主座で、HLA–B27陽性の人に多いといわれている．
- 炎症性腸疾患でも同様の関節炎を認めることがある．
- **SAPHO症候群**は掌蹠嚢胞症などの皮膚疾患に関節炎を合併したもの．

関節疾患の鑑別

- 関節にみられる疾患には主に**表2**のような病態に分けて考えよう．

表2　関節疾患の鑑別

関節症	加齢、骨端症、骨壊死などさまざまな原因で関節に変形が生じた場合に関節軟骨が障害・破壊される病態
関節炎	さまざまな原因によって関節に炎症をきたすもの．感染（細菌、結核、ウイルスなど）によるものと関節リウマチをはじめとする免疫異常によるもの、痛風をはじめとする沈着によるものがある
骨端症	小児期に主に血流障害によって骨端部が虚血性壊死をきたしたもの
骨壊死	血行障害により関節近傍の骨が脆弱化し破壊される病変．成人に発生．成長に伴う修復能力が欠如しているため、破壊された病変部はそのまま残存

◉**関節疾患の読影**

関節疾患の読影は**ABC's**として有名．
　A：alignment
　B：bone density
　C：cartilage space
　S：soft tissue

1 骨粗鬆症，脊椎圧迫骨折
osteoporosis, spinal compression fracture

POINT
▶ 骨陰影の減弱．骨折を合併しやすい
▶ 新鮮圧迫骨折は STIR で高信号を呈する

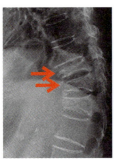
a. 胸腰椎単純 X 線

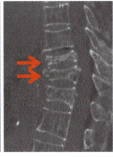
b. CT MPR 矢状断像

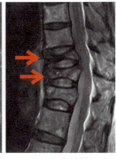
c. T2WI 矢状断像

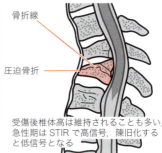
骨折線
圧迫骨折
受傷後椎体高は維持されることも多い．急性期は STIR で高信号，陳旧化すると低信号となる

図1 骨粗鬆症に伴う多発性の圧迫骨折，84 歳女性
単純 X 線（**a**）および CT（**b**）では椎体の骨陰影は減弱し，縦方向の骨梁が目立つ．Th11〜L1 に圧迫骨折を認める（→）．T2WI（**c**）では骨折線による線状の低信号を認める（→）．

臨床と病理
・骨量の減少，骨の微細構造の劣化，骨折頻度の増加をきたす全身性の骨疾患．
・閉経や加齢に伴う原発性と，内分泌性（甲状腺機能亢進症，副甲状腺機能亢進症，Cushing 症候群，先端巨大症など），ステロイド使用，栄養性，遺伝性，腫瘍性（骨髄腫）などによる二次性がある．
・骨粗鬆症を基盤として，胸腰椎の圧迫骨折，大腿骨頸部骨折，橈骨遠位端骨折が起こる．
・小児であれば代謝性疾患や蓄積性疾患，白血病，成人であれば骨髄腫や転移の可能性も考える．

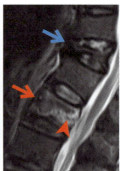
a. T1WI 矢状断像　　b. STIR 矢状断像

図2 急性期と陳旧性の圧迫骨折，76 歳女性
T1WI（**a**）で L1 椎体に帯状の低信号を認め（→），STIR（**b**）で骨折線（▶）およびその周囲に骨髄浮腫による高信号を認める．Th11 の陳旧性の圧迫骨折は周囲椎体と等信号である（→）．

画像所見
・単純 X 線では骨陰影の減弱，骨梁の減少がみられる（図1）．MRI は骨粗鬆症のみでは所見は軽微．
・圧迫骨折をきたすと，初期には骨髄の浮腫のため T1WI で低信号，STIR で高信号である．線状の低信号の骨折線も認める．
・単純 X 線では圧潰すると楔状，魚椎状に変形する．
・骨粗鬆症に伴う圧迫骨折（図2）と腫瘍性の病的骨折との鑑別は難しいことも多い（→270 頁）．

2 くる病，骨軟化症
rickets, osteomalacia

POINT ▶成長期にはくる病，成人には骨軟化症を発症

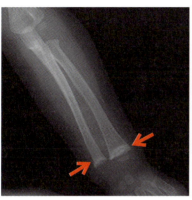

a. 左手の単純X線 b. 両足の単純X線

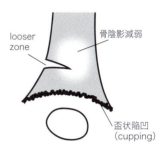

図1 くる病，1歳7か月女児
脱灰により骨陰影は減弱している．骨幹端の幅は広く，石灰層は不鮮明となり，盃状に陥没している（→）．

図2 くる病のX線所見

臨床と病理

- 類骨の形成は保たれるが，石灰化が障害され，類骨が過剰になった状態である（→239頁）．
- 原因は大別して，❶活性型ビタミンD欠乏による場合，❷腎尿細管性疾患による場合，❸その他．
- くる病は成長期，骨軟化症は成人にみられる．
- くる病は成長期の骨格に起こるため，骨端線の障害が著明となる．

画像所見

単純X線

- 骨軟化症の初期では一般に異常がないことが多い．あっても軽い骨萎縮，骨梁の乱れや不鮮明さのみ．
- 典型例では脱灰により骨陰影は薄く，骨端線の拡大，骨幹端の幅の拡大，石灰層の不鮮明化，盃状陥凹（cupping）がみられる（図1, 2）．
- 進行例では，骨表面に偽骨折による横走する透明帯〔骨改変層（looser zone）〕を認める．

3 副甲状腺機能亢進症
hyperparathyroidism

▶ 骨膜下吸収，広範な骨粗鬆症，褐色腫が特徴的

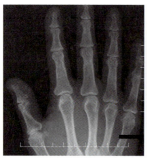
a. 左手指骨単純X線

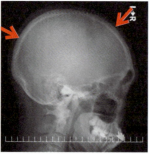
b. 頭部単純X線

図1 副甲状腺機能亢進症，36歳男性
左手指骨単純X線（a）では骨膜下骨吸収像を認める．頭部単純X線（b）では頭部頭蓋骨に salt-and-pepper 状の板間層の海綿骨吸収を認める（→）．

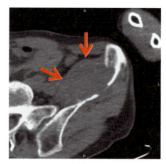
単純CT

図2 副甲状腺機能亢進症に伴う brown tumor，67歳男性
単純CTでは左骨盤骨に溶骨性の変化を伴う軟部陰影を認める（→）．

臨床と病理

- 副甲状腺ホルモン（PTH）増加により破骨細胞が活性化され，骨吸収が促進する．原発性（副甲状腺腺腫が主な原因）と二次性（腎不全に多い；腎性骨異栄養症）に大別される．
- 褐色腫（brown tumor，囊胞性線維性骨炎）と呼ばれる腫瘤を形成することがあり，原発性に多いが，最近は慢性腎不全患者の延命により，二次性副甲状腺機能亢進症でも増加．

画像所見

- 広範な骨粗鬆症，骨膜下骨吸収（図1a），頭蓋骨の salt-and-pepper appearance（板間層の海綿骨吸収，図1b），歯槽硬線の消失，動脈の石灰化がみられる．
- 軟骨石灰化は原発性に多く，軟部組織石灰化と骨硬化は二次性に多い．
- 二次性では骨硬化が起こり，椎体の上下縁が硬化する（rugger jersey spine）．
- brown tumor の限局性の腫瘤で，X線学的にも病理学的にも，巨細胞腫に類似（図2）．

くらべてみよう

大理石病（osteopetrosis）

- 破骨細胞の機能不全により骨リモデリングが障害され，全身の骨硬化をきたす先天性の疾患．
- びまん性の骨硬化や rugger jersey spine を呈する．

 大理石病，50歳代女性．rugger jersey spine を呈している．同様の所見は腎性骨異栄養症でもみられる．

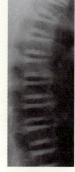
単純X線

4 変形性関節症
osteoarthritis (OA)

▶膝や股関節の関節間隙の狭小化，硬化，骨棘形成を認める

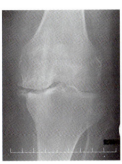
a. 単純X線

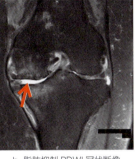
b. 脂肪抑制PDWI冠状断像

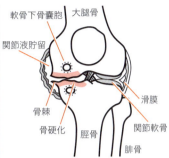

図1 変形性膝関節症，73歳女性
単純X線（a）では，関節間隙の狭小化，軟骨下骨の骨硬化像，骨破壊，骨棘の形成を認める．脂肪抑制PDWI（b）では，関節間隙の狭小化および関節液貯留，大腿骨内顆と脛骨内側関節面に高信号を認める．内側半月板は消失（→）．

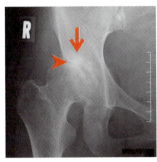

a. 単純X線

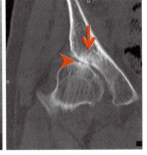

b. 単純CT MPR冠状断像（骨条件）

図2 変形性股関節症，41歳女性
臼蓋の形成がやや不良で，単純X線（a）では股関節の関節間隙の狭小化（▶）および大腿骨頭の扁平化と，加重部に一致した大腿骨頭，臼蓋の軟骨下骨の骨硬化性変化（→）と囊胞変性を認める．単純CT（b）では臼蓋，大腿骨頭の変化が明瞭である．

臨床と病理

- 関節の退行性変化で，関節軟骨の変性と軟骨下骨の骨改変に始まり，関節の破壊，変形，増殖性変化をきたす．膝関節（図1），股関節（図2），肘関節に好発する．
- 外傷や関節リウマチ，痛風，Charcot関節†などの原疾患に続発するものもある．
- 肥満や性ホルモンの影響，血流障害も全身の軟骨の加齢を促進する．

†：Charcot関節：痛覚麻痺によって関節に過度の外傷が起こり，高度の関節破壊をきたしたもの．糖尿病性神経障害や脊髄空洞症，脊髄癆が原因となる．

画像所見

- 単純X線およびCT：関節間隙の狭小化，軟骨下骨の骨硬化像，骨破壊，骨棘の形成，関節内遊離体がみられる（図1a，図2）．
- MRI：変形性関節症に伴う半月板の変性や関節液の貯留もみられる（図1b）．関節軟骨も直接描出が可能．

5 関節リウマチ
rheumatoid arthritis（RA）

- ▶ 単純X線で関節周囲の骨びらんの有無をチェック
- ▶ MRIやUSは早期の滑膜炎の描出に有効

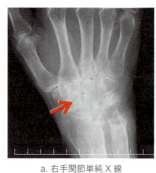

a. 右手関節単純X線　　b. 脂肪抑制造影T1WI冠状断像

図1　関節リウマチ，77歳女性
単純X線（a）では手関節周囲の骨量は減少し，関節周囲のびらん，囊胞形成（→），関節間隙の狭小化を認める．脂肪抑制造影T1WI（b）では関節周囲のびらん，囊胞形成および滑膜肥厚（→），関節間隙の狭小化を明瞭にとらえることが可能．

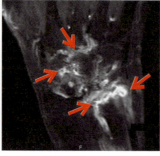

図3　関節リウマチ

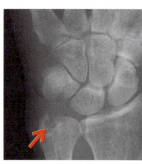
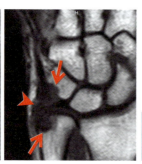

a. 左手関節単純X線　　b. T1WI冠状断像

図2　関節リウマチ，65歳女性
単純X線（a）では，尺骨骨端および三角骨近位端の骨びらんを認め（→），T1WI（b）ではパンヌスが低信号として描出されている（▶）．

臨床と病理

- 原因不明の自己免疫性の多関節疾患で滑膜炎→パンヌス（関節軟骨表面の炎症性肉芽）形成→関節の破壊→骨増殖と進行する（図3）．
- 中年女性に多く，手足の小関節あるいは肘，膝関節に発症し，両側性，左右対称性に次第に全身の関節を侵す．
- パンヌスは関節軟骨を侵食して骨髄内へ進展し，骨性びらん，骨破壊をきたし，最終的には骨性強直に至る．
- 皮下や腱鞘の結節，びまん性間質性肺炎（→100頁）などを合併する．

画像所見

- 単純X線では両側対称性に軟部組織が腫脹し，関節の骨のびらんや骨量減少，囊胞形成（図1, 2）を認める．
- 進行例では関節間隙の狭小化や変形，亜脱臼（環軸椎に多い），関節破壊がみられる．
- MRIでは関節包や滑膜の肥厚や造影効果，パンヌス形成，液体貯留が描出される（図1, 2）．
- MRIやUSは，骨変化のない早期から滑膜の炎症や関節液貯留を検出可能．

6 痛風，偽痛風
gout, pseudogout

POINT
- 痛風：母趾 MP 関節の "punched out lesion"
- 偽痛風：膝の軟骨の石灰化

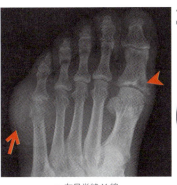 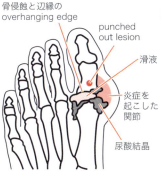 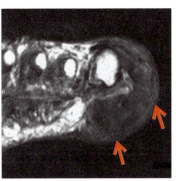

a. 左足単純 X 線　　　　　　　　　　　　　　　　　　　　　　　b. T2WI 冠状断像

図 1　痛風，57 歳男性
単純 X 線（a）では，左足第 5 趾 MP 関節付近の外側～足底部に境界明瞭な淡い石灰化を伴った軟部陰影を認める（→）．中足骨末梢には脱灰もみられる．第 1 基節骨の MTP 関節側には透亮像（punched out lesion）もみられる（▶）．T2WI（b）では高信号と低信号となる部分が混在した軟部陰影がみられ（→），痛風結節である．

臨床と病理

1. 痛風
- 関節や骨，腱，皮下に尿酸結晶が沈着し，肉芽を形成（痛風結節），急性関節炎，滑膜炎が起こる．母趾 MP 関節や足関節に好発する．
- 関節炎のほか，腎障害や腎・尿管結石も引き起こす．

2. 偽痛風
- ピロリン酸カルシウム（calcium pyrophosphate dihydrate；CPPD）結晶の沈着による急性関節炎・滑膜炎で大関節に多い．
- 疼痛，軟骨石灰化，関節破壊が 3 徴．

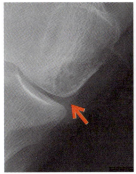 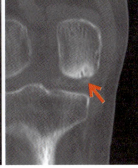

a. 単純 X 線　　　　　b. 単純 CT MPR 冠状断像

図 2　偽痛風（CPPD 沈着症），84 歳女性
膝関節の半月板や軟骨の石灰化がみられる（→）．

画像所見

1. 痛風
- 初期には X 線所見はみられない．
- 骨侵蝕をきたし，辺縁に嘴状の overhanging edge，関節近傍の punched out lesion が特徴的（図 1a）．
- 痛風結節は皮下に認めることもある．

2. 偽痛風
- 膝，手首の三角線維軟骨，恥骨結合の軟骨の石灰沈着がみられる（図 2）．
- dual energy CT でピロリン酸を描出可能．

7 骨端症，離断性骨軟骨炎
apophyseopathy, osteochondritis dissecans（OCD）

- 骨端症：骨陰影増強
- 離断性骨軟骨炎：大腿骨内顆の非荷重部に透亮像，骨片

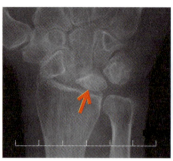

a. 単純X線　　b. T1WI 冠状断像

図1　骨端症（Kienbock 病），71 歳男性
単純X線（a）では月状骨の硬化像を認める（→）．T1WI（b）では，月状骨の信号低下を認める（→）．

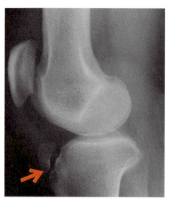

単純X線

図2　骨端症（Osgood-Schlatter 病），40 歳男性
脛骨粗面は膨隆し，硬化性変化がみられる．その前面には剥離した骨片を認める（→）．

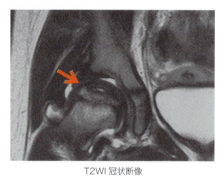

T2WI 冠状断像

図3　Perthes 病，4 歳女児
右大腿骨頭骨端の扁平化，表面不整を認め，T2WI にて不整な信号がみられる（→）．

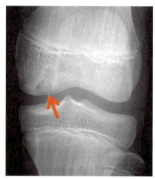

a. 左膝関節単純X線

内側顆の顆間側（非荷重面）の骨離断
→遊離

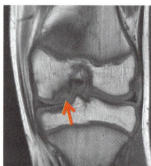 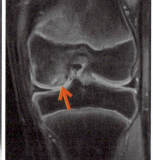

b. T1WI 冠状断像　　c. 脂肪抑制 PDWI 冠状断像

図4　離断性骨軟骨炎，11 歳男児
単純X線（a）では大腿骨内顆に骨透亮像を認める（→）．T1WI（b）および脂肪抑制 PDWI（c）では，大腿骨内顆の病巣底部に低信号に囲まれた高信号を認める（→）．

臨床と病理

- 骨端症は成長期にみられる成長軟骨（骨端核や突起）の虚血性壊死．長管骨の骨端核（第二次骨核），短管骨の第一次骨核あるいは骨突起に発生する．疲労骨折などが原因と考えられている．いわゆる"成長痛"．
- 病態により以下のように分類される．
    - 圧潰型（crushing）：大腿骨頭（Perthes 病），月状骨（Kienbock 病），足舟状骨（Kohler 病）
    - 剪断型（splitting）：離断性骨軟骨炎
    - 牽引型（pulling）：脛骨粗面（Osgood–Schlatter 病），踵骨（Sever 病），脛骨近位内側骨（Blount 病）
- 月状骨の骨壊死（Kienbock 病）は 20〜40 歳代によくみられ，尺骨が橈骨に比べて短い症例（negative ulnar variance）に多い．
- 離断性骨軟骨炎は，関節面の一部が脱落して軟骨下骨の部分で分離し，脱落して遊離体を形成したもの．膝関節の大腿骨内顆外側の非荷重部に多い．そのほか，肘（野球肘），股関節，足関節にもみられる．

画像所見

- 単純 X 線：陰影の増強（図 1a），透亮像，亀裂や断裂（図 2）がみられる．
- MRI：骨に非特異的な信号変化がみられる〔T1WI で低信号（図 1b），T2WI で高信号（図 3）〕．
- 骨シンチグラフィでは強い取り込み．
- 離断性骨軟骨炎では透亮期→分離期→遊離期と進行していく．分離期には病巣底部に骨硬化像を生じ，骨片が周囲から区別できる（図 4）．
- 大腿骨内果の離断性骨軟骨炎は骨壊死（→ 248 頁）との鑑別が問題となる（表）．

表 離断性骨軟骨炎と大腿骨内顆骨壊死の鑑別

	離断性骨軟骨炎	大腿骨内顆骨壊死
基礎疾患	繰り返す外傷	脆弱性骨折，半月板損傷
部位	大腿骨内顆の非荷重部	大腿骨内顆の荷重部
好発	思春期	中年女性

8 大腿骨内顆・大腿骨頭の特発性骨壊死
idiopathic osteonecrosis of medial femoral condyle and femoral head

POINT
- MRIで早期に診断可能
- double line sign が特徴的

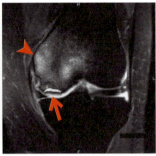
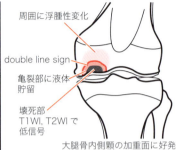

　a. 左膝関節単純X線　　　　b. STIR 冠状断像

図1　左大腿骨内顆関節軟骨下骨壊死, 74歳女性
単純X線（a）では, 大腿骨内顆関節面直下に限局性の透亮像とその周囲の骨硬化を認める（→）. STIR（b）では病変部は低信号で, 関節軟骨および軟骨下骨の亀裂部は高信号を示す（→）. 周囲に浮腫に伴う淡い高信号を認める（▶）. 微量の関節液もみられる.

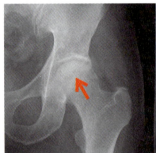
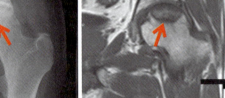
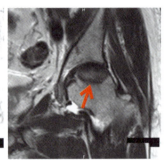

　a. 左股関節単純X線　　　　b. T1WI 冠状断像　　　　c. T2WI 冠状断像

図2　左大腿骨頭壊死（ステロイドの内服歴あり）, 57歳男性
単純X線（a）では大腿骨頭の骨硬化を認める（→）. T1WI（b）では病変部は低信号帯（double line sign）に囲まれた不整な低信号を呈する（→）. T2WI（c）では病変部は低信号帯（double line sign）に囲まれた高信号を呈する（→）.

臨床と病理

- 膝の骨壊死は50歳以上の女性に好発し, 突然起こる膝関節痛を特徴とする. 大腿骨内顆の荷重面に好発.
- 大腿骨頭壊死は大腿骨頸部骨折や潜函病, 放射線治療後などによる症候性骨壊死と, 原因不明の特発性骨壊死（ステロイド投与, アルコール多飲などが誘因）に大別される.
- 進行すると変形性関節症へと移行する.

画像所見

- 初期には単純X線では指摘困難だが, MRIでは早期に診断可能.
- 単純X線で関節面の限局性透亮像と周囲の骨硬化がみられ, 進行すると扁平化〜陥凹を呈する.
- MRIにおける信号強度は時期により異なるが, T1WIで低信号, T2WIで等〜低信号が多い.
- 骨頭壊死と正常骨髄の境界部に二重線（double line sign）と壊死部周囲の浮腫性変化（図1, 2）.
- 関節軟骨および軟骨下骨の亀裂は, 内部の液体によりT2WIやSTIRで高信号を示す（図1）.

脊椎画像のアプローチ

画像解剖

- 頸椎，腰椎の X 線撮影では正面，側面に両斜位を加えた 4 方向が基本．機能画像として前屈，後屈の 2 方向の追加，さらに上位頸椎を評価する開口法を行うことがある（図 1, 3）．
- 骨皮質自体は MRI では無信号であり，T1WI・T2WI で白く見えているのは骨髄（黄色髄）である（図 2, 4）．
- 骨髄は若年者では赤色髄のため低信号，高齢者では黄色髄のため高信号である．
- 椎間板を構成する線維輪は T1WI・T2WI で低信号．髄核は T1WI で低信号，T2WI で高信号．
- 椎間板は加齢に伴い変性をきたすと水分含有量が減少，線維化がみられ，信号は低下する．
- 椎体の前方には前縦靱帯，後方には後縦靱帯，脊柱管後外方には黄色靱帯がみられ，MRI では低信号（図 2）．
- 椎間孔の前方に椎孔関節，後方に椎間関節が位置し，これらの増殖性変化によって神経根症が発症（→ 253 頁）．

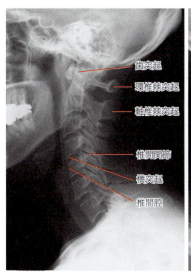 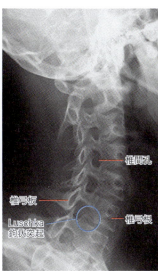 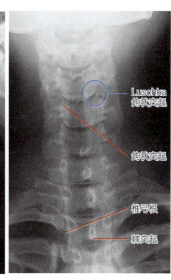

a. 側面像　　　b. 第 1 斜位像　　　c. 正面像

図 1　頸椎単純 X 線正常像

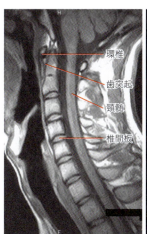 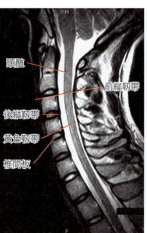 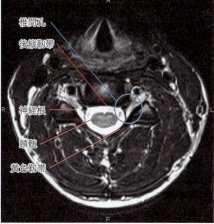

a. T1WI 矢状断像　　　b. T2WI 矢状断像　　　c. T2WI

図 2　頸椎の MRI 正常像

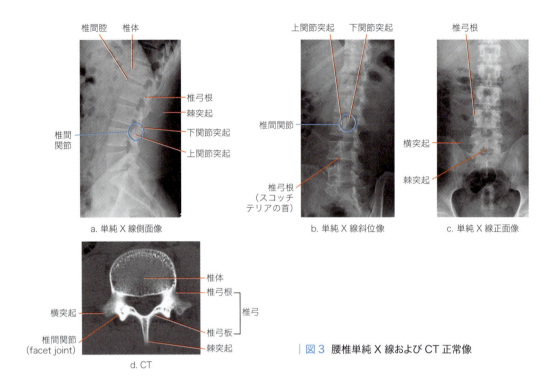

図3 腰椎単純X線およびCT正常像

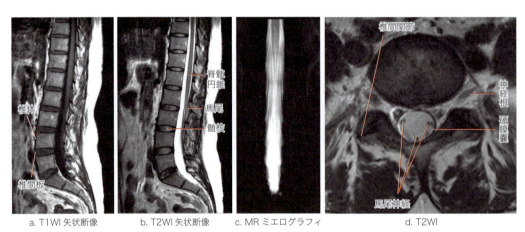

図4 腰椎のMRI正常像

脊椎および脊髄病変の鑑別

- 脊椎および脊髄の病変は，その発生部位から表のように分けて考えるとよい．

表 脊椎および脊髄病変の鑑別

脊椎構成成分の増殖性変化	変形性脊椎症，透析性脊椎関節症
脊椎関節，仙腸関節，末梢関節を侵す慢性疾患	脊椎関節炎（強直性脊椎炎，乾癬性関節炎，SAPHO症候群など）
靱帯の病変	靱帯骨化症
脊椎骨病変	原発性骨腫瘍，骨転移，外傷など
椎間板の病変	椎間板ヘルニア，脊椎椎間板炎（化膿性および結核性）

9 椎間板ヘルニア
disc hernia

▶椎間板は後方へ脱出し，脱出した髄核は T1WI で脊髄と等信号，T2WI で高〜低信号

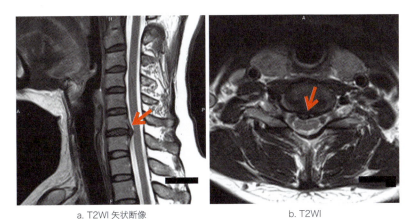

a. T2WI 矢状断像　　　　　　　　　b. T2WI

図1 頸椎椎間板ヘルニア（C6/7），49歳女性
T2WI 矢状断像（a）では，C6/7 レベルで椎間板が後方へ突出している（→）．横断像（b）では椎間板が右後方へと突出し，硬膜嚢が圧排されている（→）．

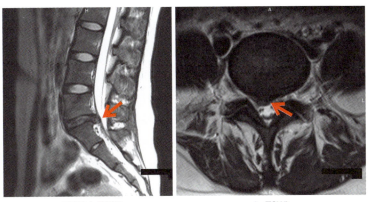

a. T2WI 矢状断像　　　　　　　　　b. T2WI

図2 腰椎椎間板ヘルニア（L5/S1），22歳女性
T2WI 矢状断像（a）では L5/S1 レベルの椎間板の後方突出を認める（→）．横断像（b）では椎間板は右後方へ突出し，硬膜嚢を圧排している（→）．

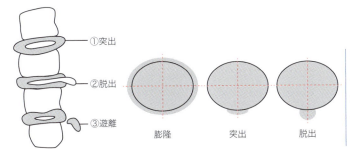

図3 椎間板ヘルニアの脱出様式による分類
髄核の脱出様式は病理学的に①突出，②脱出，③遊離と分類される．画像上，横断面においてびまん性に突出するものは膨隆，ヘルニアの最大径が基部を超えないものを突出，超えるものを脱出と記載するように推奨されている．

臨床と病理

- 椎間板の加齢による変性や外力によって髄核が線維輪を破り，突出した状態．20歳代以上に多い．
- 髄核が硬膜嚢や神経根を圧迫すると，頸部痛や腰痛，神経根症状（上・下肢痛やしびれ）を呈する．
- 腰椎 L4/5，L5/S1 に多い．胸椎には少ない．多発することも多い．
- 椎間板ヘルニアの脱出様式による分類（図3）
  ❶ 膨隆（bulging）：椎間板が全周性に膨隆した状態．
  ❷ 突出（protrusion）：線維輪の不完全断裂，髄核が断裂部に移動，線維輪外層は保たれる．
  ❸ 脱出（extrusion）：線維輪の完全断裂，髄核が線維輪外に脱出．後縦靱帯を越えないものと，越えるものがある．
  ❹ 遊離（sequestration）：脱出した髄核が親椎間板から分離する．
- 局在による分類：①後正中型，②後外側型，③椎間孔内外側型，④椎間孔外外側型．②が最も多く，①と②が臨床的に問題となる．

画像所見

- 椎間板は後方へ脱出し，脱出した髄核はT1WIで脊髄と等信号，T2WIで高〜低信号を示す（図1，2）．
- 遊離型では髄核が親椎間板と分離し，硬膜内髄外腫瘍（髄膜腫や神経鞘腫），硬膜外血腫との鑑別を要する．
- 画像上は突出と脱出，脱出と遊離の区別は困難．

くらべてみよう

Schmorl結節（schmorl nodule）

- 椎体終板を貫通して椎体内に髄核が突出したヘルニアをSchmorl結節と呼ぶ．
- 急性期には周囲に浮腫を伴う．

 Schmorl結節，64歳男性．L4椎体下縁にL4/5椎間板の脱出を認める（→）．

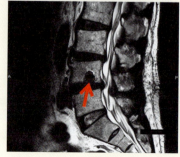

T2WI 矢状断像

10 変形性脊椎症，脊柱管狭窄症
spondylosis, spinal canal stenosis

 ▶ MRI では骨棘，椎間板変性，靱帯の肥厚，脊髄の圧迫が描出される

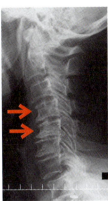 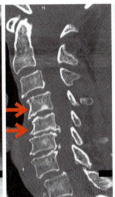 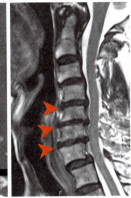 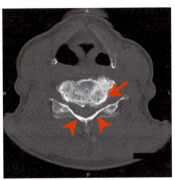

a. 頸椎単純 X 線側面像　　b. T2WI 矢状断像　　c. T2WI 矢状断像　　d. CT

図 1　頸椎症・脊柱管狭窄，78 歳男性
頸椎のアライメントは不整で，L4, L5 には椎体の変形や骨棘形成を認める（a, b ➡）．C4〜Th1 レベルでは椎間板の後方突出（b ➡）や黄色靱帯肥厚（c, d ▶），骨棘形成により硬膜囊は圧排されている．CT（d）では，椎体後面左側の骨棘形成が強く，椎間孔の狭小化が疑われる（➡）．全体的に椎間板は変性し，T2WI（b）で低信号を呈している．

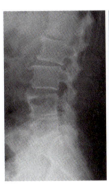 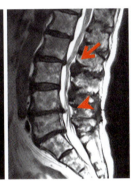 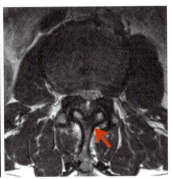

a. 腰椎単純 X 線側面像　　b. T2WI 矢状断像　　c. T2WI

図 2　変形性腰椎症・腰部脊柱管狭窄，68 歳男性
単純 X 線（a）では椎体に変形性変化を認め，骨棘形成，椎間腔の狭小化を認める．T2WI 矢状断像（b）では L2/3 レベルで椎間板の後方への突出，黄色靱帯の肥厚を認め，脊柱管狭窄をきたしている（➡）．L4/5 レベルでは骨棘形成を認め，同様に脊柱管狭窄をきたしている（▶）．第 5 腰椎後方すべりを認め，馬尾は弛緩している．T2WI（c）では黄色靱帯や椎間関節の肥厚，脊柱管の狭小化を認め，脊柱管にはクローバー状の変形（➡）がみられる．

◉脊柱管狭窄症
脊柱管や椎間孔の狭小化をきたした病態で変形性脊椎症に伴うものが多いが，そのほかにも原因はさまざまあり，先天性（発育性）と後天性に分けられる．
- ❶先天性：先天的骨異常（軟骨異栄養症など）
- ❷後天性：椎間板変性・ヘルニア，変形性脊椎症，脊椎分離すべり症，後縦靱帯骨化症，外傷，術後

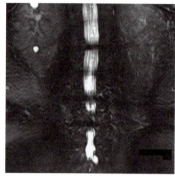

MR ミエログラフィ

図3 腰部脊柱管狭窄・変形性変化，70歳女性
高度の脊柱管狭窄に伴い，CSF space が途絶している．

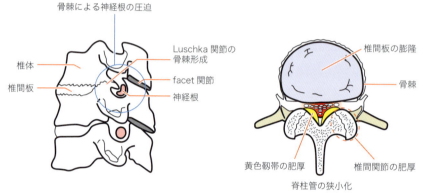

図4 変形性脊椎症の病態
椎間孔の前方に椎孔関節，後方に椎間関節が位置し，これらの増殖性変化によって神経根症が発症する．

臨床と病理

- 中年以降にみられる脊椎の退行性変化．Luschka 関節（鉤状突起）や facet 関節（椎間関節）が肥厚し，椎間孔の狭小化がみられる（図4）．
- 頸椎では頸椎症，腰椎では腰椎症という．
- 頸椎症では頸髄や神経根の圧迫により脊髄症，神経根症を生じる．
- 頸椎症は椎間板変性に始まり，椎体の退行性変化や靱帯肥厚をきたすことで生じる．
- 腰椎症は椎体と靱帯の加齢に伴う変性により生じ，脊柱管の狭小化を引き起こす．

画像所見

- 単純X線で骨硬化，骨棘形成がみられ（図1, 2），斜位像にて椎間孔は狭小化する．
- 脊椎の整列は不整で，脊柱管は狭小化する．
- MRI では椎間腔は狭小化し，椎間板は全体的に変性を伴い T2WI で低信号を呈する．（頸椎では）脊髄の圧迫がみられる．
- 骨棘や靱帯肥厚，突出した椎間板により硬膜嚢は圧排され，クローバー状の形態を呈する（図2c）．
- 馬尾神経は蛇行する（馬尾弛緩，図2b）．
- 以前は造影剤を脊髄腔へ注入したミエログラフィで硬膜嚢の圧排の程度を見ていたが，最近では非侵襲的な MR ミエログラフィに置き換わっている（図3）．

11 後縦靱帯骨化症，黄色靱帯骨化症
ossitication of the posterior longitudital ligament（OPLL），ossification of the ligamentum flavum（OLF）

▶ OPLL は椎体背側，OLF は椎弓腹側に骨化，脊柱管の圧迫

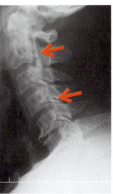
a. 頸椎単純 X 線側面像

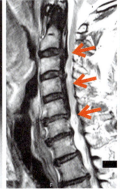
b. T2WI 矢状断像

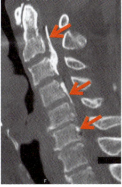
c. 単純 CT 矢状断像

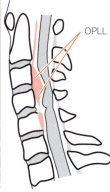

図1　OPLL，66 歳男性
単純 X 線（a），T2WI（b）では骨化は低信号を呈している（→）．単純 CT（c）では C2–6 頸椎の背側に縦走する帯状の骨化を認める（→）．

臨床と病理
- 後縦靱帯と黄色靱帯の骨化による脊柱管狭窄や脊髄の圧迫で，高齢者にみられる．
  ❶ OPLL：男性にやや多い．頸椎に多く，椎間板変性を合併．家系内発生もある．
  ❷ OLF：性差はない．下部胸椎に多い．
- 骨化部内に骨髄形成を伴うこともある．

画像所見
- OPLL は椎体背側（脊柱管前面，図1），OLF は椎弓腹側（脊柱管後面，図2）に骨化を認め，CT で高吸収域，MRI T1WI，T2WI で無信号がみられる．
- 骨化内に骨髄形成が起こると，T1WI で高信号を呈する．

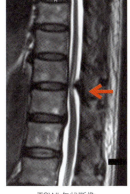
T2WI 矢状断像
図2　OLF，60 歳代女性
T2WI では Th10/11 レベルで両側の黄色靱帯が高度に肥厚し，硬膜嚢や脊髄を圧迫している（→）．

◉びまん性特発性骨増殖症（diffuse idiopathic skeletal hyperostosis；DISH）
- 脊椎周囲（特に前縦靱帯）の骨化，強直を認める疾患で，四肢などの脊椎以外の靱帯の骨化を合併することも多い．
- 原因は不明であるが，加齢に伴う退行性変化と考えられている．

12 脊椎すべり症，分離症
spondylolisthesis, spondylolysis

POINT
- 単純X線では斜位での「スコッチテリアの首」
- CTで関節突起間部の分離が明瞭

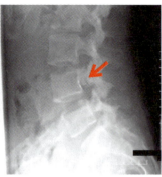

a. 腰椎単純X線側面像

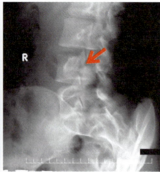

b. 腰椎単純X線左前斜位像

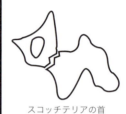

スコッチテリアの首

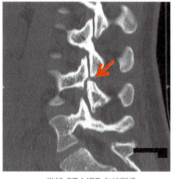

c. 単純CT MPR矢状断像

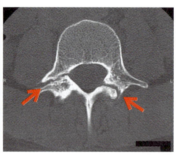

d. 単純CT

図1　L4椎体分離症（両側），16歳男性
単純X線側面像（a）でL4の関節突起間部に骨折線を認める（→）．斜位像（b）でもL4の関節突起間部に骨折線を認め，スコッチテリアの首を呈している（→）．CT MPR矢状断像（c）では同様の所見が明瞭に描出（→）．CT（d）ではL4の両側関節突起間部の欠損を認める（→）．右側ではやや前方にみられる．

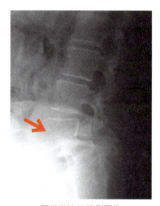

腰椎単純X線側面像

図2　L5変性すべり症，46歳女性
L5椎体に変性に伴うすべりを認め（→），陥凹もみられる．

臨床と病理
- 脊椎すべり症は，椎体が下の椎体に対して前方または後方に移動した状態で，先天性，脊椎分離症，椎間板と椎間関節の変性，外傷などが原因．
- 脊椎分離症は，脊椎後方成分の関節突起間に分離が生じた状態で，青少年期における関節突起間部の疲労骨折による．
- L4，L5に多く，両側性のことが多い．
- 症状はいずれも腰痛や下肢のしびれなど．

画像所見
- 脊椎すべり症では椎体のずれを生じる（図2）．
- 脊椎分離症では椎弓の上下関節突起間部の分離がみられ，斜位像で明らかとなる〔スコッチテリアの首（犬の首輪，図1b, c）〕
- MRIでは分離部は骨硬化を反映し，T2WIで低信号を示すことが多い．

13 化膿性脊椎炎，化膿性椎間板炎
pyogenic spondylitis, discitis

▶椎間板から上，下椎体に波及する病変で，しばしば炎症は椎体周囲や傍脊柱筋に及ぶ

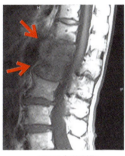
a. T1WI 矢状断像

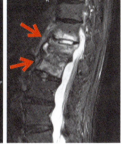
b. STIR 矢状断像

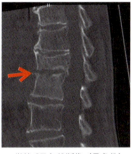
c. 単純CT 矢状断像（骨条件）

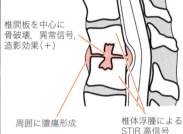

椎間板を中心に骨破壊，異常信号，造影効果（＋）

周囲に膿瘍形成

椎体浮腫によるSTIR高信号

図1 化膿性脊椎炎，67歳女性
L1/2椎間板を挟んでL1～2椎体全体がT1WI（a）で低信号，STIR（b）で高信号を呈している（→）．Th12椎体下縁にも同様の信号変化を認め，炎症波及が疑われる．CT（c）ではL1/2で椎間腔狭小化と上下終板の不整な骨破壊像を認め，L1椎体には圧迫骨折も認める（→）．

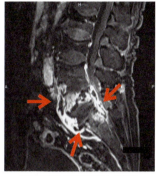

造影後脂肪抑制T1WI矢状断像

図2 周囲膿瘍を伴った化膿性脊椎炎，78歳男性
造影後脂肪抑制T1WIでL5～S1レベルの椎間板から椎体周囲に広がる増強効果を認め，内部に液体貯留がみられる（→）．

臨床と病理
- 敗血症による血行感染，傍脊柱筋感染や咽後膿瘍からの直接波及が主な原因で椎間板から椎体に細菌感染をきたしたもの．
- 腰背部痛や発熱を伴い，高度になると神経症状や脊椎変形をきたす．
- 原因菌は黄色ブドウ球菌が最多．ほかに大腸菌や緑膿菌，真菌などがある．
- 血行性では，まず血流の豊富な軟骨終板直下に感染し，その後椎体や椎間板に進展．さらに傍脊柱靱帯や周囲組織に炎症が波及．
- 結核性脊椎炎は一般的に他部位の結核病巣からの血行感染により生じる．椎体の圧潰が高度で3椎体以上連続して広がることもある．

画像所見
- 単純X線・CT：椎間板を中心に骨破壊や脊椎周辺の膿瘍，肉芽形成．
- MRI：膿瘍や肉芽はT1WIで低信号，T2WIで高信号（図1, 2）．椎体周囲に軟部腫瘤を形成（図2）．
- 造影では，椎間板から椎体周囲に広がる不整な増強効果を認める．しばしば炎症は傍脊柱筋に及ぶ．
- 化膿性では増強効果はさまざまだが，結核性では膿瘍を形成し辺縁がリング状に増強されることが多い．
- 骨シンチグラフィでは早期から高集積を示すが，非特異的．

14 強直性脊椎炎
ankylosing spondylitis

POINT
▶ 仙腸関節に好発
▶ 椎体の bamboo spine

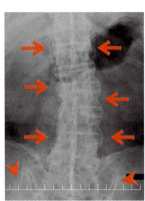
a. 単純 X 線腰椎正面像

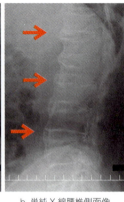
b. 単純 X 線腰椎側面像

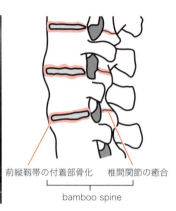
前縦靱帯の付着部骨化　椎間関節の癒合
bamboo spine

図 1　強直性脊椎炎，43 歳女性
胸腰椎では椎間板線維輪骨化による特徴的な骨性強直を認める（a, b，→）．特に脊椎前面に沿った硬化像が強い．いわゆる bamboo spine の像．両側仙腸関節に関節裂隙狭小化と骨性強直を認める（a，▶）．

臨床と病理

- リウマトイド因子陰性の関節症の 1 つで，**20〜30 歳代の男性**に好発．HLA-B27 陽性のことが多い．
- 腱や靱帯が関節包に付着する部位の炎症（**付着部炎**）と**靱帯骨化**を特徴とし，**仙腸関節**に初発する．骨萎縮，びらん，硬化，硬直が起こる．

画像所見

- 仙腸関節の骨侵蝕と硬化，進行すると硬直が起こる．
- 椎体では前縦靱帯の付着部より骨化が起こり（**図 1**），椎間関節の癒合（**bamboo spine**）と呼ばれる．

くらべてみよう

SAPHO 症候群（synovitis-acne-pustulosis-hyperostosis-osteitis syndrome）

- **掌蹠膿疱症**や重症の痤瘡，乾癬などの皮膚疾患に合併する骨関節病変を一括した概念．
- 発生機序として，弱毒菌感染に伴う自己免疫反応説と，血清脊椎反応陰性関節症の 1 つとする説の 2 つが考えられている．
- 骨病変は**胸鎖関節**を中心とした胸骨，鎖骨，肋骨，仙腸関節に多く，滑膜炎，骨化や骨炎による皮質骨の肥厚を認めることが特徴．

症例　SAPHO 症候群，57 歳女性．骨シンチグラフィで両側性に胸肋鎖関節への集積が亢進している（→）．

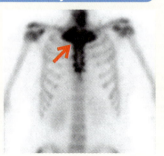
骨シンチグラフィ

外傷性疾患のアプローチ

膝関節の正常解剖

- 激しい膝関節の運動を支えるために，大腿骨と脛骨を十字の形に固く結んでいる靱帯が前十字靱帯（ACL）と後十字靱帯（PCL）で，後十字靱帯のほうが太い（図1）．
- 関節の内側と外側にはそれぞれ内側側副靱帯（MCL），外側側副靱帯（LCL）が張っている（図1）．
- 脛骨の内側顆，外側顆の関節面には半月上の軟骨（半月板）が乗っていて，大腿骨の内側顆，外側顆に適合した関節窩を形成している（図2）．
- LCLは可動性が大きいが，内側半月板は内側側副靱帯と結合し可動性が小さいため，損傷を受けやすい．
- 半月板は線維軟骨，type I 膠原線維から成り，外周1/3は血流が多く（red zone），自由縁側は血流が乏しい（white zone，図3）．
- 内側半月板は大きく細いが，外側半月板は小さく丸っこい．
- MRIでは，半月板はT1WI・T2WIでも低信号，関節軟骨は中程度の信号でやや白っぽい．

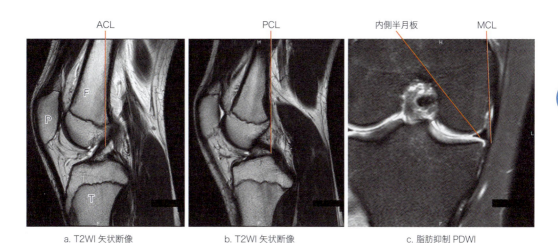

a. T2WI 矢状断像　　b. T2WI 矢状断像　　c. 脂肪抑制 PDWI

図1 膝のMRI正常像
ACLとPCL，MCLが同定される．F：大腿骨，P：膝蓋骨，T：脛骨．

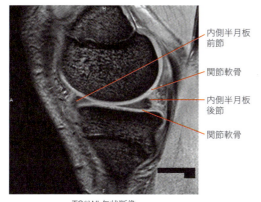

T2*WI 矢状断像

図2 膝のMRI正常像
脛骨の内側の関節面には関節軟骨と接して内側半月板（前節および後節）が同定される．

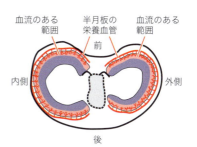

図3 半月板の解剖と血流支配
半月板の血管は外側から入るため，外周は血流が豊富で，内周は血流が乏しい．

膝疾患の鑑別

- 外傷に伴う靱帯損傷では前十字靱帯損傷が最も多く，半月板損傷では内側半月板の損傷が多い．
- 高齢者では特発性骨壊死，思春期男児では離断性骨軟骨炎が多い．
- 腫瘍や骨髄炎，膝窩囊胞，色素性絨毛結節性滑膜炎など多くの疾患がみられる．

◉円板状半月板
- 外側半月板の形成過程で中心部が吸収されず円板状を示すもので，東洋人に多く，両膝性が多い．
- 半月板の動きの障害や断裂のため，膝の伸展屈曲のクリック音や膝外側の痛みをきたす．
- MRI では，冠状断像で半月板が内側まで延びていることが確認でき（半月板体部の幅が 15 mm 以上，図4），矢状断像で前角と後角の連続した bow tie appearance を示す．

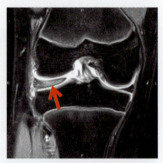

脂肪抑制 PDWI 冠状断像

図4 円板状半月板，12 歳男児
外側半月板の中央部は顆間窩まで延長している（→）．高信号を呈しており，変性を合併している．

肩関節のアプローチ

- 肩関節は上腕骨と肩甲骨をつないでおり，最も可動性の大きな関節．
- 肩関節は二重構造になっており，内部に腱板，外側に三角筋や大胸筋などがある（図5）．
- 腱板は肩甲骨と上腕骨を結ぶ 4 つの筋（前方は肩甲下筋，上後方は棘上筋，後下方は棘下筋，小円筋）の腱部より構成され，肩甲上腕関節の安定性に貢献．
- 腱板はほとんどすべての運動に際して圧迫，牽引，摩擦を受け断裂しうる．
- 関節唇は T2WI で関節窩の前後に突出する楔形の構造として認められる．

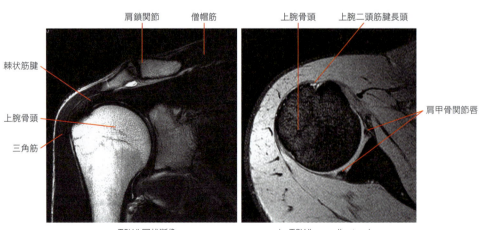

a. T2WI 冠状断像 b. T2WI grandient echo

図5 肩関節の MRI 正常像

15 前・後十字靭帯断裂，内側側副靭帯断裂
injury of ACL, PCL and MCL

POINT
▶ 前十字靭帯断裂では靭帯断裂と合わせて骨挫傷（kissing bone bruise）や Segond 骨折などの間接所見も評価する

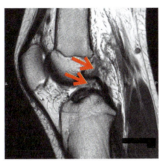
a. T2WI 矢状断像

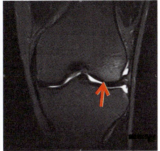
b. STIR 冠状断像

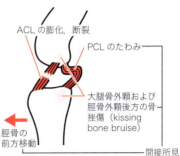

図1 前十字靭帯断裂，14 歳女性
T2WI（a）では前十字靭帯は膨化し，不明瞭な高信号を呈する（→）．STIR（b）では大腿骨外顆下面に高信号を認め（→），kissing bone bruise の所見である．

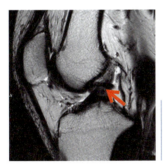
T2WI 矢状断像

図2 後十字靭帯断裂，46 歳男性
後十字靭帯は腫大し，連続性が途絶し，完全断裂を認める（→）．

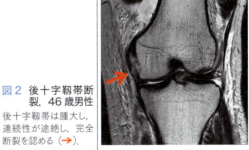
T2WI 冠状断像

図3 内側側副靭帯断裂，21 歳男性
内側側副靭帯の大腿骨付着側は信号が上昇しており，一部欠損がみられる（→）．

臨床と病理
- 多くの場合スポーツや交通外傷によって靭帯損傷を生じる．
- 断裂は前十字靭帯（ACL）で頻度が高く，大腿骨付着側に多い．
- 後十字靭帯（PCL）は太いため，断裂の頻度は低い．靭帯中央に多い．
- 内側側副靭帯（MCL）断裂は，膝関節屈曲位で外反を強制された場合に起こる．
- MCL 断裂に ACL 断裂と内側半月板断裂を合併すると O'Donoghue の unhappy triad と呼ばれる．

画像所見
- MRI にて，ACL 断裂は ACL のたわみ，T2WI での高信号や浮腫，不連続性を認める（図1a）．
- ACL は細く，斜めに走行しているため，断裂を示唆する間接所見（図1b）も重要．
- 断裂時に起こる骨への衝突およびストレスによる大腿骨外顆下面と脛骨外顆後方の骨挫傷（kissing bone bruise，図1），Segond 骨折（脛骨外側縁の剥離骨折）．
- PCL 断裂では PCL の断裂（図2）以外に，靭帯付着部の剥離骨折を認めることあり．
- MCL 断裂では MCL の信号上昇や腫大，不連続性がみられる（図3）．

16 膝関節半月板断裂
meniscal tear of the knee

▶ 半月板の変性・断裂は PDWI，T2*WI で関節面に達する高信号

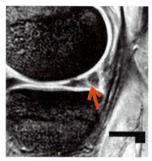

T2*WI 冠状断像

図1 内側半月板垂直断裂，17歳女性
内側半月板に垂直方向に走行する線状影を認める（→）．

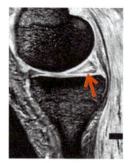

T2*WI 冠状断像

図2 内側半月板水平断裂，55歳男性
内側半月板に水平方向に走行する線状影を認める（→）．

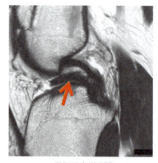

a. T2WI 矢状断像

b. 脂肪抑制 PDWI 冠状断像

図3 内側半月板バケツ柄断裂，15歳女性
T2WI 矢状断像（a）にて後十字靱帯に併走するように低信号の帯状の構造物を認める（double PCL sign，→）．PDWI（b）では顆間窩に偏位した半月板が同定される（→）．

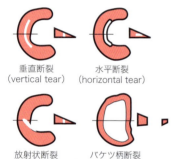

垂直断裂（vertical tear）　水平断裂（horizontal tear）
放射状断裂（radial tear）　バケツ柄断裂（bucket handle tear）

図4 半月板の断裂形態
「縦」断裂は円周方向（longitudinal）を指し，垂直（vertical）断裂と区別する．

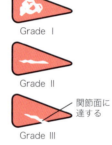

Grade Ⅰ
Grade Ⅱ
Grade Ⅲ
関節面に達する

図5 半月板断裂の Grade 分類
断裂形態の分類と Grade 分類．

臨床と病理
- 半月板断裂は膝関節痛の原因として重要で，外傷性と変性によるものがある．
- 垂直断裂，水平断裂，放射状断裂，バケツ柄断裂などに分類される（図4）．垂直断裂は外傷性，水平断裂は変性によるものが多い．
- 半月板内の高信号は Grade に分類される（図5）．Grade Ⅱ は半月板内の粘液変性または半月板内断裂，Grade Ⅲ は断裂．
- 半月板断裂に合併し，断裂部より連続して半月板の辺縁部に囊腫を認めることがある（半月板囊腫）．
- 小児では円板状外側半月板に断裂を認めることがある（→260頁）．

画像所見
- 半月板の変性，断裂は PD・T2*WI で高信号を呈する（図1〜3）．
- バケツ柄断裂では本来あるべき位置の半月板が小さいか欠如し，矢状断像で偏位した半月板によって後十字靱帯が2本あるようにみえる（double PCL sign，図3）．

17 肩腱板断裂
rotator cuff tear

POINT ▶ T2WI で棘上筋腱の連続性あるいは高信号をチェックする

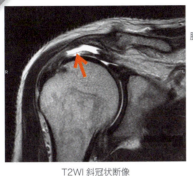

図1 右肩腱板断裂，58歳男性
T2WIにて，棘上筋の大結節付着部近傍に，腱板の全層断裂が高信号として描出される（→）．周囲には液体貯留を認める．

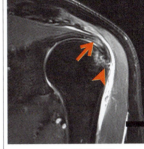

図2 左肩腱板部分断裂および大結節部剥離骨折，49歳女性
棘上筋には完全断裂はみられないが，大結節付着部近傍に，腱板の高信号を認める（→）．周囲には液体貯留を認める．また棘上筋の大結節付着部には剥離骨折も認める（▶）．

臨床と病理

- 変性腱板に微力な外力が加わり発生する場合（高齢者）と，活発な動作で発生する場合（若年者）がある．
- 肩鎖関節の変形性変化に伴い，上肢を外転させたときに上腕骨頭と腱板が上方の烏口肩峰アーチに衝突を繰り返すと肩関節の痛みと挙上制限がみられ，インピンジメントと呼ばれる．
- 棘上筋の大結節付着部の1cm近位（critical zone）は血流に乏しく，変性や断裂が好発．
- 不全断裂（滑液包側，関節包側，腱内），全層断裂に分けられ，手術を要する患者はほとんど全層断裂．

画像所見

- 棘上筋腱の断裂部は液体貯留や肉芽組織を反映し，T2WIにて断裂あるいは高信号として描出（図1）．
- 不全断裂や腱症（腱板変性や腱板炎など）は腱内の異常信号域として描出（図2）．

くらべてみよう

反復性肩関節脱臼（recurrent dislocation of the shoulder）

- 肩関節はスポーツなどにより一度脱臼すると再発しやすくなる．
- ほとんどが前下方脱臼．
- 関節唇前部の断裂はBankart lesion，上腕骨頭後外側の圧迫骨折はHill–Sachs lesionと呼ばれる（図3）．

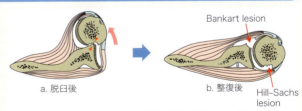

図3 Bankart lesion と Hill-Sachs lesion

症例 反復性右肩関節脱臼，18歳男性．右肩関節のglenoidの腹側の剥離骨折（Bankart lesion，→）および右上腕骨頭の上後外側に陥凹（Hill–Sachs lesion，▶）がみられる．

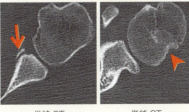

単純CT　　単純CT

骨，軟部の腫瘤性病変のアプローチ

骨腫瘍のアプローチ

- 骨腫瘍の鑑別には発症年齢と部位，局在（骨端，骨幹端，骨幹）が重要（図1）．
- 大部分の骨腫瘍は思春期〜若年成人に発生するが，転移や骨髄腫は高齢者，Ewing 肉腫や好酸球性肉芽腫は小児に発生する．
- 多くの骨腫瘍は骨幹端（膝が多い）に発生するが，骨端部には軟骨芽細胞腫，巨細胞腫などが，骨幹部には内軟骨腫，類骨骨腫，Ewing 肉腫，骨髄腫などが発生する．
- 良性腫瘍は境界明瞭で，辺縁に硬化像を認めることが多いが，悪性腫瘍は境界不明瞭で，破壊性である．
- 慢性骨髄炎や褐色腫などは腫瘍性疾患との鑑別が必要．

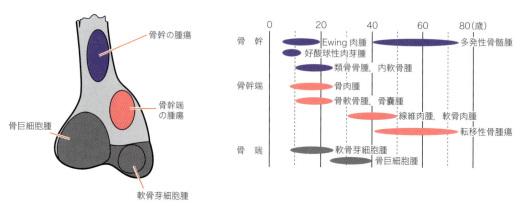

図1　骨腫瘍の鑑別

軟部腫瘍のアプローチ

- 良性腫瘍は境界明瞭であるが，悪性腫瘍でも悪性度の低いものは限局性である．
- 良性腫瘍では脂肪腫，血管腫，神経鞘腫が代表的であり，そのほか，関節と関連して発生するガングリオン，線維性増殖を示すデスモイドがある．
- 悪性腫瘍では脂肪肉腫，悪性線維性組織球腫，平滑筋肉腫などが多い．
- 鑑別には組成物質より❶脂肪性腫瘍，❷嚢胞性腫瘍，❸血管性腫瘍，❹その他の充実性腫瘍に分けると考えやすい（図2）．

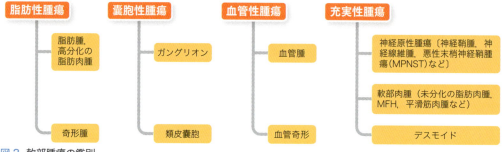

図2　軟部腫瘍の鑑別

18 良性骨腫瘍
benign bone tumors

POINT
- 骨軟骨腫：骨性隆起と軟骨帽
- 内軟骨腫：石灰化を伴った硬化縁を伴う分葉状の透亮像
- 類骨骨腫：nidus とその周囲の硬化像

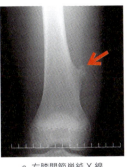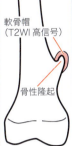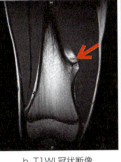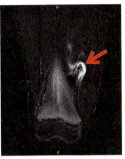

a. 右膝関節単純 X 線　　b. T1WI 冠状断像　　c. STIR 冠状断像

図1 骨軟骨腫，12 歳男児
単純 X 線（**a**）では，大腿骨遠位端内側後方に大きく突出する骨性隆起を認める（→）．T1WI（**b**）では大腿骨遠位端内側後方に大きく突出する，海綿骨，および骨皮質との連続性のある骨性隆起を認める（→）．骨性隆起の先端に，STIR（**c**）にて高信号となる軟骨帽が描出される（→）．

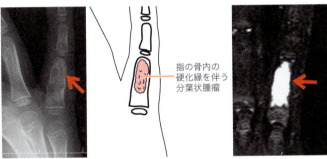

a. 右手単純 X 線　　　　　　　　　　b. 右手 STIR 冠状断像

図2 第 5 指基節骨内軟骨腫，6 歳男児
単純 X 線（**a**）では右第 5 指基節骨に溶骨性変化を認め，内部に石灰化を認める（→）．病的骨折もみられる．STIR（**b**）では著明な高信号を呈する（→）．

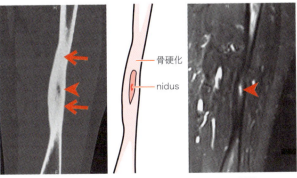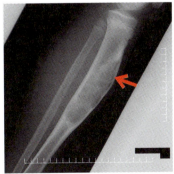

a. 単純 CT 冠状断像　　　　　b. STIR　　　　　　単純 X 線

図3 類骨骨腫，17 歳女性
CT（**a**）では左大腿骨骨幹部において，内側から後面にかけての骨皮質が肥厚し（→），内部に小さな透亮像（nidus）がみられる（▶）．STIR（**b**）では nidus は高信号を呈する（▶）．

図4 脛骨線維性骨異形成症，9 歳女児
脛骨の骨幹部に骨の膨隆，骨皮質の菲薄化を伴った囊胞性腫瘤を認める（→）．病変の大部分はすりガラス状の濃度を呈する．

臨床と病理

1. 骨軟骨腫（osteochondroma），外骨腫（exostosis）

- 骨性の隆起で，軟骨帽（cartilage cap）に取り囲まれる．
- 10 歳代の男性に多い．大腿骨遠位部に好発．病変の 90％は孤立性．
- 成長軟骨閉鎖後の増大，疼痛は軟骨肉腫への転化を示唆．
- 多発性骨軟骨症は，常染色体優性遺伝で悪性化の頻度がやや高い（5％）．

2. 内軟骨腫（enchondroma）

- 手足の短骨，大腿骨，上腕骨などの骨内に発生する硝子軟骨性腫瘍．
- 特殊型として，全身性に多発する Ollier 病（enchondromatosis）やそれに血管腫を伴う Maffucci 症候群などがある．

3. 類骨骨腫（osteoid osteoma）

- 血管に富む未熟な骨，類骨を含む小病変で，周囲に反応性の骨硬化を伴う．
- 10～20 歳代に好発し，2：1 で男性に多い．
- 疼痛や腫脹が夜間に増強し，アスピリンが著効することで有名．

4. 線維性骨異形成症（fibrous dysplasia）

- 骨形成過程での発生異常（非腫瘍性），骨組織が化生骨を含む線維様組織に置換される．
- 単骨性（70～80％）と多骨性（20～30％）に区別．多骨性病変に皮膚の色素沈着，性的早熟（乳腺肥大，性器出血など）を伴うことあり（McCune–Albright 症候群）．

画像所見

- 骨軟骨腫：骨幹端から外側に大きく突出する骨性隆起，その先端に T1WI で低信号，T2WI で高信号の軟骨帽（図1）．軟骨帽が 2～3 cm を超えると，悪性化（軟骨肉腫）を示唆．
- 内軟骨腫（図2）：石灰化を伴った境界明瞭で硬化縁を伴う分葉状の透亮像．
- 類骨骨腫（図3）：nidus とその周囲の硬化像が特徴的（図3a）．骨膜反応もみられる．
- 線維性骨異形成症（図4）：初期には囊胞様 X 線透過像，進行すると皮質骨の菲薄化を伴う膨隆，境界不明瞭なすりガラス状を呈し多彩である．

> **memo**
>
> ### ◉軟骨肉腫
> - 腫瘍性の軟骨形成を示す悪性腫瘍で，成人に発症（平均 52.4 歳），男女比は 3：2．
> - 原発性悪性骨腫瘍の 15.5％を占め，骨肉腫に次ぐ．
> - 最初から骨に悪性腫瘍として発生する一次性と，骨軟骨腫が悪性化する二次性に分けられ，二次性はやや若年に発症する傾向がある．
> - 肋骨，肋軟骨原発は約 2％で比較的まれだが，肋骨の悪性腫瘍の 40％を占める．

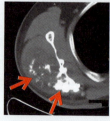
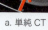

多発性外骨腫症の患者にみられた肩甲骨の軟骨肉腫，41 歳男性

単純 CT（**a**）で右肩甲骨に不整な石灰化を伴った腫瘤を認める（→）．T2WI（**b**）において著明な高信号を呈する（→）．

a. 単純 CT　　b. T2WI

19 巨細胞腫
giant cell tumor

▶ 骨幹端〜骨端の腫瘍で硬化縁なし
▶ soap bubble 状の所見

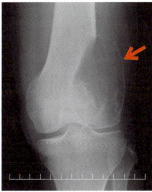
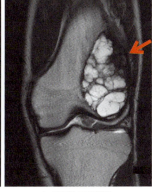
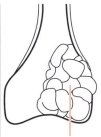

a. 左大腿骨遠位部単純 X 線   b. T2WI 冠状断像

骨端〜骨幹端の偏心性溶骨性腫瘍．soap bubble 状に骨皮質を菲薄化，硬化縁（−）

図1 巨細胞腫，32歳男性
単純 X 線（**a**）では骨端から骨幹端に透亮像を認める（→）．辺縁は明瞭であるが，硬化縁はみられない．T1WI では低信号，T2WI（**b**）では内部に隔壁を有する高信号を認める（→）．

臨床と病理
- 骨端線閉鎖後の 20〜40 歳代に発生する腫瘍．骨幹端〜骨端にみられる偏心性の溶骨性骨腫瘍．
- 線維性基質を背景とした多核巨細胞の存在が特徴的．
- 病的骨折を合併することあり．
- **15％は悪性**であり，肺転移をきたす．肺転移の予後は通常良好．

画像所見
- 単純 X 線や CT 上，**soap bubble** 状の溶骨性腫瘍．骨皮質は菲薄化するが，硬化縁や骨膜反応なし（図1a）．
- MRI では境界明瞭な多房性腫瘤（図1b）．
- 骨皮質を破壊し，軟部組織へ進展することもある．
- 腫瘍内出血やヘモジデリン沈着を認めることあり．
- 動脈瘤様骨嚢腫の要素を反映して，液面形成がみられる．

くらべてみよう

動脈瘤様骨嚢腫（aneurysmal bone cyst；ABC）

- 血液の充満した膨張性発育を示す**多房性の骨嚢胞．液面形成**を示すことが多い．
- 好発年齢は 10〜20 歳代で，長管骨，脊椎，骨盤骨に多い．

 左上腕骨の動脈瘤様骨嚢腫，12歳男児．単純 CT（**a**）では左上腕骨に境界明瞭な軟部組織濃度の溶骨性病変を認める（→）．STIR（**b**）ではそれぞれの cystic lesion 内に液面形成を認める（→）．

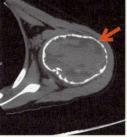
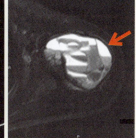

a. 単純 CT   b. STIR

20 骨肉腫
osteosarcoma

▶石灰化を伴う大腿骨骨幹端の辺縁不明瞭な腫瘍．骨膜反応（＋）

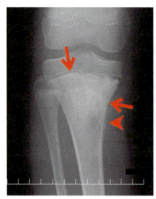
a. 右膝単純 X 線

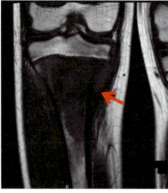
b. T1WI 冠状断像

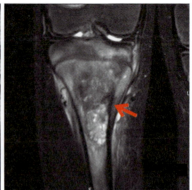
c. T2WI 冠状断像

図1　骨肉腫，11 歳男児
単純 X 線（a）では，右脛骨近位部骨幹端に一部透亮像を伴った硬化像を認める（→）．辺縁に骨膜反応も認める（▶）．T1WI（b），T2WI（c）では腫瘍は不整な信号強度を呈する．病変の範囲が明瞭である（→）．腫瘍の周囲には浮腫性変化もみられる．

臨床と病理

- 骨芽細胞が悪性化した腫瘍で，類骨形成や骨形成を伴う．
- 好発年齢は 10～25 歳．
- 症状は腫脹と疼痛，局所熱感．
- 大腿骨遠位と脛骨近位の骨幹端が発生部位の 75％を占める．
- 傍骨性骨肉腫は骨の表面にみられ，比較的予後がよい．

画像所見

- 単純 X 線では，長管骨骨幹端の偏心性病変．辺縁の骨硬化縁を伴わない骨破壊とさまざまな程度の骨新生を認める（図1a）．
- 骨破壊と骨新生の程度によって，単純 X 線では骨硬化型，溶骨型，混合型と分類される．
- Codman 三角や放射状の骨膜反応（sunburst appearance）が特徴的（図2）．
- 発症時にしばしば肺転移や骨内での skip metastasis がみられる．
- MRI は骨内外における腫瘍の範囲，主要血管や神経束への浸潤，skip metastasis の描出に優れる（図1b, c）．

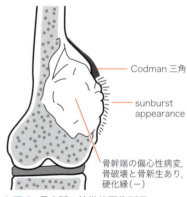

図2　骨肉腫の特徴的画像所見

21 Ewing 肉腫
Ewing's sarcoma

▶きわめて浸潤性の腫瘍で onion peel 様の骨膜反応が特徴的

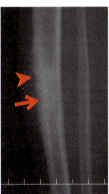
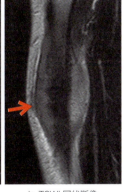

a. 単純 X 線　　　b. T2WI 冠状断像

図1 Ewing 肉腫, 4歳男児
単純 X 線（a）では右脛骨骨幹部に骨硬化を伴った浸潤性の陰影を認める（→）．骨皮質には onion peel 様の骨膜反応がみられる（▶）．T2WI（b）では腫瘍は骨髄内から骨皮質を貫いて周囲の軟部に浸潤性に広がっている（→）．

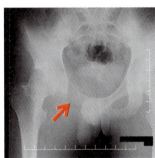
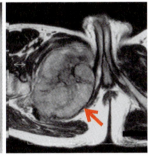

a. 単純 X 線　　　b. T2WI 冠状断像

図2 Ewing 肉腫, 17歳男性
単純 X 線（a）では右の恥骨に溶骨性変化を認める（→）．T2WI 冠状断像（b）では恥骨から坐骨に大きな軟部陰影を認める（→）．病変は比較的境界明瞭で，内部に隔壁状の変化を認める．

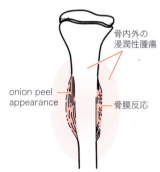

図3 Ewing 肉腫

臨床と病理

- 小円形細胞腫瘍の増殖を特徴とする Ewing/PNET family[†] の腫瘍．
- 5～15歳の男児に好発．長管骨の骨幹部，骨盤骨の骨髄に発生し，浸潤性増殖を特徴とする（図3）．
- 疼痛，発熱，白血球増多で来院．軽度の外傷後にみつかることもある．

[†]：Ewing 肉腫，PNET（原始神経外胚葉性腫瘍），Askin 腫瘍（胸壁に原発する PNET）には，共通の染色体異常があることが明らかになり，これらは一連の疾患として Ewing 肉腫ファミリー腫瘍（Ewing sarcoma family of tumors；ESFT）と呼ばれている．

画像所見

- 単純 X 線上，浸透性，虫食い状の骨破壊を認める．onion peel 様の骨膜反応（onion peel appearance）は，特徴的（図1）．
- 周囲に巨大な軟部腫瘤がみられ，病変の進展の範囲を明らかにするには，CT，MRI が有用（図2）．
- 骨髄炎，好酸球性肉芽腫，骨肉腫，悪性リンパ腫などとの鑑別が必要．

22 転移性骨腫瘍
metastatic bone tumor

> **POINT** ▶ T1WI で骨転移は明瞭だが，T2WI や造影後は不明瞭である．

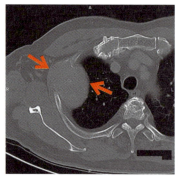

単純 CT

図1 肝癌の肋骨転移，65 歳男性
右第 2 肋骨に膨隆性の発育を示す腫瘍性病変を認める（→）．

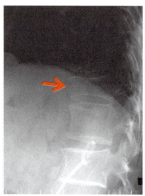 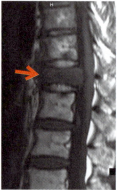 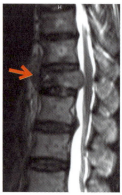

a. 胸腰椎単純 X 線　　b. T1WI 矢状断像　　c. T2WI 矢状断像

図2 骨転移による病的骨折，76 歳男性
単純 X 線（a）では Th12 椎体に楔状の変形を認める（→）．MRI では椎体後縁は脊柱管内に突出しており，硬膜嚢を圧排している（→）．椎体の骨髄は T1WI（b）で低信号，T2WI（c）で周囲骨とほぼ等信号で，明らかな骨折線は認めない．

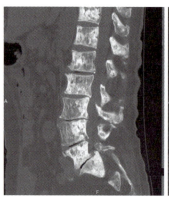 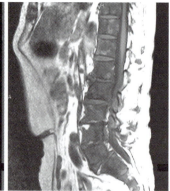

a. 単純 CT（骨条件）矢状断像　　b. T1WI 矢状断像

図3 前立腺癌の全身の骨転移，80 歳男性
骨条件 CT（a）では，腰椎，仙骨がびまん性に硬化像を呈している．T1WI（b）では椎体において正常骨髄の高信号域が消失し，びまん性に低信号を呈している．

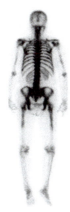

骨シンチグラフィ

図4 乳癌術後,44歳女性
全身の骨が均一に明瞭に描出されており,いわゆる beautiful bone scan の像である.正常で認められる腎からの RI の排泄は認められない.腎への集積が弱く,骨格系がきれいに描出されている場合は,びまん性骨転移である〔super bone scan(faint kidney sign)〕.骨シンチグラフィでは,骨だけではなく,尿路系の描出も大きなポイント.

臨床と病理

- 骨腫瘍で最も頻度が高く,全骨腫瘍の 1/4 を占める.
- 脊椎転移の頻度が最も多く,骨盤骨,大腿骨,上腕骨,肋骨などにもみられる.
- 原発巣の約 80% は,乳癌,前立腺癌,肺癌,腎癌のいずれかである.
- 前立腺癌,乳癌では骨硬化性転移が多い.
- 小児の原発巣として頻度の高い腫瘍は,神経芽腫,肉腫(骨肉腫や Ewing 肉腫),白血病.
- 圧迫骨折をきたした転移性腫瘍では,良性圧迫骨折との鑑別が問題となる(→240頁).

画像所見

- 単純 X 線や CT で骨破壊や骨硬化像があり,骨皮質が欠損する(図1, 3).
- 多くは溶骨性で,骨膜反応を伴わない.
- 骨シンチグラフィでは骨転移に一致して集積を認める.
- 前立腺癌や乳癌による広範な骨転移症例では,全身骨に高度なびまん性の集積をきたし(super bone scan),腎からの RI の排泄が認められない(absent or faint kidney sign,図4).
- T1WI で骨髄脂肪が腫瘍に置換される(図2, 3).
- T2WI や造影 T1WI では,腫瘍と正常の骨髄が同程度の信号強度で,検出感度は低い(図2).
- 脊椎転移では単純 X 線で椎弓根陰影の消失や骨梁の不明瞭化がある.
- MRI では脊弓根や後方成分(横突起や棘突起)に腫瘍がみられる.骨から椎体周囲や脊柱管内に連続する軟部腫瘍を形成する.
- 造影すると腫瘍が造影され,周囲骨髄とのコントラストが低下する.

23 化膿性骨髄炎
pyogenic osteomyelitis

▶透亮像に腐骨，骨膜反応を伴う
▶腫瘍性病変の鑑別が重要

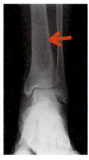
a. 左足関節
単純X線

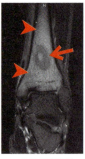
b. STIR 冠状断像

図1 化膿性骨髄炎，30歳男性
単純X線（a）では，左脛骨遠位骨幹〜骨幹端に辺縁不明瞭な透亮像を認める（→）．STIR（b）では病変は不明瞭な低信号を呈し，中心部には高信号を認める（→）．周囲には広範な浮腫を伴う（▷）．

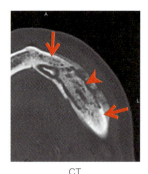
CT

図2 慢性骨髄炎，60歳男性
下顎骨に不整な硬化像を認め（→），内部に腐骨（▷）を認める．

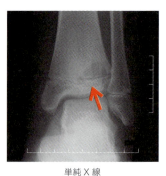
単純X線

図3 Brodie膿瘍，13歳男性
右脛骨遠位骨端に分葉状の形態を示す溶骨性病変を認める（→）．

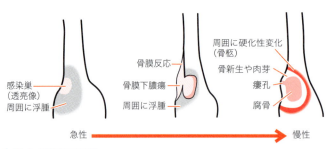

図4 骨髄炎の経過

臨床と病理

- 血行性や隣接臓器からの波及，外傷，手術後などに骨髄に感染．ブドウ球菌，溶連菌などが原因．
- 小児では骨幹端（乳幼児は骨端にも波及），成人では骨端に発生し，骨破壊，膿瘍形成，骨膜炎を認める．
- 慢性化すると腐骨，骨柩形成がみられる（図2, 4）．
- 最初から慢性に経過するものもあり（Brodie膿瘍），骨硬化の強いものはGarré硬化性骨髄炎と呼ばれる．
- 20〜30年が経過した慢性骨髄炎に腫瘍（扁平上皮癌が多い）を合併することがあり，瘻孔から生じる．

画像所見

- 症状発現後，2〜3週間後にX線像の変化が現れる（発症後2週頃までは無所見）．
- 急性骨髄炎では骨破壊（透亮像）と骨膜反応，軟部陰影が特徴的（図1）．
- 慢性期には病変を囲む厚い骨膜反応，硬化がみられ，骨柩と呼ばれる．中に腐骨形成を認める（図2）．
- Brodie膿瘍は，骨幹端における中心性の骨破壊像を特徴とする．強い硬化縁の中に透亮像を認める（図3）．
- 腫瘍性病変との鑑別が必要である．小児ではEwing肉腫，Langerhans細胞組織球症，神経芽細胞腫の転移，成人では癌の骨転移や悪性リンパ腫，骨髄腫などが鑑別に挙がる．

24 良性軟部腫瘍
benign soft tissue tumors

▶ 非特異的所見の腫瘍が多いが，脂肪腫や血管奇形は特徴的な所見あり

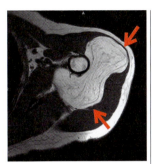

T1WI

図1 脂肪腫，60歳女性
左上腕骨を外側より取り囲むように，T1WI，T2WIとも高信号の脂肪成分主体の境界明瞭な腫瘤を認める（→）．内部には隔壁様構造を認める．

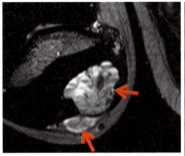

T2WI

図2 静脈奇形，13歳男性
肘関節の背側部に不整形の著明な高信号腫瘤を認める（→）．背側では皮下組織に進展している．

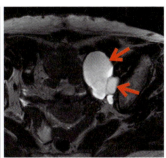

T2WI

図3 ガングリオン，77歳女性
左骨盤壁腹側に多房性の囊胞性病変を認める（→）．

臨床と病理

- **脂肪腫**は成熟脂肪細胞から成り，全身のどこでも発生．
- **血管腫**は乳児血管腫が代表的．内皮細胞が急速に増殖し，その後緩徐に退縮する．
- **血管奇形**は内皮細胞の増殖を伴わない先天的な血管形成異常で，退縮しない．動脈関与により low-flow type（動静脈奇形）と high-flow type（静脈奇形）に分けられる．過成長，凝固異常，心不全，骨軟化症などを伴うことがある．
- **ガングリオン**は関節包，腱鞘から生じるゼリー状の粘液を含む多房性の囊胞（図3）．神経や腱を圧迫し，手根管症候群やGuyon管症候群を合併することあり．
- **神経鞘腫**は比較的大きな神経から偏心性に発育．神経線維腫症2型では多発．
- **神経線維腫**は全身の皮膚や皮下の小さな神経から発生．腫瘍内に神経を含有．神経線維腫症1型では多発．

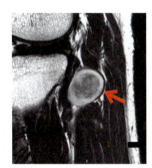

T2WI 冠状断像

図4 神経鞘腫，40歳女性
T2WIで脛骨後方に中央が低信号，辺縁が著明な高信号の target sign を呈する腫瘤を認める（→）．辺縁には被膜を認める．

画像所見

- 脂肪腫は皮下脂肪と等信号（図1）．高分化脂肪肉腫も類似の画像所見を呈する．
- 静脈奇形はT2WIで高信号（図2），動静脈奇形は動静脈の拡張や蛇行（flow void），nidus がみられる．
- 神経線維腫・神経鞘腫は境界明瞭で，T2WIで高信号を呈し，壊死を伴うことあり．中央が低信号（高密度細胞や線維主体の Antoni A），辺縁が著明な高信号（粘液主体の Antoni B）の target sign が特徴的（図4）．

25 悪性軟部腫瘍
malignant soft tissue tumors

POINT
- 多くの腫瘍は非特異的所見だが，粘液型はT2WIで強い高信号を示し，徐々に濃染
- 線維性腫瘍はT2WIで低信号

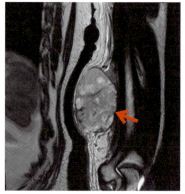

T2WI 冠状断像

図1 多形型の悪性線維性組織球腫，79歳男性
左上腕内側にやや分葉状の隔壁を有する境界明瞭な腫瘤を認める（→）．

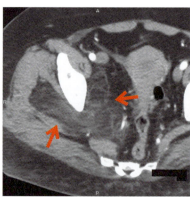

a. 造影CT　　　　　　　　　　b. T2WI

図2 高分化脂肪肉腫，47歳女性
造影CT（a）では，右の骨盤壁に脂肪の吸収値を有する腫瘤を認める（→）．腫瘤はT2WI（b）で高信号を呈し，内部に不整な索状構造がみられる（→）．

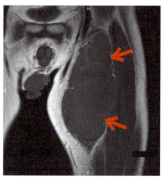 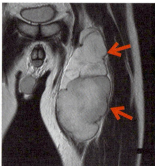 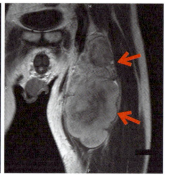

a. T1WI 冠状断像　　　　b. T2WI 冠状断像　　　　c. 造影後T1WI 冠状断像

図3 粘液型脂肪肉腫，58歳男性
左大腿部に辺縁が平滑な軟部腫瘤を認める（→）．T1WI（a）で低信号，T2WI（b）で比較的均一な高信号で，造影（c）にて全体的に強く濃染されている．

臨床と病理

- 成人では悪性線維性組織球腫，脂肪肉腫，滑膜肉腫，平滑筋肉腫の頻度が高い．四肢や後腹膜に好発．
- 悪性線維性組織球腫は現在では未分化多形肉腫，粘液線維肉腫と分類されている．
- 脂肪肉腫は組織学的に分化型，粘液型および円形細胞型，多形型に分類される．
- 小児では横紋筋肉腫が多く，小児悪性腫瘍の5%を占め（脳を除いて3番目に多い），眼窩や傍髄膜に多く，鼻咽腔，中耳，泌尿器にみられる．
- 神経線維腫症1型や放射線治療後に悪性神経鞘腫（malignant peripheral nerve sheath tumor；MPNST）が発生することがある．
- 軟骨肉腫は，骨に発生する一次性と骨軟骨腫が悪性化する二次性がある（→266頁）．

画像所見

- 一般的にT1WIで筋肉と同程度の低信号，T2WIで不均一な高信号を示し，分葉状で低信号を示す隔壁様構造を認めることが多いが，画像所見は非特異的（図1）．
- 脂肪肉腫は脂肪を認めることがあるが（図2），認めないものも多い（図3）．比較的境界明瞭なものから，浸潤性発育を示すものまでみられる．
- 粘液型脂肪肉腫，粘液線維肉腫はT2WIで強い高信号を示し，徐々に濃染される（図3）．
- 軟骨肉腫は石灰化や硝子軟骨基質のためT2WIで高信号を認める（→266頁）．

くらべてみよう

線維腫症（fibromatosis）

- 線維芽細胞の増殖が特徴．良性だが局所浸潤が強く再発が多い．
- 手掌や足背に発生する表在型と，腹壁や骨格筋，腸間膜などに発生する深部型（デスモイド）に大別される．
- 線維腫症は境界不明瞭で，膠原線維によるT2WI低信号を含む．

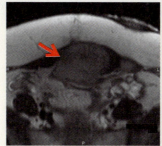
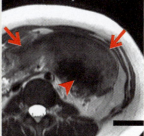

a. T1WI　　　b. T2WI

 症例　家族性大腸ポリポーシス患者にみられた腹壁，腸間膜の多発性のデスモイド，30歳女性．腸腰筋，腸間膜内に腫瘤が多発している（→）．腸間膜内の腫瘤はT2WIで低信号である（▷）．

索引

▶ 画像解剖索引は 286 頁，サイン・所見索引は 289 頁参照

一般索引

和文

あ

亜急性甲状腺炎 66
悪性胸膜中皮腫 111
悪性神経鞘腫 275
悪性線維性組織球腫 206, 275
悪性卵巣腫瘍 227
悪性リンパ腫
   .... 29, 60, 69, 110, 144, 206
アスベスト 105, 111
亜脱臼 244
圧迫骨折 240
圧迫性無気肺 77
圧迫法 134
アテローム血栓性梗塞 7
アミロイド血管症 14
アレルギー性気管支肺アスペルギルス
   症 94, 103
アレルギー性肉芽腫性血管炎 95

い・う

胃悪性リンパ腫 145
胃癌 140
異型上皮 143
異型腺腫様過形成 84
胃軸捻転 153
異所性胃粘膜 149
異所性灰白質 44
石綿 105, 111
一次結核 92
一酸化炭素中毒 31
遺伝性脊髄小脳失調症 33
胃ポリープ 143
イレウス 150
咽後膿瘍 60
インスリノーマ 188
咽頭腫瘍 59
院内肺炎 90
インピンジメント 263
ウシ海綿状脳症 39

え

壊死性膵炎 191
円形無気肺 77, 105
炎症性大動脈瘤 131
炎症性腸疾患 146
円板状半月板 260

お

黄色靱帯骨化症 255

黄色肉芽腫性胆嚢炎 178
横紋筋肉腫 275
オリーブ橋小脳萎縮症 33
オンコサイトーマ 200

か

外骨腫 266
外傷性くも膜下出血 10
外鼠径ヘルニア 157
外ヘルニア 157
海綿状血管奇形 14
海綿状血管腫 14
海綿静脈洞硬膜動静脈瘻 14
潰瘍性大腸炎 147
下咽頭癌 60
拡散強調像 4
拡張型心筋症 127
過形成性ポリープ 143
下垂体 23
下垂体腺腫 21
下垂体卒中 22
ガストリノーマ 188
仮性動脈瘤 192
仮性嚢胞 192
仮想内視鏡像 135
家族性大腸ポリポーシス 143
下大静脈後尿管 212
褐色細胞腫 204
褐色腫 242
滑膜炎 244
滑膜肉腫 275
化膿性骨髄炎 272
化膿性脊椎炎 257
化膿性椎間板炎 257
過敏性肺臓炎 96
顆粒膜細胞腫 229
肝外胆管癌 182
肝海綿状血管腫 168
肝芽腫 165
眼窩腫瘍 62
眼窩吹き抜け骨折 63
肝癌 163
換気装置肺炎 96
眼球腫瘍 62
眼球突出 66
ガングリオン 273
肝血管腫 168
肝硬変 170, 173
肝細胞腺腫 169
間質性肺水腫 80
癌性髄膜炎 29
癌性腹膜炎 155
癌性リンパ管症 86
関節炎 239

関節症 239
関節破壊 244
関節リウマチ 244
感染性膵壊死 191
感染性大動脈瘤 128
感染性動脈瘤 11
冠動脈 CTA 116
肝内結石 177
肝内胆管細胞癌 167
癌肉腫 224
肝嚢胞 170
肝嚢胞腺癌 167
肝嚢胞腺腫 167
肝膿瘍 171
顔面骨折 63

き

機械的イレウス 150
気管支拡張症 103
気管支原性嚢胞 110
気管支肺炎 90
気管支壁内転移 86
気胸 79
奇形腫 24, 110
気腫性腎盂腎炎 200
偽痛風 245
嗅神経芽細胞腫 58
急性肝炎 173
急性冠症候群 125
急性好酸球性肺炎 95
急性腎盂腎炎 200
急性膵炎 191
急性胆管炎 181
急性胆嚢炎 178
急性虫垂炎 148
急性腹症 137
境界域梗塞 7
胸腔腎 212
胸腔内甲状腺腫 110
胸骨後ヘルニア 113
狭窄後拡張 123
狭心症 117, 124
胸水 78
胸腺癌 110
胸腺腫 110
胸腺神経内分泌癌 110
強直性脊椎炎 258
胸部大動脈瘤 128
胸部単純 X 線 72
胸膜陥入像 81, 84
莢膜細胞腫 229
虚血心筋 117
虚血性心疾患 124
虚血性腸炎 147

巨細胞腫 …………………… 267	甲状腺眼症 ………………… 66	脂肪肝 ……………………… 172
巨大皺襞 …………………… 145	甲状腺シンチグラフィ …… 57, 66	脂肪腫 ……………………… 273
巨大動脈瘤 ………………… 11	拘束型心筋症 ……………… 127	脂肪肉腫 …………… 206, 275
気瘤 ………………………… 90	後天性嚢胞腎 ……………… 197	若年性血管線維腫 ………… 58
菌球性肺アスペルギルス症 … 94	喉頭癌 ……………………… 60	若年性ポリポーシス ……… 143
筋腫分娩 …………………… 220	後腹膜腫瘍 ………………… 206	充盈法 ……………………… 134
筋層内筋腫 ………………… 220	後腹膜線維症 ……… 131, 206	縦隔気腫 …………………… 79
緊張性気胸 ………………… 79	硬膜外血腫 ………… 40, 41	縦隔腫瘍 …………………… 109
	硬膜外膿瘍 ………………… 49	縦隔条件 …………………… 75
く	硬膜下血腫 ………… 40, 41	充実腺管癌 ………………… 233
くも膜下出血 ……………… 10	硬膜動静脈瘻 ……………… 50	収縮性心膜炎 ……………… 127
くも膜嚢胞 ………………… 44	硬膜内髄外腫瘍 …………… 49	十二指腸潰瘍 ……………… 154
クリプトコッカス性髄膜脳炎 … 37	絞扼性イレウス …… 150, 153	重複子宮 …………………… 230
くる病 ……………………… 241	骨壊死 ……………………… 239	重複尿管 …………………… 212
クレブシエラ肺炎 ………… 90	骨梗 ………………………… 272	出血性梗塞 ………………… 7
	骨髄脂肪腫 ………………… 203	術後頬部嚢胞 ……………… 61
け	骨性強直 …………………… 244	腫瘍随伴症候群 …………… 85
憩室炎 ……………… 142, 149	骨粗鬆症 …………… 239, 240	腫瘤影 ……………………… 81
経直腸超音波検査 ………… 208	骨代謝 ……………………… 238	腫瘤形成性膵炎 …… 187, 192
頸椎症 ……………………… 254	骨端症 ……………… 239, 246	上衣下巨細胞性星細胞腫 … 46
珪肺 ………………………… 104	骨軟化症 …………… 239, 241	上衣下結節 ………………… 46
頸部腫瘤 …………………… 69	骨軟骨腫 …………………… 266	上衣腫 ………… 17, 26, 49
頸部リンパ節腫大 ………… 69	骨肉腫 ……………………… 268	上咽頭癌 …………………… 60
係留脊髄 …………………… 52	骨破壊 ……………………… 58	漿液性嚢胞腺癌 …………… 227
結核腫 ……………………… 92	骨盤腎 ……………………… 212	漿液性嚢胞腺腫 …………… 189
血管芽腫 …………………… 26	骨盤内感染症 ……………… 229	消化管悪性リンパ腫 ……… 145
血管奇形 …………………… 273	古典的肝癌 ………………… 163	消化管憩室 ………………… 149
血管筋脂肪腫 ……………… 199	孤立性線維腫 ……………… 111	消化管穿孔 ………………… 154
血管腫 ……………………… 273	コレステロール結石 ……… 176	消化管造影検査 …………… 134
血管内リンパ腫症 ………… 29		消化管粘膜下腫瘍 ………… 144
月経随伴性気胸 …………… 79	**さ**	消化管の軸捻転 …………… 153
血行力学的脳梗塞 ………… 7	細菌性肺炎 ………………… 90	消化管ポリープ …………… 143
結節影 ……………………… 81	サイトメガロウイルス肺炎 … 91	消化管ポリポーシス ……… 143
結節性硬化症 ……………… 46	鰓裂嚢胞 …………………… 69	上顎洞癌 …………………… 58
限局性結節性過形成 ……… 169	左房粘液腫 ………………… 123	上顎洞自然孔 ……………… 61
肩腱板断裂 ………………… 263	サルコイドーシス ………… 97	松果体部腫瘍 ……………… 24
肩鎖関節 …………………… 263	サンゴ状結石 ……………… 209	症候性骨壊死 ……………… 248
嫌色素細胞癌 ……………… 199	三尖弁閉鎖 ………………… 120	掌蹠膿疱症 ………………… 258
原発性硬化性胆管炎 ……… 181		上皮内癌 …………………… 84
原発性線毛機能不全 ……… 103	**し**	漿膜下筋腫 ………………… 220
	色素結石 …………………… 176	静脈性梗塞 ………………… 8
こ	子宮癌肉腫 ………………… 224	小葉中心性肺気腫 ………… 101
高圧撮影 …………………… 72	子宮筋腫 …………………… 220	食道アカラシア …………… 139
膠芽腫 ……………………… 19	子宮頸癌 …………………… 223	食道癌 ……………… 60, 138
硬化性血管腫 ……………… 87	子宮腺筋症 ………………… 221	食道静脈瘤 ………………… 174
硬癌 ………………… 141, 233	子宮体癌 …………………… 224	食道造影 …………………… 134
広義間質 …………………… 88	自己免疫性膵炎 …………… 192	食道裂孔ヘルニア ………… 113
口腔癌 ……………………… 60	歯状核赤核淡蒼球ルイ体萎縮症	処女膜閉鎖 ………………… 230
交差腎 ……………………… 212	………………………… 33	心アミロイドーシス ……… 127
好酸球性肺炎 ……………… 95	視神経膠腫 ………………… 45	腎盂尿管腫瘍 ……………… 210
後十字靭帯断裂 …………… 261	視神経脊髄炎 ……… 36, 49	腎芽腫 ……………………… 200
後縦靭帯骨化症 …………… 255	歯性上顎洞炎 ……………… 61	腎癌 ………………………… 198
甲状舌管嚢胞 ……………… 69	自然気胸 …………………… 79	心胸郭比 …………………… 116
甲状腺 ……………………… 110	市中肺炎 …………………… 90	心筋梗塞 …………………… 124
甲状腺癌 …………………… 67	歯肉癌 ……………………… 60	心筋疾患 …………………… 126

心筋シンチグラフィ 117
真菌性副鼻腔炎 61
神経芽腫 205
神経膠腫 18
神経根症 254
神経鞘腫
　..... 45, 49, 62, 69, 110, 144, 273
神経線維腫 273
神経線維腫症 45
神経線維腫症 1 型 11, 45, 273
神経線維腫症 2 型 27, 45, 273
神経内分泌腫瘍 85, 188
神経皮膚症候群 40
腎血管性高血圧 202
心原性梗塞 7
進行胃癌 140
進行性核上性麻痺 35
進行性多巣性白質脳症 39
腎梗塞 201
心サルコイドーシス 127
腎実質相 194
心室中隔欠損 120
心室瘤 125
侵襲性肺アスペルギルス症 94
真珠腫 27, 65
滲出性胸水 78
浸潤陰影 74
浸潤性乳管癌 233
浸潤性粘液腺癌 84
腎性骨異栄養症 242
腎動静脈奇形 201
腎動静脈瘻 201
腎動脈狭窄 202
腎の位置異常 212
腎囊胞 196
腎膿瘍 200
塵肺 104
深部静脈血栓症 107
心不全 80, 127
心房中隔欠損 120
心膜囊胞 110

す

髄核 252
髄芽腫 17, 25
膵癌 186
膵管内結石 192
膵管内乳頭腫 190
膵管非融合 184
膵神経内分泌腫瘍 188
水腎症 207, 208
膵石 192
膵体部癌 186
膵頭部癌 186

髄内腫瘍 49
髄膜炎 37
髄膜腫 17, 20, 49, 62
髄膜播種 29
髄膜瘤 52
髄様癌 67
頭蓋咽頭腫 22
頭蓋骨骨折 41
頭蓋内感染症 37
頭蓋内血腫 40
スキルス 141

せ

星細胞腫 17, 19, 22, 49
成熟囊胞性奇形腫 225
精巣腫瘍 216
星芒状瘢痕 169
生理的狭窄部 209
脊髄空洞症 51
脊髄腫瘍 48
脊髄症 254
脊髄小脳変性症 32
脊髄動静脈奇形 50
脊髄播種 49
脊柱管狭窄症 253
脊椎圧迫骨折 240
脊椎すべり症 256
舌癌 60
切迫破裂 128
セミノーマ 216
線維筋性異形成 11, 130, 202
線維腫 229
線維腫症 275
線維性骨異形成症 266
線維腺腫 236
腺癌 82
前駆型 β 細胞性リンパ芽球型 110
腺腫 143
前十字靱帯断裂 261
線条体黒質変性症 33
選択的カルシウム動注負荷後肝静脈
　採血法 185
剪断損傷 42
センチネルリンパ節生検 236
前庭神経鞘腫 17, 27
先天性気管支軟骨欠損 103
先天性奇形 40
先天性心疾患 120
先天性胆道拡張症 183
先天性囊胞腎 197
前頭側頭葉変性症 34
腺様囊胞癌 64
前立腺癌 214
前立腺肥大症 215

そ

双角子宮 230
早期胃癌 140
双頸双角子宮 230
総胆管結石 176
総胆管囊腫 183
僧帽弁狭窄 122
僧帽弁閉鎖不全 123
続発性腸結核 147
粟粒結核 93
鼠径ヘルニア 156, 157

た

第 2 鰓裂囊胞 69
退形成性星細胞腫 19
大血管転位 120
大血管の発生奇形 121
大細胞型 B 細胞性リンパ腫 110
大腺腫 22
大腿骨頭骨壊死 248
大腿骨内顆骨壊死 247, 248
大腿ヘルニア 157
大腸癌 142
大腸ポリープ 143
大動脈炎症候群 131, 202
大動脈解離 129
大動脈縮窄症 121
大動脈弁狭窄 123
大動脈弁閉鎖不全 123
ダイナミック CT 161
大脳皮質静脈血栓症 8
体尾部欠損症 184
大葉性肺炎 90
大理石病 242
大量胸水 78
唾液腺腫瘍 64
高安動脈炎 131
多形腺腫 64
多系統萎縮症 33
たこつぼ心筋症 127
脱髄斑 36
多囊胞性卵巣 219
多発性関節炎 239
多発性硬化症 36
多発性骨軟骨症 266
多発性内分泌腫瘍症 67, 204
多発性囊胞腎 11, 197
胆管周囲囊胞 170
胆管性過誤腫 170
胆管内乳頭状腫瘍 182
単頸双角子宮 230
単純性好酸球性肺炎 95
単純ヘルペス脳炎 38
胆石 176, 178

胆石イレウス ……………………176
胆泥 ………………………………178
胆道結石 …………………………176
胆囊癌 ……………………………180
胆囊結石 …………………………176
胆囊腺筋腫症 ……………………179
胆囊ポリープ ……………………177
淡明細胞癌 ………………………199

ち

遅延造影 MRI ……………………118
腟閉鎖 ……………………………230
中咽頭癌 ……………………………60
虫垂炎 ……………………………154
虫垂結石 …………………………148
注腸検査 …………………………135
中腸軸捻転 ………………………153
中毒性巨大結腸症 ………………147
中葉舌区症候群 ……………………76
腸間膜濾胞性リンパ腫 …………145
超急性期脳梗塞 ……………………4
腸結核 ……………………………147
腸骨動脈瘤 ………………………128
腸重積 …………………………149, 152
腸閉塞 ……………………………150
直腸癌 ……………………………142
チョコレート囊胞 ………………222
陳旧性心筋梗塞 …………………124
椎間板ヘルニア …………………251
椎骨脳底動脈解離 …………………12

つ・て

通常型間質性肺炎 …………………99
痛風 ………………………………245
痛風結節 …………………………245
停留睾丸 …………………………216
転移性肝腫瘍 ……………………166
転移性骨腫瘍 ……………………270
転移性脳腫瘍 ………………………28
転移性肺腫瘍 ………………………86

と

陶器様胆囊 ………………………178
頭部外傷 ………………………40, 41
動脈管開存 ………………………120
動脈原性梗塞症 ……………………7
動脈硬化症 ………………………202
動脈相 ……………………………161
動脈瘤様骨囊腫 …………………267
特定心筋症 ………………………127
特発性間質性肺炎 …………………99
特発性器質化肺炎 …………………99
特発性骨壊死 ……………………248
特発性食道破裂 …………………139

特発性正常圧水頭症 ………………35
特発性肺線維症 ……………………99
鳥飼病 ………………………………96

な

内腺癌 ……………………………215
内臓逆位 …………………………103
内側側副靱帯断裂 ………………261
内鼠径ヘルニア …………………157
内軟骨腫 …………………………266
内ヘルニア …………………156, 157
内膜症性囊胞 ……………………221
夏型過敏性肺臓炎 …………………96
軟骨肉腫 …………………266, 275
軟部腫瘍 …………………………264

に

二次結核 ……………………………92
二次小葉 ……………………………88
二重造影法 ………………………134
二分脊椎 ……………………………52
乳癌 ………………………………233
乳管内乳頭腫 ……………………236
乳腺症 ……………………………236
乳頭癌 ………………………………67
乳頭状腎癌 ………………………199
ニューモシスチス肺炎 ……………91
尿管異所開口 ……………………211
尿管癌 ……………………………210
尿管結石 …………………………209
尿管瘤 ……………………………212
尿膜管癌 …………………………213
尿路結石症 ………………………209
尿路上皮癌 …………………210, 213
認知症 ………………………………34

ね

粘液型脂肪肉腫 …………………275
粘液癌 ……………………………233
粘液産生膵腫瘍 …………………190
粘液産生胆管腫瘍 ………………182
粘液性囊胞腺腫 ………155, 189
粘液線維肉腫 ……………………275
粘着性無気肺 ………………………77
粘膜下筋腫 ………………………220

の

脳悪性リンパ腫 ……………………29
脳奇形 ………………………………43
脳血管奇形 …………………………9
脳血管障害 …………………………4
脳梗塞 ………………………………5
脳挫傷 ………………………………42
脳出血 ………………………………9

囊状動脈瘤 …………………………11
脳卒中 ………………………………4
脳動静脈奇形 ………………………13
脳動脈瘤 ……………………………11
脳膿瘍 ………………………………37
農夫肺 ………………………………96
囊胞性線維性骨炎 ………………242
囊胞腺癌 …………………………226
囊胞腺腫 …………………………226
脳梁形成不全 ………………………43
脳梁欠損症 …………………………43

は

肺アスペルギルス症 ………………94
肺炎 …………………………………90
肺炎双球菌肺炎 ……………………90
肺下胸水 ……………………………78
肺過誤腫 ……………………………87
肺気腫 ……………………………101
肺クリプトコッカス症 ……………84
肺結核 ………………………………92
肺血栓塞栓症 ……………………107
肺梗塞 ……………………………107
胚腫 …………………………………24
肺小細胞癌 …………………………85
肺水腫 ………………………………80
排泄性尿路造影 …………………207
排泄相 ……………………………194
肺線維症 …………………………105
　──，膠原病による …………100
肺腺癌 ………………………………82
肺動静脈奇形 ………………………87
肺動静脈瘻 …………………………87
肺動脈弁狭窄 ……………………120
肺膿瘍 ………………………………91
肺分画症 …………………………106
肺胞上皮癌 …………………………84
肺胞性肺炎 …………………………90
肺胞性肺水腫 ………………………80
肺胞蛋白症 …………………………98
肺門部肺癌 …………………………83
肺紋理 ………………………………79
肺野 …………………………………74
肺野条件 ……………………………75
橋本病 ………………………………66
馬蹄腎 ……………………………211
馬尾弛緩 …………………………254
バリウム …………………………134
馬鈴薯肝 …………………………173
半月板断裂 ………………………262
半月板囊腫 ………………………262
板状無気肺 …………………………77
汎小葉性肺気腫 …………………101
パンヌス …………………………244

反復性肩関節脱臼 263

ひ

非アルコール性脂肪性肝炎 172
皮下気腫 79
鼻腔腫瘍 58
非結核性抗酸菌症 93, 103
膝関節半月板断裂 262
皮質性小脳萎縮症 33
非腫瘤性肺疾患 88
非小細胞肺癌 82
微小腺腫 22
非浸潤性乳管癌 234
皮髄相 194
非セミノーマ 216
肥大型心筋症 127
非定型肺炎 90
非特異性間質性肺炎 99
被包化胸水 78
びまん性軸索損傷 40, 42
びまん性大細胞型 B 細胞リンパ腫
  145
びまん性特発性骨増殖症 255
びまん性汎細気管支炎 98
皮様囊腫 62
ビリルビン結石 176
ピロリン酸カルシウム結晶 245

ふ

不安定プラーク 125
腹腔内膿瘍 147
副甲状腺機能亢進症 68, 242
副腎癌 203
副腎腺腫 203
副腎転移 205
腹水 137, 155
副鼻腔腫瘍 58
腹部大動脈瘤 128
腹膜炎 155
腹膜偽粘液腫 155, 226
腹膜播種 155
腐骨 272
浮腫性膵炎 191
浮腫性胆囊壁肥厚 177
不整脈原性右室心筋症 127
ブドウ球菌肺炎 90
部分的肺静脈還流異常 120
プラークイメージ 7
ブラウン運動 4
分枝粥腫型梗塞 7
糞石 148
分離症 256

へ

平滑筋腫 144
平滑筋肉腫 206, 222, 275
平衡相 161
閉鎖孔ヘルニア 157
閉塞性血栓血管炎 132
閉塞性水頭症 35
閉塞性動脈硬化症 132
閉塞性肥大型心筋症 127
閉塞性無気肺 77
壁内筋腫 220
壁在結節 189
ペナンブラ 7
ヘルニア 112, 156, 251
変形性関節症 243
変形性脊椎症 253
扁桃周囲膿瘍 60
扁平上皮癌 60, 82, 138
弁膜症 122

ほ

傍隔壁性肺気腫 101
膀胱癌 213
傍骨性骨肉腫 268
傍十二指腸ヘルニア 157
傍腎盂囊胞 196
傍神経節細胞腫 204
傍神経節腫 69
乏突起膠腫 19

ま

マイコプラズマ肺炎 91
麻疹肺炎 103
末梢動脈疾患 132
麻痺性イレウス 150
慢性過敏性肺臓炎 96
慢性肝炎 173
慢性胸膜炎 113
慢性好酸球性肺炎 95
慢性甲状腺炎 66
慢性骨髄炎 272
慢性出血性膿胸 113
慢性膵炎 191
慢性胆管炎 181
慢性胆囊炎 178
慢性中耳炎 65
慢性膿胸 113
慢性副鼻腔炎 61
慢性閉塞性肺疾患 101
マンモグラフィ 231
マンモトーム生検 232

み・む・め

右腸骨動脈狭窄 132

未熟奇形腫 225
未分化胚細胞腫 228
無気肺 76
迷入膵 144

も

網膜腫細胞腫 62
毛様細胞性星細胞腫 19
もやもや病 15
門脈圧亢進症 174
門脈相 161

や・ゆ・よ

野球肘 247
薬剤性肺障害 100
遊離ガス 137
葉間胸水 78
葉状腫瘍 236
腰椎症 254

ら

ラクナ梗塞 7
ラテント癌 215
ラトケ囊 23
ラトケ囊胞 22, 23
卵管卵巣膿瘍 229
卵巣癌 227
卵巣漿液性囊胞腺腫 226
卵巣粘液性囊胞腺腫 226

り

離断性骨軟骨炎 246, 247
粒状影 81
両側聴神経鞘腫 45
両側停留精巣 216
輪状膵 184
リンパ管腫 69, 206
リンパ球性下垂体炎 23
リンパ球性漏斗神経下垂体炎 ... 23
リンパ脈管筋腫症 102

る・ろ

類骨骨腫 266
類上皮癌 64
類内膜腺癌 227
類表皮囊腫 17, 27
漏出性胸水 78

数字

^{123}I-MIBG 心筋シンチグラフィ 35
^{201}Tl-心筋シンチグラフィ 125

欧文

A

A to A (artery to artery infarction) 7
AAA (abdominal aortic aneurysm) 128
ABC (aneurysmal bone cyst) 267
aberrant pancreas 144
ABPA (allergic bronchopulmonary aspergillosis)............94, 103
ACKD (aquired cystic disease of the kidney) 197
ACS (acute coronary syndrome) 125
acute appendicitis 148
acute cholangitis............181
acute cholecystitis 178
acute hepatitis 173
acute pancreatitis............191
adenocarcinoma 82
adenomyosis uteri 221
ADPKD (autosomal dominant polycystic kidney disease) ..197
adrenal adenoma 203
adrenal carcinoma 203
adrenal metastasis 205
AI (aortic insufficiency) 123
AIDS (aquired immunodeficiency syndrome)............39
AIP (acute intestitial pneumonia) 99
AIP (autoimmune pancreatitis) 192
AIS (adenocarcinoma in situ) ..84
Alzheimer 病 34
AML (angiomyolipoma) 199
amyloid angiopathy 14
anaplastic astrocytoma 19
angina pectoris 124
ankylosing spondylitis 258
aortic coarctation 121
aortic configuration 123
aortic dissection 129
aortitis syndrome 131, 202
apophyseopathy 246
arachnoid cyst 44
ARPKD (autosomal recessive polycystic kidney disease) ..197
arteriovenous malformation 13
AS (aortic stenosis)............123
asbestos-related disease 105
ASD (atrial septal defect) 120
ASO (arteriosclerosis obliterans) 132
astrocytoma 19
ASVS (Arterial Stimulation Venous Sampling)............185
atelectasis 76
atherothrombotic infarction 7
ATP (atypical epithelium) 143
AVF (dural arteriovenous fistula) 50
AVM (spinal arteriovenous malformation) 50

B

BAD (branch atheromatous disease) 7
Bankart lesion 263
Barrett 食道 138
Basedow 病 66
benign lung masses 87
bicornate uterus 230
bile duct stones 176
bladder cancer 213
Bland-White-Garland 症候群 ..125
Blount 病 247
blowout fracture 63
Bochdalek 孔ヘルニア 113
Boerhaave 症候群 139
Borrmann 分類 140
Bosniak 分類 196
bowel obstruction 150
BPH (benign prostatic hyperplasia) 215
brain abscess 37
brain hemorrhage 9
brain infarction 5
brain malignant lymphoma 29
breast cancer 233
bridging fold 144
Brodie 膿瘍 272
bronchiectasis 103
brown tumor 68, 242
BSE (bovine spongiform encephalopathy) 39
Budd-Chiari 症候群 174
Buerger 病 132

C

CADASIL (cerebral autosomal dominant arteriopathy with subcortical infarcts and leukoencephalopathy)............8
calcium score 125
Caplan 症候群 104
cardioembolic infarction 7
cardiomyopathies 126
Caroli 病 183
cartilage cap 266
Castleman リンパ腫 206
cavernous angioma 14
cavernous sinus dural arteriovenous fistula............14
cavernous vascular malformation 14
CC view 231
cerebral aneurysm 11
cerebral contusion 42
cervical lymphadenopathy 69
Charcot 関節 243
check-valve 機構 79
Chiari 奇形 44
choledochal cyst 183
cholesteatoma 65
chronic cholangitis 181
chronic cholecystitis 178
chronic expanding hematoma 113
chronic hepatitis 173
chronic pancreatitis 191
chronic pyothorax 113
chronic sinusitis 61
Churg-Strauss 症候群 95
cine MRI 117
closed loop obstruction 150
collagen vascular disease related lung disease 100
colon cancer 142
complicated cyst 170, 196
congenital heart disease 120
constrictive pericarditis 127
COP (cryptogenic organizing pneumonia) 99
COPD (chronic obstructive pulmonary disease) 101
CPPD (calcium pyrophosphate dihydrate) 245
craniopharyngioma 22
Creutzfeldt-Jakob 病 39
Crohn 病 147
Cronkhite-Canada 症候群 143
crossed ectopy 212
CT colonography 135
CT urography 207, 210
CTR (cardiothoracic ratio) 116
cystadenocarcinoma 226
cystadenoma 226
Cytomegalovirus pneumonia 91

D

DAI（brain contusion and diffuse axonal injury）············40, 42
Dandy-Walker 奇形 ············43
DCIS（ductal carcinoma in situ）············234
decubitus position ············78
dementia············34
dense breast ············231
Devic 病············36
diaphragmatic hernia ············112
DIP（desquamative interstitial pneumonia）············100
disc hernia ············251
discitis pyogenic ············257
DISH（diffuse idiopathic skeletal hyperostosis）············255
diverticulum/diverticululitis of gastrointestinal tract············149
DLB（dementia with Lewy bodies）············34
double IR 法············118
DPB（diffuse panbronchiolitis）············98
DRPLA（dentatorubral-pallidoluysian atrophy）············33
drung-induced lung injury············100
dual energy CT············209
dural CCF············14
DWI（diffusion weighted image）············4
dysgerminoma············228

E

ectopic gray matter············44
edematous wall thicking of the gallbladder············177
Ehlers-Danlos 症候群············11
enchondroma············266
enchondromatosis············266
endometrial cyst············221
EOB・プリモビスト············161
eosinophilic pneumonia············95
ependymoma············26
epidermoid cyst············27
Epstein 奇形············120
esophageal achalasia············139
esophageal carcinoma············138
Ewing 肉腫············269
exostosis············266
extradural hematoma············41
extrahepatic bile duct cancer············182
eyeball tumors············62

F

Fahr 病············31
Fallot 四徴············120
fatty liver············172
fibroadenoma············236
fibroma············229
fibromatosis············275
fibrous dysplasia············266
Fitz-Hugh-Curtis 症候群············229
FLAIR（fluid-attenuated inversion-recovery）············2
FMD（fibromuscular dysplasia）············11, 130, 202
FNH（focal nodular hyperplasia）············169
free air············137
fungus ball············94

G

gallbladder adenomyomatosis············179
gallbladder cancer············180
gallbladder polyp············177
Gardner 症候群············143
Garre 硬化性骨髄炎············272
gastric carcinoma············140
gastric polyp············143
gastrointestinal malignant lymphoma············145
giant cell tumor············267
GIST（gastrointestinal stromal tumor）············144
Gleason スコア············215
glioblastoma············19
glioma············18
gout············245
gradient ehco 法············4
granulosa cell tumor············229

H

HCC（hepatocellular carcinoma）············163
head injury············41
hemangioblastoma············26
hemodynamic infarction············7
hepatic abscess············171
hepatic cavernous hemangioma············168
hepatic cyst············170
hepatoblastoma············165
hepatocellular adenoma············169
herpes simplex encephalitis············38
Hill-Sachs lesion············263
histiocytosis X············102
Hodgkin リンパ腫············110
horseshoe kidney············211
hot nodule············66
hot tub lung············96
HRCT（high resolution CT）············88
hyperparathyroidism············68, 242
hypersensitivity pneumonia············96

I

IBD（inflammatory bowel disease）············146
idiopathic interstitial pneumonia············99
idiopathic osteonecrosis of medial femoral condyle and femoral head············248
IgG4 関連疾患············131
IgG4 関連胆管炎············181
ileus············150
inflammatory aortic aneurysm············131
inguinal hernia············156
injury
—— of ACL············261
—— of MCL············261
—— of PCL············261
iNPH（idiopathic normal pressure hydrocephalus）············35
internal hernia············156
intracranial infection············37
intraductal papilloma············236
intrahepatic cholangiocellular carcinoma············167
intussusception············152
IPF（idiopathic pulmonary fibrosis）············99
IPMN（intraductal papillary mucinous neoplasm）············190
IPNB（intraductal papillary neoplasm of bile duct）············182
ischemic enteritis············147
ischemic heart disease············124
IVU（intravenous urography）············207

J・K

Kartagener 症候群············103
Kasabach-Merritt 症候群············168
Kienbock 病············247
Kohler 病············247
Kommerell の憩室············121
Krukenberg 腫瘍············228
Kupffer 細胞············169

L

lacunar infarction············7

Langerhans 組織球症 102
laryngeal tumor 59
Le Fort 分類 63
left atrial myxoma 123
leiomyosarcoma 222
Lemmel 症候群 149
Leriche 症候群 132
Lewy 小体型認知症 34
liver cirrhosis 173
Löffler 症候群 95
lymphocytic hypophysitis 23

M

Machado-Joseph 病 33
macroadenoma 22
Maffucci 症候群 266
malignant mesothelioma 111
Mallory-Weiss 症候群 139
MALT リンパ腫 62, 145
mature cystic teratoma 225
McCune-Albright 症候群 266
Meckel 憩室 149
mediastinum tumor 109
medulloblastoma 25
Meigs 症候群 229
MEN（multiple endocrine
  neoplasia）..............67, 204
meningeal seeding 29
meningioma......................20
meningitis 37
meniscal tear of the knee..... 262
metastatic tumor
  ——, bone 270
  ——, brain 28
  ——, liver 166
  ——, lung 86
MFH（malignant fibrous
  histiocytoma）................ 206
MI（mitral insufficiency）.......123
microadenoma...................22
miliary tuberculosis 93
MIP（maximum intensity
  projection）....................119
Mirizzi 症候群 176
MLO view........................231
Morgagni 孔ヘルニア 113
moyamoya disease 15
MPNST（malignant peripheral
  nerve sheath tumor）....... 275
MPR（multiplanar reformation）
 118
MR urography 207
MRA（MR angiography）.........4
MR マンモグラフィ 232

MR ミエログラフィ 254
MS（mitral stenosis）..........122
MS（multiple sclerosis）.........36
MSA（multiple system atrophy）
 33
Müller 管 230
Müller 管混合腫瘍（MMT）.... 224
mucinous cystadenoma 189
mucoid impaction 94
Mycoplasma pneumonia 91
myelolipoma 203
myocardial infarction 124

N

nasal tumors 58
NASH（non-alcoholic
  steatohepatitis）.........172, 173
neck masses 69
negative ulnar variance 247
nephroblastoma 200
NET（neuroendocrine tumor）
  ....85, 188
neuroblastoma 205
neurofibromatosis 45
neurondocrine neoplasm of the
  pancreas.......................188
NF1（neurofibromatosis type 1）
  ....11, 45
NF2（neurofibromatosis type 2）
  ....27, 45
NMO（neuromyelitis optica）
  ....36, 49
NSIP（non-specitic interstitial
  pneumonia）...................99
NTM（non-tuberculous
  mycobacteriosis）.......93, 103

O

O'Donoghue の unhappy triad ·261
OA（osteoarthritis）........... 243
OCD（osteochondritis dissecans）
  .... 246, 247
OLF（ossification ot the
  ligamentum flavum）....... 255
oligodendroglioma 19
Ollier 病 266
oncocytoma 200
OPCA（olivopontocerebellar
  atrophy）........................33
OPLL（ossification of the
  posterior longitudinal ligament）
 255
oral tumor 59
orbital tumors 62

Osgood-Schlatter 病 247
osteochondroma 266
osteoid osteoma 266
osteomalacia....................241
osteomeatal unit 61
osteopetrosis 242
osteoporosis 240
osteosarcoma 268

P

PA（postero-anterior）..........72
PAD（peripheral arterial diseases）
 132
Pancoast 腫瘍 84
pancreatic cancer 186
PAPVR（partial anomalous
  pulmonary venous return）...120
paraganglioma 204
paranasal tumors 58
parapelvic cyst 196
Parinaud 徴候 24
PCD（primary ciliary dyskinesia）
 103
PCOS（polycystic ovary
  syndrome）....................219
PDA（patent ductus arteriosus）
 120
perforation of gastrointestinal
  tract 154
perfusion MRI 117
perianeurysmal fibrosis 131
peribiliary cyst 170
peritoneal disseminatation 155
peritonitis 155
peritonsillar abscess 60
Perthes 病 247
Peutz-Jeghers 症候群 143
pharyngeal tumor 59
pheochromocytoma 204
phyllodes tumor 236
Pick 病 34
PID（pelvic inflammatory disease）
  229
pilocytic astrocytoma 19
pineal tumors 24
pituitary adenoma 21
PKD（polycystic kidney disease）
  ....11, 197
pleural effusion 78
Plummer 病 66
PML（progressive multifocal
  leukoencephalopathy）.......39
PNET（primitive neuroectodermal
  tumor）..........................25

Pneumocystis jirovecii
　　pneumonia ··················91
pneumomediastinum ···········79
pneumonia ·····················90
pneumothorax ··················79
polycystic kidney disease ········11
portal hypertension ············174
PRES（posterior reversible
　　encephalopathy syndrome）···8
prostatic cancer ···············214
Prussak 腔 ·····················65
PS（pulmonary stenosis）······120
PSC（primary sclerosing
　　cholangitis）···············181
pseudogout ···················245
pseudopolyposis ···············147
PSP（progressive supranuclear
　　palsy）······················35
PTLD（posttransplant
　　lymphoproliferative disorder）
　　···························29
pulmonary abscess ·············91
pulmonary alveolar proteinosis
　　···························98
pulmonary cryptococcosis ······84
pulmonary edema ·············80
pulmonary embolism ··········107
pulmonary emphysema ········101
pulmonary infarction ···········107
pulmonary Langerhans cell
　　histiocytosis（histiocytosis X）
　　··························102
pulmonary
　　lymphangiomyomatosis ·····102
pulmonary sequestration ······106
pulmonary tuberculosis ·········92
pulmorary aspergillosis ··········94
pyelonephritis ·················200
pyogenic osteomyelitis ·······272
pyogenic spondylitis ··········257

R

RA（rheumatoid arthritis）·····244
RAS（Rokitansky-Aschoff sinus）
　　··························179
Rathke cleft cyst ················23
recurrent dislocation of the
　　shoulder ··················263
renal abscess ················200
renal arteriovenous fistula ·····201
renal arteriovenous malformation
　　··························201
renal carcinoma ···············198
renal cyst ·····················196

renal infarction ················201
renal malposition ·············212
Rendu-Osler-Weber 症候群 ·····13
renovascular hypertension ····202
retained testicle ···············216
retrocaval ureter ·············212
retroperitoneal fibrosis ········206
retroperitoneal tumors ········206
retropharyngeal abscess ········60
richets ·······················241
rotator cuff tear ···············263
RP-ILD（rapidly progressive
　　interstitial lung disease）·····100

S

salivary gland tumor ···········64
SAPHO 症候群 ················258
sarcoidosis ····················97
SCA（striatonigral degeneration）
　　···························33
SCD（spinocerebellar
　　degeneration）··············32
Schmorl 結節 ·················252
Segond 骨折 ··················261
serous cystadenoma ·········189
Sever 病 ·····················247
SFT（solitary fibrous tumor）···111
shearing injury ················42
Shy-Drager 症候群（SDS）······33
silicosis·······················104
small cell carcinoma ···········85
soft plaque ···················125
solid nodule ···················84
spicula ·······················81
spin echo 法 ····················4
spinal canal stenosis ··········253
spinal compression fracture ··240
spinal dissemination ···········49
SPIO（superparamagnetic iron
　　oxide）····················169
spondylolisthesis ··············256
spondylolysis ·················256
spondylosis ··················253
stellate scar ··················169
Sturge-Weber 症候群··········45
subarachnoid hemorrhage ·····10
subdural hematoma ···········41
submucosal tumor ···········144
syringomyelia ··················51
S 状結腸癌 ····················142
S 状結腸軸捻転 ···············153

T

T2*WI ························14

TAA（thoracic aortic aneurysm）
　　··························128
Takayasu arteritis ·············131
takotsubo cardiomyopathy ····127
testicular tumor ···············216
TGA（transposition of great
　　artery）···················120
thecoma ·····················229
thyroid carcinoma ··············67
TOF（tetralogy of Fallot）······120
TOF（time of flight）············4
toxic megacolon ··············147
TRUS（transrectal
　　ultrasonography）··········208
tuberous sclerosis ··············46
tubo-ovarian abscess ·········229
tumefactive MS ················36
tumor-forming pancreatitis ····187
Turcot 症候群 ·················143

U

UIP（usual interstitial pneumonia）
　　···························99
UPJ（ureteropelvic junction）
　　··························209
urachal cancer ···············213
ureteral duplication ···········212
urolithiasis ····················209
urothelial carcinoma ··········210
uterine cervical cancer ········223
uterine corpus cancer ········224
uterine myoma ···············220

V

vaginal atresia ················230
valvular disease ···············122
vanishing tumor ················78
venous infarction ···············8
vertebral basilar artery dissection
　　···························12
vestibular schwannoma ········27
volvulus of the gastrointestinal
　　tract ·····················153
von Hippel-Lindau 病 ······26, 45
von Meyenburg complex ·····170
von Recklinghausen 病 ·········45
VR（volume rendering）·······119
VSD（ventricular septal defect）
　　··························120
VUJ（vesicoureteral junction）
　　··························209
vulnerable plaque ·············125

W

Warthin 腫瘍 64
watershed infarction 7
Weigert-Meyer の法則 212
Williams-Campbell 症候群 103

Willis 動脈輪 11
Wilms 腫瘍 200
Wyburn-Mason 症候群 13

X・Y・Z

XGC（xanthogranulomatous cholecystitis）............... 178
Zenker 憩室 149
Zollinger-Ellison 症候群 188

画像解剖索引

あ・い

アブミ骨 56
移行域 208
胃十二指腸動脈 184
胃体部 134
胃底部 134
胃脾間膜 136
胃泡 73
咽頭 55
陰嚢液 208

う

右冠動脈 116
右室 75, 116
右肺動脈 75
右肺門 75
右房 75, 116
右傍気管線 72
右傍脊椎線 72

え・お

延髄 3
横隔膜 73, 108, 136
横筋筋膜 184, 194
横行結腸 135, 136
横行結腸間膜 136
黄色靱帯 47, 249
黄色髄 238, 249
横突起 249, 250

か

外眼筋 54
外頸動脈 3, 57
外耳 56
外腺 208
回旋枝 116
外側咽頭後リンパ節 55
外側側副靱帯 259
外側半月板 259
外直筋 54
灰白質 2, 47
海綿骨 238

回盲部 135
下咽頭 55
下顎後静脈 56
下顎骨 55
下関節突起 250
鉤状突起 249
蝸牛 56
顎下腺 55
下行結腸 135, 136, 184
下行大動脈 72, 75
──── のライン 73
下垂体 2, 3
下垂体柄 3
下大静脈 ... 112, 116, 136, 184, 194
肩関節 260
滑液 238
滑膜 238
下鼻甲介 54
肝胃間膜 136
眼窩 54
肝下縁 175
眼窩内脂肪織 54
肝鎌状靱帯 136, 160
眼球 3, 54
肝十二指腸靱帯 136, 175
肝静脈 160
関節 238
関節唇 260
関節軟骨 238, 259
関節包 238
肝臓 160
環椎 47, 249
環椎棘突起 249
肝動脈 175
冠動脈 116
眼動脈 3
肝門部 175
肝彎曲 135

き

気管 57, 72, 75
気管支 72
奇静脈 75
奇静脈食道陥凹 73
基靱帯 218
基底膜 231

キヌタ骨 56
橋 3
胸郭 108
胸筋 231
胸腔 108
胸骨 112
胸骨後腔 73
胸水 108
胸椎 72
胸膜 108
棘状筋腱 260
棘突起 72, 249, 250
筋円錐 54
筋上皮 231

け

頸管内膜 218
頸髄 47, 249
頸椎 249
頸部間質 218
肩甲骨関節唇 260
肩鎖関節 260
腱板 260

こ

後篩骨洞 54
後縦隔 108
後十字靱帯 259
後縦靱帯 47, 249
甲状腺 57
甲状軟骨 55
後腎筋膜 194
後腎傍腔 184, 194
後脊髄動脈 47
後接合線 72
後大脳動脈 3
喉頭 55
喉頭蓋 55
後頭蓋窩 2
喉頭蓋谷 55
後頭葉 3
後腹壁 136
後腹膜 194
硬膜嚢 250
肛門括約筋 208
鼓室 56

骨幹 238
骨幹端 238
骨質 238
骨髄 238, 249
骨端 238
骨端軟骨 238
骨盤部 135
骨膜 238
鼓膜被蓋 56

さ

左冠動脈 116
鎖骨 72
左室 75, 116
左心耳 116
左肺動脈 75
左肺門 75
左房 75
左腕頭静脈 75
三角筋 260

し

耳下腺 56
耳管 54
耳管隆起 54
子宮 136, 218
子宮筋層 218
子宮頸部 218
子宮広間膜 136
四丘体 3
子宮体部 218
子宮内膜 218
軸椎棘突起 249
視交叉 3
篩骨洞 54
視床 3
耳小骨 56
視神経 3, 54
歯突起 47, 249
脂肪組織 231
射精管 208
周囲脂肪組織 194
縦隔 108
縦隔肺境界線 72
十二指腸 136, 184, 194
主乳頭 185
上咽頭 55
上顎洞 54
松果体 3
上関節突起 250
上行結腸 136, 184, 194
上行大動脈 75
硝子体 54
上大静脈 116

上大動脈 75
小腸 136
小腸間膜 136
上腸間膜動静脈 184
小脳橋角槽 3
小脳虫部 3
小脳半球 3
小脳扁桃 3
上肺静脈 72
上皮 231
上腹部 135
静脈管索 160
小網 136
小葉 231
小葉外終末乳管 231
上腕骨頭 260
上腕二頭筋腱長頭 260
食道 57, 72, 75, 112, 134
食道奇静脈線 72
食道-噴門境界 134
食道裂孔 112
腎 136, 184, 194
腎盂 194
心横隔膜角 72
神経根 47, 249, 250
心室中隔 75
腎周囲腔 194
腎静脈 194
心臓後腔 73
腎動脈 194
腎杯 194

す

膵 136, 184, 194
髄核 249, 250
膵管 184
膵鉤部 184, 185
髄質 194
髄鞘 2
膵体部 184
膵頭部 184
膵尾部 184

せ

精管膨大部 208
精索 208
精巣 208
精巣上体 208
精巣門 208
声帯 55
精嚢腺 208
精阜 208
声門部 55
赤色髄 238, 249

脊髄 47
脊髄円錐 250
脊椎 249
舌骨 55
線維膜 238
線維輪 249
前下行枝 116
前篩骨蜂巣 54
前縦隔 108
前十字靱帯 259
前縦靱帯 47, 249
前腎筋膜 194
前腎傍腔 184, 194
前脊髄動脈 47
前接合線 72
前線維筋間質 208
前大脳動脈 3
穿通枝領域 2
前庭 56
前頭洞 54
前頭葉 3
前立腺 207, 208

そ

総肝管 175
臓側胸膜 108
臓側筋膜 194
臓側腹膜 136
総胆管 175
僧帽筋 260
側頭骨 56
側頭葉 3
側脳室 3

た

第4脳室 3
帯状回 3
大動脈 73, 136, 184, 194
大動脈弓 116
大動脈弓部 75
大脳脚 3
大網 136
唾液腺 56
淡蒼球 2, 3
胆道 175
胆嚢 175
胆嚢管 175
胆嚢動脈 175

ち

腟 218
緻密骨 238
中咽頭 55
中肝静脈 160

中耳 56
中篩骨蜂巣 54
中縦隔 108
中小脳脚 3
中心域 208
中心溝 3
中腎傍腔 184
中大脳動脈 3
中脳 3
中脳水道 3
中鼻甲介 54
腸管 136
腸間膜 136
蝶形骨洞 3
直腸 135, 136, 208, 218

つ・と

椎間関節 249, 250
椎間腔 249, 250
椎間孔 47, 249
椎間板 47, 249, 250
椎弓 250
椎弓根 249, 250
椎弓板 249, 250
椎孔関節 249
椎骨脳動脈 3
椎体 249, 250
ツチ骨 56
頭頂葉 3
透明中隔 3

な

内頸動脈 3, 57
内耳道 56
内腺 208
内側側副靭帯 259
内側半月板 259
内直筋 54
内包後脚 3

に

乳管 231
乳腺 231
乳頭 231
乳突蜂巣 56
尿管 207
尿道 208
尿路 207

の

脳弓 3
脳底動脈 3
脳梁 3

は

肺静脈 72, 75
背側膵 185
背側膵原基 184
肺動脈 72, 75
肺動脈幹 116
肺動脈本幹 75
肺門 72
肺紋理 72
ハウストラ 134
白質 2, 47
馬尾 250
馬尾神経 250
半奇静脈 75
半月板 259

ひ

被殻 2, 3
鼻腔 54
膝関節 259
皮質 194
尾状核 2, 3
脾腎間膜 136
左肝静脈 160
左鎖骨下動脈 116
披裂喉頭蓋ひだ 55
披裂軟骨 55

ふ

腹腔 108, 136
副甲状腺 57
副腎 194
腹側膵 185
腹側膵原基 184
副乳頭 185
副鼻腔 54
腹膜 184, 194, 207
噴門 134

へ・ほ

壁側胸膜 108
壁側腹膜 136
辺縁域 208
傍咽頭間隙 54
膀胱 207, 218
傍大動脈線 72
骨 238

ま行

右肝静脈 160
右腕頭静脈 116
無漿膜野 136
盲腸 135
網嚢 136
網嚢孔 175
網嚢腔 136
門脈 160, 175, 184

ゆ・よ

幽門 134
腰椎 249
翼状突起 54
予備石灰化層 238

ら行

卵巣 218
梨状陥凹 55
輪状軟骨 55
輪状ひだ 134
涙腺 54
レンズ 54
肋骨 231
肋骨横隔膜角 72

欧文

ACL（anterior cruciate ligament） 259
Adamkiewicz 動脈 47
bare area 136
Bochdalek 孔 112
Calot 三角 175
Cantlie 線 160
cardia 134
central zone 208
Cooper 靱帯 231
costo-phrenic angle 72
diaphysis 238
Douglas 窩 136
EC junction 134
epiphysis 238
facet joint 250
Gerota 筋膜 194
haustra 134
inner gland 208
junctional zone 218
Kerckring ひだ 134
LAD（left anterior descending artery） 116
Larry 孔 112
LCA（left coronary artery） 116
LCL（lateral collateral ligament） 259
LCX（left circumflex branch） 116
Luschka 鉤状突起 249
MCL（medial collateral ligament） 259
metaphysis 238
minor fissure 73

Morgagni 孔 ················· 112
ostiomeatal unit ············· 54
outer gland ················ 208
PCL (posterior cruciate ligament)
  ························ 259
peripheral zone ············ 208
pylorus ···················· 134
RCA (right coronary artery) ·· 116

Rosenmüller 窩 ··············· 54
Rouviere リンパ節 ············· 55
Santorini 管 ················ 185
scutum ····················· 56
Sylvius 裂 ···················· 3
S 状結腸 ···················· 135
TDLU（terminal duct lobular unit）
  ························ 231

transitional zone ············ 208
UPJ（ureteropelvic junction）
  ························ 207
Valsalva 洞 ················· 116
VUJ（vesicoureteral junction） 207
Wirsung 管 ················· 185

サイン・所見索引

あ行

渦巻きサイン ················ 153
液面形成 ····· 70, 91, 103, 113, 267
音響陰影 ···················· 177

か行

カウスボタン状潰瘍 ············ 147
カニの爪状陰影欠損 ············ 152
気管支透亮像 ············ 74, 81
木靴心 ····················· 120
鋸歯状潰瘍 ··················· 147
結節内結節像 ················· 165
牽引性気管支拡張 ············· 100
限局性透亮像 ················· 248
皇帝ペンギンサイン ············· 35
骨折線 ····················· 240
骨端線 ····················· 238
骨膜反応 ················ 268, 272

さ行

敷石状粘膜 ··················· 147
縦走潰瘍 ···················· 147
腫瘍栓 ····················· 165
シルエットサイン ·········· 74, 76
スコッチテリアの首 ········ 250, 256
すりガラス影 ············· 74, 84
石灰化胸膜斑 ················· 105

た行

大陰影 ····················· 104
帯状潰瘍 ···················· 147
大網ケーキ ··················· 155
胆管拡張 ···················· 175
胆管狭窄 ···················· 181
胆管壁肥厚 ··················· 175
胆道狭窄 ···················· 181
胆道閉塞 ···················· 181
胆嚢壁肥厚 ··················· 175
中心瘢痕 ···················· 169

低エコー帯 ··················· 165
滴状心 ····················· 101
透亮帯 ····················· 238

な行

軟骨帽 ····················· 266

は行

盃状陥凹 ···················· 241
波状彎入像 ··················· 155
瘢痕萎縮帯 ··················· 147
ビール樽型胸郭 ··············· 101
分枝状線状影 ·················· 92
蜂窩肺 ················· 96, 100

ま行

メロンの皮様 ·················· 98
モザイクパターン ·············· 165

や行

遊離ガス像 ··················· 154

ら行

卵殻状石灰化 ················· 104
リング状増強効果 ··· 19, 29, 38, 166
肋骨横隔膜角の鈍化 ············ 78

欧文

abscent kidney sign ··········· 271
air bronchogram ········ 74, 84, 90
air trapping ·················· 96
air-fluid level ········· 91, 103, 113
apple-core sign ·············· 142
bamboo spine ················ 258
bat-wing sign ················· 43
boot shaped ················· 120
bow tie appearance ············ 260
bright liver ················· 172
bull's eye sign ··············· 166
butterfly pattern ······ 16, 19, 29
butterfly shadow ·············· 80
capsule-like rim ············· 192
cartilage cap ················ 266

central dot sign ············· 183
cluster sign ················· 171
cobblestone appearance ····· 147
Codman 三角 ················ 268
coeur-en-sabot ·············· 120
coffee bean sign ············· 153
coin lesion ··················· 86
comet tail sign ·········· 105, 179
cortical rim sign ············· 201
crazy pavement appearance ··· 98
cross sign ··················· 33
CT halo sign ················· 94
cupping ···················· 241
cyst in cyst ················· 189
double line sign ············· 248
double PCL sign ············· 262
double shadow ··············· 123
double target sign ··········· 171
duct penetrating sign ········ 192
dural tail sign ············ 20, 49
early CT sign ·················· 7
eggshell calcification ········ 104
extrapleural sign ········ 108, 111
faint kidney sign ············ 271
flow void ····· 4, 13, 15, 58, 220, 273
fluid-fluid level ·············· 70
fogging 現象 ·················· 7
free air ···················· 154
GGA（ground-glass attenuation）
  ························· 74
GGO（ground glass opacity）
  ······················ 74, 84
halo ······················· 165
Hampton's hump ············ 107
high attenuation crescent sign
  ························ 128
honeycoming ··············· 100
hyperdense cresent sign ······ 130
hyperdense MCA sign ··········· 7
ivy sign ···················· 15
Kerley の B line ·············· 80
kissing bone bruise ·········· 261
knuckle sign ················ 107

lateral shadow 170	posterior echo enhancement 170	spared region 172
lead-pipe appearance 147	pseudokidney sign 152	spicula 84
looser zone 241	punched out lesion 245	spoke wheel 169
mantle sign 131	pure GGO 84	stained glass appearance 189
marginal strong echo 168	reversed halo sign 100	stepladder sign 151
meniscus sign 94	rib notching 121	string of beads sign 130, 202
nidus 13, 266, 273	rugger jersey spine 242	sunburst appearance 268
nodule-in-nodule 165	run off 132	sunburst pattern 20
notch sign 81, 84	sacculation 147	super bone scan 271
omental cake 155, 228	salt-and-pepper appearance 242	target sign 152, 273
onion-peel appearance 269	sarcoid galaxy sign 98	thumb printing 147
overhanging edge 245	sausage-like appearance 192	tramline 103
part solid GGO 84	scalloping 155	tram-track sign 45, 62
periportal collar sign 174	scimitar sign 120	tree in bud 92
peritumoral band 20	sentinel loop sign 151	tubular narrowing 147
photographic negative of pulmonary edema 95	shading 222	vanishing tumor 123
pleural plaque 105	snake in a bag sign 157	vessel penetrating sign 206
PMF(progressive massive fibrosis) 104	soap bubble apperance 267	Westermark sign 107
polygonal lines 86	soft tissue rim sign 209	whirl sign 153
	sonographic Murphy sign 178